# Klärungsorientierte Psychotherapie von Persönlichkeitsstörungen

**Praxis der Psychotherapie von Persönlichkeitsstörungen**
**Band 1**

Klärungsorientierte Psychotherapie von Persönlichkeitsstörungen

Prof. Dr. Rainer Sachse, PD Dr. Ueli Kramer

Die Reihe wird herausgegeben von:

Prof. Dr. Rainer Sachse, Prof. Dr. Philipp Hammelstein, PD Dr. Thomas Langens

Rainer Sachse
Ueli Kramer

# Klärungsorientierte Psychotherapie von Persönlichkeitsstörungen

Grundlagen und Konzepte

2., überarbeitete und ergänzte Auflage

hogrefe

**Prof. Dr. Rainer Sachse,** geb. 1948. 1969–1978 Studium der Psychologie an der Ruhr-Universität Bochum. Ab 1980 Wissenschaftlicher Mitarbeiter an der Ruhr-Universität Bochum. 1985 Promotion. 1991 Habilitation. Privatdozent an der Ruhr-Universität Bochum. Seit 1998 außerplanmäßiger Professor. Leiter des Institutes für Psychologische Psychotherapie (IPP), Bochum. Arbeitsschwerpunkte: Persönlichkeitsstörungen, Klärungsorientierte Psychotherapie, Verhaltenstherapie.

**Prof. Dr. Ueli Kramer,** geb. 1974. 1996–2003 Studium der Klinischen Psychologie an den Universitäten Lausanne und Genf. Ab 2003 Wissenschaftlicher Mitarbeiter und Psychotherapeut an der Psychiatrischen Universitätsklinik Lausanne. 2007 Fachtitel in Psychotherapie FSP. 2008 Promotion. 2014 Habilitation. Seit 2023 Professor für Psychiatrie und Psychotherapie und Leiter des Instituts für Psychotherapie der Universität Lausanne, Schweiz. Arbeitsschwerpunkte: Psychotherapieprozessforschung, Persönlichkeitsstörungen.



**Bibliografische Information der Deutschen Nationalbibliothek**
Die Deutsche Nationalbibliothek verzeichnet diese Publikation in der Deutschen Nationalbibliografie; detaillierte bibliografische Daten sind im Internet über http://dnb.dnb.de abrufbar.



*Die Vorauflage des Buches erschien unter der Autorenschaft von Rainer Sachse, Meike Sachse und Jana Fasbender.*

Hogrefe Verlag GmbH & Co. KG
Merkelstraße 3
37085 Göttingen
Deutschland
Tel. +49 551 999 50 0
Fax +49 551 999 50 111
info@hogrefe.de
www.hogrefe.de

Umschlagabbildung: © iStock.com by Getty Images / fizkes
Satz: Sabine Rosenfeldt, Hogrefe Verlag GmbH & Co. KG, Göttingen
Druck: mediaprint solutions GmbH, Paderborn
Printed in Germany
Auf säurefreiem Papier gedruckt

2., überarbeitete und ergänzte Auflage 2023

(E-Book-ISBN [PDF] 978-3-8409-3243-4; E-Book-ISBN [EPUB] 978-3-8444-3243-5)
ISBN 978-3-8017-3243-1
https://doi.org/10.1026/03243-000

# Inhaltsverzeichnis

# Vorwort

Dieses Buch stellt ein spezifisches Therapiekonzept für Persönlichkeitsstörungen dar. Ein Konzept, das sehr stark psychologisch fundiert und sehr stark praxisorientiert ist: Die Klärungsorientierte Psychotherapie von Persönlichkeitsstörungen.

Wir stellen hier eine Rahmenkonzeption dar, eine Konzeption, die für alle Persönlichkeitsstörungen gilt und die ein psychologisches Verständnis für diese Störungen vermitteln soll sowie ein allgemeines Verständnis für die therapeutischen Vorgehensweisen.

Ausgehend vom Modell der Doppelten Handlungsregulation als einem „psychologischen Funktionsmodell" von Persönlichkeitsstörungen, stellen wir die zentralen Merkmale dieser Störungen vor wie zentrale Beziehungsmotive, Schemata, Tests und interaktionelle Spiele und leiten aus dem Modell allgemeine und spezifische therapeutische Strategien ab.

Wir gehen davon aus, dass Klienten[a] mit Persönlichkeitsstörungen spezielle, sehr hohe Anforderungen an Therapeuten stellen, dass sie spezielle therapeutische Vorgehensweisen benötigen und die Therapie deshalb völlig anders funktioniert als bei „Achse-I-Klienten". Wir möchten den Therapeuten durch dieses Buch die Kompetenzen vermitteln, die für eine solche Therapie nötig sind, wir möchten die Basis für die hohe Expertise schaffen, die Therapeuten benötigen, um die „technischen" und interaktionellen Herausforderungen zu bewältigen, die sie für diese Klienten benötigen. In folgenden Büchern wollen wir dann diese allgemeinen Prinzipien und Strategien auf die spezifischen Störungen anwenden, wobei wir uns stark auf dieses Buch beziehen werden.

Wir möchten dann noch einen Überblick geben über unsere bisherigen Forschungen zu Klärungsorientierter Psychotherapie (KOP) von Persönlichkeitsstörungen: Über die Erfolgsforschung, die zeigt, dass KOP eine effektive Methode ist, als auch über die aktuelle Prozessforschung, aus der wir therapeutische Konsequenzen ableiten.

Wir hoffen, dass die Leser von der Lektüre profitieren werden und dass ihnen die Lektüre Spaß macht, denn aus unserer Sicht sollte Psychotherapie zwar ernsthaft, aber nicht verkniffen, sehr respektvoll, aber keineswegs humorlos, diszipliniert, aber durchaus unterhaltsam sein.

Bochum, im Frühjahr 2023

*Rainer Sachse*
und *Ueli Kramer*

---

a Zugunsten einer besseren Lesbarkeit verwenden wir im Text in der Regel das generische Maskulinum. Diese Formulierungen umfassen gleichermaßen alle Geschlechter (m/w/d). Die verkürzte Sprachform hat ausschließlich redaktionelle Gründe.

# 1 Was sind Persönlichkeitsstörungen?

*In diesem Kapitel wollen wir darlegen, was wir unter Persönlichkeitsstörungen verstehen und welche Aspekte wir für zentral halten; wir wollen dabei keinen allgemeinen Diskurs über Persönlichkeitsstörungen führen und auch nicht theoretische Konzepte diskutieren. Wir wollen vielmehr den Rahmen abstecken für das, was wir in diesem Buch erörtern wollen.*

## 1.1 Beziehungsstörungen

Wir wollen in diesem Buch ein psychologisch fundiertes Konzept von Persönlichkeitsstörungen vorstellen: Ein Konzept über die „Funktionsweise" und ein Konzept über die Therapie von Persönlichkeitsstörungen. Wir wollen hier *nicht* Theorien darstellen und diskutieren. Dazu verweisen wir auf: Haltenhof et al. (2009); LeLord & André (2009); Magnavita (2004); Millon (1996); Oldham et al. (2005); Trautmann (2004).

Persönlichkeitsstörungen (PD) sind komplexe Störungen (vgl. Barnow, 2008; Derksen, 1995; Döring et al., 2008; Donohue et al., 2007; Emmelkamp & Kamphuis, 2007; Schmitz et al., 1996): Tatsächlich umfassen diese Störungen viele Funktionsbereiche wie Verhalten, Kognitionen, Affekte und Emotionen. Dennoch fassen wir PD *im Kern* als Beziehungsstörungen auf (vgl. auch Benjamin, 1987, 1992, 1993, 1995, 1996; Fiedler, 1998, 2007).

Wir nehmen an (siehe Kapitel 2), dass sich diese Störungen aus problematischen Beziehungsund Interaktionsmustern in der Kindheit und Jugend bilden und dass sie im Wesentlichen dazu dienen, in Beziehungen wichtige Motive befriedigt zu bekommen (vgl. Nowacki, 2009). *Persönlichkeitsstörungen „drehen" sich damit um Beziehungen:* Klienten mit PD sind wesentlich *beziehungs*motiviert, verfolgen *interaktionelle* Ziele und tun viel, um *Beziehungen* aktiv zu beeinflussen. Ihre Schemata weisen im Wesentlichen beziehungsrelevante Inhalte auf und ihre Kompensationen richten sich auf Beziehungen. Daher sind PD aus unserer Sicht nicht primär „Persönlichkeits"-Störungen, sondern „Beziehungs"-Störungen.[1,b]

---

b Hochgestellte Zahlen verweisen auf weiterführende Literaturangaben in den Endnoten auf Seite 220.

## 1.2 Normalität

Einige Autoren bezeichnen PD oder Klienten mit PD als „pathologisch" oder „schwer gestört" bezeichnet, was nicht immer dem psychotherapeutischen Prozess dienlich ist (Lewis et al., 1988). Wir möchten uns davon deutlich abgrenzen: Wir betrachten eine psychische Eigenheit, die bestimmte Charakteristika aufweist, nur dann als eine „Störung", wenn sie so hohe Kosten aufweist, dass sie den Klienten *selbst stört* (wobei den Klienten die Kosten bzw. die Ursachen der Kosten bei sogenannten „ich-synthonen" (s.u.) Störungen erst im Therapieprozess klar werden).

Wir fassen Persönlichkeitsstörungen aber nicht als „pathologisch" auf: Der Begriff „pathologisch" ist ein medizinischer Begriff, der u.E. in der Psychologie eine begrenzte Berechtigung hat: Er ist in der Psychologie diskriminierend und abwertend und stempelt die damit Bezeichneten zu sozialen Abweichlern (vgl. Sachse, 2022a).

Wir gehen vielmehr davon aus, dass PD auf „normale" psychologische Prozesse zurückgehen, die, wie Fiedler (1998, 2007) es ausdrückt, „Extrem-Varianten des Normalen" sind. Für diese Sichtweise gibt es eine Reihe guter Gründe.

Die Daten unserer Ambulanz zeigen, dass PD extrem verbreitet sind und auch viele Untersuchungen zeigen, dass viele Personen zumindest Persönlichkeits-"Stile" aufweisen (Sachse, 2019e): Schon aus diesem Grunde erscheint es unangemessen, die Störung oder Klienten mit der Störung zu pathologisieren. Vielmehr scheint es im statistischen Sinne „normal" zu sein, Charakteristika aufzuweisen, die man als Indikatoren einer PD auffassen kann, und zwar in relativ ausgeprägtem Ausmaß.

Persönlichkeitsstörungen setzen sich aus psychischen Prozessen zusammen, die auch bei „nicht Gestörten" existieren, sie sind nur u. U. „extremer" und sie erzeugen mehr Kosten: Auch deshalb gibt es keinen Grund, PD als „pathologisch" oder Klienten mit PD als „schwer gestört" wahrzunehmen. Dennoch macht Therapie äußerst viel Sinn, nämlich um die Kosten zu reduzieren und um die Lebensqualität der Personen (deutlich) zu verbessern: Denn, dass eine Störung nicht „pathologisch" ist, heißt nicht, dass sie nicht hohe Kosten erzeugt und persönlich und existenziell relevant ist.

Therapeuten müssen unbedingt mit den Klienten eine vertrauensvolle Therapeut-Klient-Beziehung aufbauen: Auch deshalb ist es wichtig, den Klienten respektvoll und akzeptierend begegnen zu können. Und dies wird erschwert, wenn man Klienten als „pathologisch", „tief gestört" o. a. ansieht. Wir setzen uns daher stark für eine „Entpathologisierung" von PD ein.

## 1.3 Ressourcen

Wir sehen PD als eine „Lösung" für frühe Interaktionsprobleme an (vgl. Kapitel 2): Wir nehmen an, dass Kinder und Jugendliche schwierigen Beziehungsund Interaktionssituationen mit ihren primären Bezugspersonen ausgesetzt waren und dass sie Strategien entwickelt haben, um mit diesen Problemen umzugehen (vgl. Nowacki, 2009).

Diese Strategien sind die Grundlagen der PD: Und damit kann man diese Strategien als *Lösungen* betrachten. Diese Lösungen enthalten damit in hohem Maße *Ressourcen,* die die Klienten mit PD meist im Augenblick nicht konstruktiv einsetzen, die sie aber wieder konstruktiv einsetzen können. Also können sie lernen, ihre Ressourcen wieder sinnvoll zu nutzen. Ein wesentlicher Aspekt unserer therapeutischen Vorgehensweisen bezieht sich auch darauf, Ressourcen von Klienten zu aktivieren, aufzubauen und systematisch zu nutzen (Sachse, 2022b).

Damit haben wir einen stark ressourcen-bezogenen Blick auf PD, was ebenfalls zur Entpathologisierung beiträgt.

## 1.4 Manipulation

Wir gehen davon aus, dass die Klienten mit PD als Lösungen oft „manipulative" Strategien gelernt haben: Also Strategien, mit deren Hilfe sie Interaktionspartner dazu bringen, etwas zu tun, was sie eigentlich nicht tun wollen, und zwar auf eine Weise, die die Interaktionspartner nicht durchschauen. Dabei meinen wir „Manipulation" *ausschließlich* in einem psychologischen, nicht in einem wertenden Sinn: Die Klienten tun etwas Bestimmtes und das ist aus der Sicht der Therapeuten erst mal ok; problematisch wird es wiederum dann, wenn dieses Verhalten den Klienten *Kosten* verursacht. In diesem Fall muss den Klienten das Verhalten bewusst gemacht werden, d.h. Therapeuten müssen die Klienten konfrontieren (vgl. Sachse, 2007b, 2019a, 2019c; Sachse & Sachse, 2006).

Und das bedeutet, dass Therapie mit PD-Klienten nicht nur aus Beziehungsgestaltung besteht: Sie ist keine „Kuschel-Therapie". Sie impliziert, Klienten (z.T. hart) zu konfrontieren, sie impliziert harte Arbeit, interaktionelle Krisen u.a. Therapie stellt hohe Anforderungen an die Klienten und an die Therapeuten!

## 1.5 Beziehungsmotivierung

Wir nehmen an, dass Klienten mit PD in (extrem) hohem Maße beziehungsmotiviert in die Therapie kommen: Sie wollen (primär), dass ein Therapeut ihnen eine ganz bestimmte Art von Beziehung anbietet.

Und aus diesem Grund ist es wesentlich, dass Therapeuten zuerst eine hochgradig komplementäre Beziehungsgestaltung realisieren (vgl. Sachse, 2006c, 2013b, 2016a, 2017a, 2019a, 2019b). Aus unserer Sicht ist dies immer das Erste, was Therapeuten machen müssen: Sie müssen *nicht* explorieren, sie müssen *keine* Veränderungen und *keine* Manuale abarbeiten, sie müssen *keine* schnellen Veränderungen initiieren, sondern sie müssen Beziehungskredit schaffen.

## 1.6 Interaktionelles Misstrauen

Klienten mit PD weisen stark negative Selbstund Beziehungsschemata auf, die dazu führen, dass die Klienten sich selbst z.T. wenig zutrauen, ihr eigenes Erleben als Informationsquelle zu nutzen, vor allem aber, dass sie Interaktionspartnern (auch dem Therapeuten!) misstrauen: Auch deshalb ist zu Therapie-Beginn eine Beziehungsgestaltung wesentlich, weil dadurch *Vertrauen* aufgebaut wird!

## 1.7 Ich-Syntonie

Ein entscheidendes Kriterium von PD ist Ich-Syntonie (Fiedler, 1998, 2007): Die Klienten sehen zwar, dass sie Kosten haben, aber meist nicht, dass sie Kosten *verursachen*. Da die Störung grundsätzlich eine Lösung ist, betrachten die Klienten die Störung selbst auch nicht als „störend", „belastend", „unangemessen" oder problematisch, also auch als nichts, was man (selbst) ändern sollte.

Daraus folgt, dass Klienten mit PD zu Therapie-Beginn keine *Änderungsmotivation* im Hinblick auf ihre Störung aufweisen. Der „Auftrag" an den Therapeuten ist damit meist *nicht:* „Bearbeite meine PD", sondern „reduziere meine Kosten" (nach dem Motto: „Wasch mir den Pelz, aber mach mich nicht nass.").

Daraus folgt, dass Änderungsmotivation bei Klienten mit PD *keine Eingangsvoraussetzung für die Therapie ist,* sondern dass Änderungsmotivation in der und durch die Therapie erst geschaffen werden muss.

## 1.8 Existenzielle Probleme

Die Probleme, die PD-Klienten aufweisen, zeigen in aller Regel eine deutlich größere existenzielle Bedeutung als viele Achse-I-Probleme: Die Probleme betreffen wesentliche Lebensbereiche, wesentliche Lebensentscheidungen; die Probleme bestimmen, wie jemand sein Leben gestaltet, Beziehungen führt oder nicht führt, Entscheidungen trifft, die die Lebensqualität u.U. massiv einschränken u.a. (vgl. Sachse, 2002, 2004b, 2006b).

Damit haben Therapeuten hier auch eine deutlich höhere Verantwortung: Sie arbeiten in Bereichen, die für Klienten von existenzieller Bedeutung sind und brauchen deshalb hier viel Empathie, Respekt und Fingerspitzengefühl. Einfache Lösungen zeichnen sich meist nicht ab, auch keine schnellen „Hau-Ruck-Lösungen". Probleme müssen gründlich verstanden werden, Lösungen müssen gut durchdacht sein, oberflächliche Symptom-Kosmetik ist kontraproduktiv (vgl. Becker & Sachse, 1998; Sachse, 2006d, 2009, 2017b).

Andererseits sind diese Probleme aber auch für Therapeuten stärker herausfordernd und spannender als z.B. Ängste: Die Probleme sind immer anders, immer komplex, es gibt keine Routine, es bleibt immer eine Herausforderung und selbst wenn man den Job 30 Jahre lang gemacht hat, stößt man auf Aspekte, die man noch nie vorher gesehen hat. Manualisierte Therapien können relativ schnell langweilig werden – Therapien mit persönlichkeitsgestörten Klienten werden das nie.

## 1.9 Psychotherapie

Da Persönlichkeitsstörungen anders „funktionieren" als Achse-I-Störungen, braucht man eine andere Form von psychotherapeutischem Vorgehen: Man muss mit PD-Klienten anders umgehen, eine andere Art von Beziehungsgestaltung machen, man muss Arbeitsaufträge herausarbeiten, man muss Klienten konfrontieren, man muss geduldiger sein, mit schwierigen Interaktionssituationen umgehen können, Klienten motivieren usw. (vgl. Sachse, 2000c). Diese Aspekte stellen den Kern dieses Buches und dieser Reihe dar: Eine spezielle Form von Psychotherapie von Persönlichkeitsstörungen.

## 1.10 Perspektiven

Aus unserer Sicht kann und sollte man auf das Problem der PD unterschiedliche Perspektiven einnehmen:

- Eine empathische Perspektive, aus der heraus man empathisch ist und den Klienten in hohem Maße akzeptiert und respektiert: Man betrachtet die Probleme *als Probleme des Klienten* in ihrer Individualität, ihrer existenziellen Schwere und Problematik und versucht, mit dem Klienten eine Lösung zu erarbeiten.
  Man versucht als Therapeut zu verstehen, wie ein Klient denkt, warum er so handelt, wie er handelt, usw. und kann so erkennen, wie ein Aspekt für den Klienten erscheint: Dadurch kann man *den Klienten* verstehen.
- Eine Außenperspektive oder supervisorische Perspektive, aus der heraus man versuchen sollte, sich von der existenziellen Schwere der individuellen Probleme zu lösen, um nicht davon erdrückt zu werden: Hier analysiert man z. B., welche Folgen das Klienten-Handeln im sozialen Kontext hat, welche Kosten es erzeugt, ob es „dysfunktional" ist usw.

Unter dieser Perspektive sollte ein Therapeut in der Lage sein, die Unsinnigkeit, ja geradezu die Absurdität mancher Lösungen wahrzunehmen und „auf den Punkt zu bringen", um deutlich zu machen, wie wichtig es ist, dass ein Klient erkennen kann, dass sein Verhalten z. B. selbsterfüllende Prophezeiungen enthält, interaktionelle Kosten erzeugt u. a.

Hier nimmt man bewusst keine empathische, sondern eine *Fremdwahrnehmungsperspektive* auf den Klienten ein, und hier ist man auch den Lösungen des Klienten gegenüber kritisch: Gewissermaßen denkt man hier nicht „mit" dem Klienten, sondern „über" den Klienten. Aus dieser Perspektive kann man Aspekte erkennen, die man aus einer empathischen Perspektive gar nicht sehen kann, z. B. welche Kosten der Klient bei Interaktionspartnern mit welchen Handlungen erzeugt.

Beide Perspektiven benötigt ein Therapeut: Er sollte verstehen, wie ein Klient verarbeitet, denkt usw., aber auch, welche Konsequenzen sein Handeln hat. Aus einer solchen Perspektive erkennt der Therapeut auch, wenn der Klient versucht, den Therapeuten zu manipulieren o. ä.: Das muss ein Therapeut erkennen, weil das die zentralen Problemaspekte einer PD sind und damit ein Therapeut interaktionell angemessen damit umgehen kann.

Aus der empathischen Perspektive erkennt ein Therapeut solche Aspekte jedoch nicht. Daher ist es sehr wesentlich, dass Therapeuten lernen, *beide* Perspektiven einzunehmen und flexibel zwischen ihnen „umzuschalten". Die beiden Perspektiven liefern damit unterschiedliche, aber sehr relevante Informationen, die ein Therapeut verarbeiten und in seinem Klientenmodell berücksichtigen sollte.

## 1.11 Fazit

Aus vielen Gründen ist die Therapie mit PD-Klienten anders als die mit „Achse-I-Klienten": Die Klienten kommen mit deutlich anderen Voraussetzungen in die Therapie, sie benötigen deutlich andere Vorgehensweisen vom Therapeuten, sie stellen deutlich höhere Anforderungen an Therapeuten. Diese Klienten:

- Zeigen nur geringe bis keine Änderungsmotivation im Hinblick auf die Persönlichkeitsstörung und damit nur eine geringe Compliance im Hinblick auf therapeutische Maßnahmen.
- Weisen eine hohe Beziehungsmotivation auf.
- Klären nur relativ schwer eigene Schemata.
- Verwickeln Therapeuten in interaktionelle Spiele.
- Bringen Therapeuten in schwierige Interaktionssituationen. Deshalb brauchen Therapeuten eine höhere Expertise, und zur Schaffung dieser dienen diese Reihe und dieses Buch.

# 2 Das Modell der Doppelten Handlungsregulation als theoretisches Modell von Persönlichkeitsstörungen: Weiterentwicklungen

*In diesem Kapitel möchten wir ein psychologisches Funktionsmodell für Persönlichkeitsstörungen vorstellen: Es beschreibt relevante psychologische Variablen und Prozesse, die ein System ergeben, das man als „Persönlichkeitsstörungen" definieren kann. Aus diesem Modell lassen sich weitreichende therapeutische und diagnostische Konsequenzen ableiten.*

## 2.1 Das Modell der Doppelten Handlungsregulation

Das *Modell der doppelten Handlungsregulation* (MDHR) wurde von Sachse (1997a, 1999a) entwickelt; es ist ein Modell für das allgemeine psychische „Funktionieren" von Persönlichkeitsstörungen, darüber, welche psychologischen Komponenten wie zusammenwirken, um das für Personen mit Persönlichkeitsstörungen „typische" Denken, Fühlen und Handeln zu erklären.

Das Modell der doppelten Handlungsregulation ist ein *allgemeines* Modell, das *prinzipielle* Funktionszusammenhänge darstellt; die einzelnen Komponenten des Modells müssen dann noch für jede einzelne Störung spezifiziert werden, was Sachse (2001a, 2001b, 2002, 2004a, 2006c, 2019a) für die acht „reinen" Persönlichkeitsstörungen vorgenommen hat: Histrionische (Sachse, Fasbender, Breil & Sachse, 2012, 2021), narzisstische (Sachse, Sachse & Fasbender, 2011), dependente (Sachse, Breil, Sachse & Fasbender, 2013), selbstunsichere (Sachse, Fasbender & Sachse, 2014), schizoide (Sachse & Sachse, 2017), passiv-aggressive (Sachse & Sachse, 2017), paranoide (Sachse & Sachse, 2017) und zwanghafte (Sachse, Kiszkenow-Bäker & Schirm, 2015) Persönlichkeitsstörung.

Das Modell erfüllt damit eine wesentliche theoretische Forderung (Livesley, 1998; Livesley & Jackson, 1992, 2009; Livesley & Jang, 2005), nämlich ein Modell über PD *und* spezifische Modelle über einzelne Störungen zu liefern und diese Aspekte theoretisch einheitlich zu konzipieren.

Damit weisen alle sogenannten „reinen" Persönlichkeitsstörungen prinzipiell das gleiche Schema auf: Jede einzelne Persönlichkeitsstörung (PD nach „personality disorder") weist auch darüber hinaus *spezifische* zentrale Beziehungsmotive, *spezifische* dysfunktionale Schemata, *spezifische* kompensatorische Schemata usw. auf, die damit auch die jeweilige Störung kennzeichnen und definieren.

Davon abgegrenzt betrachten wir die sogenannten „hybriden Störungen“, die sowohl psychologische als auch neuropsychologische Prozesse aufweisen (Sachse & Breil, 2011; Sachse & von Franqué, 2019). Auch wenn in diesem Buch die Persönlichkeitsstörungen gemäß einer kategoriellen Klassifikation diskutiert warden, ist das MDHR mit der dimensionalen Perspektive der Persönlichkeitsstörungen hochkompatibel. Dies vor allem deshalb, weil das MDHR eine Prozessdiagnostik voraussetzt, die prinzipiell mit den Konzepten der allgemeinen Ausprägung und der Intensität der Traits kompatibel ist.

Das Modell geht davon aus, dass „Persönlichkeitsstörungen“ im Kern Beziehungs- oder Interaktionsstörungen sind, *die sich zentral durch problematisches Beziehungsverhalten auszeichnen*[2]*:* Die Personen mit diesen Störungen realisieren ein Interaktionsverhalten, das dazu dienen soll, Beziehungsziele zu erreichen, was jedoch langfristig dazu führt, dass die Personen gerade das Erreichen zentraler Beziehungsziele verfehlen.

Das Modell umfasst drei Ebenen: Die Ebene der Beziehungsmotive oder der „authentischen Handlungsregulation“, die Ebene dysfunktionaler Schemata und die Ebene der „manipulativen Handlungsregulation“, auch „Spielebene“ genannt.

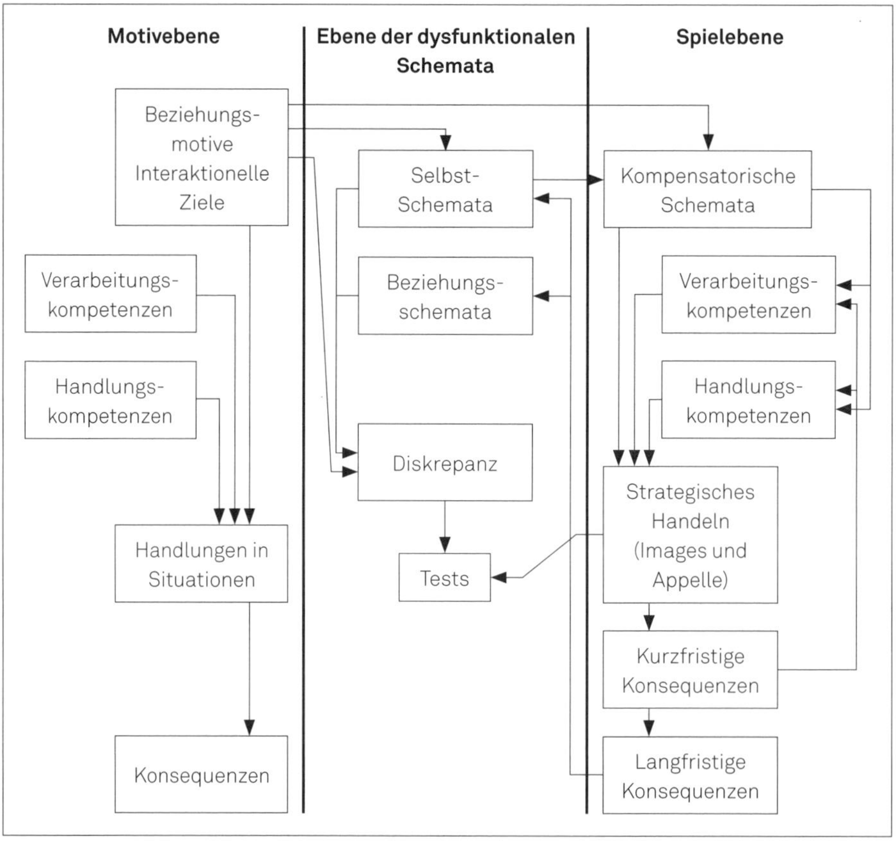


**Abbildung 1:** Das Modell der doppelten Handlungsregulation

## 2.2 Die Ebene der authentischen Handlungsregulation (Motivebene)

Das Modell geht davon aus, dass eine Person, schon als Kind oder Jugendlicher, eine Reihe von *zentralen Beziehungsmotiven* aufweist, wie das Motiv nach Anerkennung, Wichtigkeit, Verlässlichkeit, Solidarität, Autonomie und Grenzen/Territorialität (ausführlich dazu siehe Sachse, 1999a, 2006a, Langens, 2009; Sachse, Breil & Fasbender, 2009; Sachse, Fasbender & Breil, 2009).

Diese Beziehungsmotive sind implizite Motive im motivationstheoretischen Sinn, also psychische Strukturen, die die Person veranlassen, bestimmte Effekte anzustreben, zu brauchen und deren Befriedigung zu Zufriedenheit führt (Sachse, 2019d, 2020a).

Dabei bilden diese Beziehungsmotive eine Hierarchie, d.h. für eine bestimmte Person ist *ein* Motiv zentral (hoch in der Hierarchie und determiniert damit in hohem Maße die „Exekutive" der Person), weitere noch wichtig und andere sind relativ unwichtig (welche Beziehungsmotive jeweils zentral sind, kennzeichnet auch eine spezifische PD).

Diese Motive sind bei einer Person auf der Ebene „interaktioneller Ziele" konkretisiert bzw. „operationalisiert" in konkrete, situationsbezogene *Ziele*.

So ist z. B. das Motiv „Wichtigkeit" operationalisiert in Ziele wie:
- Ich möchte von anderen Aufmerksamkeit.
- Ich möchte von anderen wahrgenommen werden.
- Ich möchte von anderen ernst genommen werden.
- Ich möchte von anderen respektiert werden.
- Ich möchte von anderen gesehen werden.
- Ich möchte von anderen Signale der „Zugehörigkeit" u. a.

Die Person richtet nun ihr Handeln, insbesondere ihr *interaktionelles Handeln* danach aus, die zentralen Motive bzw. die daraus abgeleiteten interaktionellen Ziele zu befriedigen oder, genauer gesagt: *Von anderen befriedigt zu bekommen* (denn es sind „Beziehungsmotive" und die können nur durch andere Personen befriedigt werden!).

Dazu nutzt die Person beim Handeln Verarbeitungsund Handlungskompetenzen und, je nach dem, wie effektiv sie handelt, erfährt sie positive Konsequenzen (andere verhalten sich Motiv-komplementär = Motiv-befriedigend) oder negative Konsequenzen (andere verhalten sich nicht Motiv-komplementär oder sogar Motiv-verletzend).

Die Ebene heißt „Ebene der authentischen Handlungsregulation", weil auf dieser Ebene die Person meist so handelt, dass ihre interaktionellen Ziele dem Interaktionspartner *transparent* werden (können), der Interaktionspartner also weiß (oder rekonstruieren kann), was für Ziele die Person hat, Effekte antizipieren kann und damit weiß, worauf er sich einlässt. Oftmals ist eine Befriedigung von Motiven auch nur dann zu erreichen, wenn dem Interaktionspartner die Intentionen der Person klar werden (so kann eine Frau nicht, auch nicht positiv, auf ein Annäherungsverhalten eines Mannes reagieren, wenn sie sein Verhalten gar nicht als „Annäherung" identifizieren, also seine

Absichten gar nicht verstehen kann!). Für Interaktionspartner muss eine solche Rekonstruktion der Ziele nicht unbedingt einfach sein, aber sie ist immer *möglich,* d.h. die Person tut nichts, um diese „zu verschleiern".

Um so zu handeln, dass die Handlungen zu positiven Konsequenzen führen können, benötigt eine Person *Kompetenzen.* Man kann hier zwischen Handlungskompetenzen und Verarbeitungskompetenzen unterscheiden (Sachse, 1999a, 2019a).

*Handlungskompetenzen* setzen sich zusammen aus einem Wissen über Handlungsstrategien („Was kann ich in bestimmten Situationen tun, um bestimmte Ziele zu erreichen?") und der Fähigkeit, Strategien flexibel zu modifizieren und anzupassen. Die Handlungskompetenz einer Person ist umso höher, je größer ihr Repertoire an Handlungsstrategien ist und je flexibler (und schneller) sie diese Strategien adaptieren kann.

*Verarbeitungskompetenzen* beinhalten die Fähigkeit, Situationen, vor allem soziale Situationen, gut und schnell analysieren und verstehen zu können und sie beinhalten insbesondere die *Fähigkeit zur sozialen Empathie:* Die Fähigkeit, sich in andere Personen hineinversetzen zu können, (schnell) zu erkennen, was ein Interaktionspartner will, welche Einstellungen er hat, auf welche Verhaltensweisen er positiv reagiert u.a. Verarbeitungskompetenzen haben damit viel mit einer „Theory of Mind" (Fodor, 1978; Förstl, 2007; Premack & Woodruff, 1978) zu tun: Personen, die schnell gute Rekonstruktionen von einem Interaktionspartner bilden können, können ihr Handeln (falls sie über entsprechende Strategien verfügen!) gut auf diesen einstellen und so mit hoher Wahrscheinlichkeit positive Interaktionseffekte erzielen. Personen, die das nicht können, treten dagegen ständig „ins Fettnäpfchen".

Werden Beziehungsmotive bzw. interaktionelle Ziele durch komplementäres Handeln von Interaktionspartnern befriedigt, dann stellt sich ein Gefühl von *Zufriedenheit* ein (Brunstein, 1993; Brunstein et al., 1995). Zufriedenheit ist ein positiver, affektiver Zustand, der Wohlbehagen auslöst, mit dem Gefühl von *Sinnhaftigkeit* verbunden ist und starke Konsequenzen auf Gesundheit hat. Werden Motive über längere Zeit konsistent befriedigt, *nimmt ihre Relevanz in der Regel ab:* Sie sinken in der Motivhierarchie ab, andere Motive werden wichtiger und übernehmen die „Exekutive" in stärkerem Maße (Kuhl, 1983, 2001). Werden zentrale Motive über längere Zeit nicht befriedigt, dann entsteht *Unzufriedenheit:* Dies ist ein negativer, affektiver Zustand, der Unbehagen auslöst und negative Konsequenzen auf die Person hat: Es entwickeln sich u. U. Depressionen, psychosomatische Beschwerden usw. Und: Der Zustand von Unzufriedenheit *kumuliert.* Er verschlimmert sich über die Zeit.

Werden zentrale Motive dagegen über sehr lange Zeit frustriert, dann bleiben sie hoch in der Hierarchie bzw. sie steigen sogar in der Hierarchie auf (Kuhl, 1983, 2001): *Je massiver sie frustriert werden, desto wichtiger werden sie!* Und wenn sie zentral wichtig bleiben, dann dominieren sie die Exekutive sehr lange, was bedeuten kann, dass andere Motive nicht mehr ausreichend befriedigt werden können. Und dies wiederum hat die Folge, dass ein Zustand von mehr oder weniger großer Unzufriedenheit entsteht.

> *Das bedeutet: Frustrierte Motive bleiben hoch in der Motivhierarchie!*

### 2.2.1 Dysfunktionale Schemata

Auf der zweiten Ebene des Modells nehmen wir an, dass es dysfunktionale Schemata gibt, die die Informationsverarbeitung und Handlungsregulation von Personen stark determinieren (vgl. Beck et al., 1990). Zum Begriff und zur Funktion von Schemata siehe Sachse (1992a, 1996a, 1999a, 1999b, 2003a, 2006b; Sachse, 2016c; Sachse, Breil & Fasbender, 2009; Sachse & Sachse, 2011; Sachse et al., 2008).

Wir gehen davon aus, dass man *zwei Arten dysfunktionaler Schemata* unterscheiden kann: Selbst-Schemata und Beziehungsschemata (siehe dazu Sachse, 2019a; Sachse, Breil & Fasbender, 2009).

*Selbst-Schemata* sind solche, die Annahmen der Person über sich selbst enthalten wie „ich bin ein Versager", „ich bin nicht wichtig" u.a. sowie Kontingenzannahmen und Bewertungen dazu. Wir orientieren uns theoretisch dabei an der kognitiven Schema-Theorie (vgl. Sachse, 1992a). Terminologisch sprechen wir von „Schemata", wenn wir Funktion und/oder Inhalte von Schemata meinen, wie schnelle Aktivierung, Steuerung von Informationsverarbeitung u.ä. und von „Konzept", wenn wir die Inhalte von Schemata meinen, also sprechen wir bei den Inhalten von Selbst-Schemata vom „Selbst-Konzept" (SK). So nehmen wir an, dass die „erste Schema-Ebene" ein Netzwerk von Annahmen enthält und die zweite Schema-Ebene Annahmen über mögliche Konsequenzen, z.B.:

- Ebene 1: Ich bin ein Versager.
- Ebene 2: Wenn ich ein Versager bin, *dann*
  - werde ich abgewertet,
  - ausgegrenzt,
  - allein sein usw.

*Beziehungsschemata* sind solche, die Annahmen der Person über Beziehungen enthalten, darüber, wie Beziehungen funktionieren, was man in Beziehungen zu erwarten hat sowie wiederum Kontingenzannahmen und Bewertungen dazu (z.B.: „In Beziehungen wird man abgewertet.", „Beziehungen sind nicht verlässlich." u.a.).

Diese Schemata sind *dysfunktional,* da sie zu negativen Erwartungen führen, aber vor allem auch zu negativen Interpretationen von Situationen, negativen Affekten u.a. Sie determinieren eine schnelle, hoch automatisierte Informationsverarbeitung und führen zu etwas, was wir „hyperallergische Reaktionen" nennen: *Minimale situative Auslöser rufen schnell heftige Reaktionen hervor.* So kann z.B. jemand, der ein Schema hat „ich bin nicht wichtig" auf eine minimale Unaufmerksamkeit eines Interaktionspartners heftig verletzt und gekränkt reagieren.

## 2.3 Die Entwicklung von dysfunktionalen Schemata

Eine zentrale Grundannahme des Modells ist, dass sich dysfunktionale Schemata in der Biographie durch die interaktionellen Erfahrungen herausbilden, die Kinder und Jugendliche mit relevanten Bezugspersonen *im Hinblick auf ihre zentralen Beziehungsmotive machen* (vgl. Nowacki, 2009).

Wir nehmen an, dass Personen als Kinder oder Jugendliche hoch relevante Erfahrungen mit zentralen Beziehungspartnern (meist den Eltern) machen, was die Befriedigung zentraler Beziehungsmotive betrifft und dass diese Erfahrungen, wahrscheinlich aus biologischen Gründen, sich sehr stark und sehr nachhaltig auswirken, z. B. in der Entwicklung von Selbstund Beziehungsschemata.

Das Kind macht z. B. mit dem Motiv *Wichtigkeit positive Erfahrungen,* wenn es
- von den Eltern ernst genommen wird,
- von den Eltern Aufmerksamkeit erhält,
- Signale von „wir verbringen gerne Zeit mit Dir", „wir sind gerne mit Dir zusammen" erhält,
- es Signale der Art „Du bist eine Bereicherung für unser Leben" erhält.

Erhält das Kind solches Feedback konsistent, über längere Zeit hinweg, dann bilden sich positive Schemata.

Dann bildet sich ein positives *Selbstschema* der Art:
- Ich bin wichtig.
- Ich habe anderen etwas zu bieten, usw.

Und es bildet sich ein positives *Beziehungsschema* der Art:
- In Beziehungen wird man ernst genommen.
- In Beziehungen wird man wahrgenommen und erhält Aufmerksamkeit, usw.

Erhält das Kind jedoch *negatives Feedback im Hinblick auf das Motiv Wichtigkeit,* dann erhält es Botschaften wie:
- Wir haben keine Zeit für Dich.
- Wir kümmern uns nicht um Dich.
- Wir hören Dir nicht zu.
- Wir geben Dir keine Aufmerksamkeit.
- Wir nehmen Dich nicht ernst, usw.

Oder sogar Botschaften wie:
- Du störst uns.
- Es wäre besser für uns, Du wärst nicht da.
- Ohne Dich hätte ich Karriere machen können, usw.

Erhält das Kind solches Feedback konsistent über lange Zeit, dann bildet sich ein negatives Selbstschema:
- Ich bin nicht wichtig.
- Ich habe anderen nichts zu bieten.

Oder sogar:
- Ich bin toxisch für andere.
- Ich bin für andere eine Last.

Und es bildet sich ein negatives Beziehungsschema wie:
- In Beziehungen wird man nicht ernst genommen.
- In Beziehungen erhält man keine Aufmerksamkeit.
- In Beziehungen hört einem keiner zu, usw.

Die systematische Frustration der Beziehungsmotive hat aber nicht nur Einfluss auf die Schemabildung: Nach dem oben Gesagten hat dies auch zur Folge, dass die frustrierten Motive hoch in der Motivhierarchie bleiben bzw. dass sie sogar durch die Frustration subjektiv immer bedeutsamer werden: Durch systematische Frustration kann ein bestimmtes Beziehungsmotiv überhaupt erst zu dem alles dominierenden Motiv werden!

Solche Schemata, so kann man annehmen, kristallisieren sich langsam heraus: Schemata bilden sich aus Schlussfolgerungen von Erfahrungen, wodurch sich auch aus leicht negativem Feedback über längere Zeit stark negative Schemata bilden können. Haben sich die Schemata erst einmal herausgebildet, dann determinieren sie, wenn sie aktiviert sind, stark die Informationsverarbeitung und Handlung mit. Schemata führen dabei oft zu hyperallergischen Reaktionen: Hat jemand z.B. ein Schema „in Beziehungen wird man nicht respektiert“, dann reagiert er „hyperallergisch“ auf alle Handlungen anderer Personen, die sich als „mangelnder Respekt“ interpretieren lassen. Das heißt die Person reagiert darauf schnell und heftig je nach Art ihres Schemas, entweder traurig oder ärgerlich.

> *Schemata führen somit dazu, dass eine Person auf minimale Stimuli heftig reagieren kann!*

Diese Ebene der dysfunktionalen Schemata ist nun eine Ebene, die Personen mit Persönlichkeitsstörungen (PD) kennzeichnet (Beck et al., 1993): Klienten mit bestimmten Persönlichkeitsstörungen weisen *charakteristische Arten* von Schemata auf. So ist z.B. ein Schema „ich bin nicht wichtig“ kennzeichnend für Personen mit histrionischer PD; ein Schema der Art „ich bin ein Versager“ ist charakteristisch für eine Person mit narzisstischer Störung (vgl. Sachse, 2002, 2004a, 2004c, 2006c, 2006d; Sachse & Schirm, 2015a).

*Da Schemata offenbar aus der Frustration bestimmter Motive entstehen, ist zu erwarten, dass die zentralen, frustrierten Motive der Person, die immer noch hoch in der Hierarchie stehen und die zentralen negativen Schemata der Person gegensätzlich formuliert sind.* Ist das frustrierte Motiv Wichtigkeit, dann heißt das zugehörige Schema „ich bin nicht wichtig“. Zentrale Beziehungsmotive und zentrale dysfunktionale Schemata sind deshalb inhaltlich stark miteinander verbunden: Das eine leitet sich aus dem anderen ab!

> *Somit sind Schemata in gewisser Weise die Negation des relevanten Beziehungsmotivs.*

## 2.4 Die Ebene der intransparenten Handlungen (Spielebene)

Wir gehen jedoch davon aus, dass die Entwicklung einer Persönlichkeitsstörung mit der Ausbildung negativer Schemata keineswegs abgeschlossen ist. Wir gehen vielmehr davon aus, dass eine Person, die im oben beschriebenen Sinne schwierigen, frustrierenden Interaktionserfahrungen ausgesetzt ist, in der Regel nicht passiv resignieren wird, sondern dass sie in vielen Fällen versuchen wird, dafür aktiv eine *Lösung* zu entwickeln. Und diese Lösungen sind dann der spannendste Teil der Persönlichkeitsstörungen!

> *Ein zentraler Teil von Persönlichkeitsstörungen lässt sich als Lösung für frühe interaktionelle Probleme auffassen.*

Diese „Lösungen“ machen nun die zweite Handlungsebene im Modell der Doppelten Handlungsregulation aus: Die Ebene der sogenannten „intransparenten“ Handlungen oder „Spielebene“.

### 2.4.1 Entwicklung der intransparenten Handlungsebene

Die Entwicklung dieser Handlungsebene beginnt für Kinder/Jugendliche mit einer schwierigen, andauernden Interaktionssituation: Wichtige Interaktionspartner frustrieren andauernd wichtige Beziehungsbedürfnisse. Auf diese schwierige Situation müssen sie nun reagieren.

Kinder z. B., deren zentrales Beziehungsmotiv durchweg frustriert wird, haben im Prinzip zwei Möglichkeiten:

1. Sie können resignieren und zu Handeln aufhören, sich anpassen oder u. U. eine depressive Entwicklung durchmachen oder
2. sie können versuchen, Handlungen zu entwickeln, mit deren Hilfe sie ihre Interaktionspartner *doch dazu kriegen,* ihnen zumindest Aspekte ihrer Motive zu befriedigen.

Wir nehmen an, dass nur diese zweite Strategie zur Entwicklung einer PD oder zumindest eines Persönlichkeitsstils führt. Wir nehmen auch an, dass Menschen, auch Kinder, in der Regel *aktive, problemlösende Organismen* sind: Deshalb ist dieser zweite Weg sehr viel wahrscheinlicher als der erste!

Die Personen entwickeln nun, langsam, Schritt für Schritt, *Strategien, mit deren Hilfe sie wichtige Interaktionspartner doch dazu bewegen können, bestimmte interaktionelle Ziele zu befriedigen:* Diese Strategien entwickeln sich, wenn (und nur wenn!) sie erfolgreich sind und damit sehen die Personen diese Strategien dann auch zwingend als „gute Lösungen“ für schwierige Situationen an: Damit werden die Strategien dann auch mit Sicherheit *ich-synton,* also als Teil der eigenen Person wahrgenommen und nicht als störend, dysfunktional oder problematisch.

Diese Strategie, Interaktionspartner doch dazu zu veranlassen, einem Aspekte wichtiger Motive zu befriedigen, hat wichtige Implikationen:

- Die Interaktionspartner (meist die Eltern), die dem Kind die Motive nicht befriedigen, haben offenbar keine *Intention,* dies zu tun oder sogar eine Intention, dies nicht zu tun.
- Deshalb müssen sie vom Kind *dazu gebracht, dazu veranlasst werden,* dies zu tun und zwar, ohne dass sie von sich aus eine Intention dazu hätten oder sogar gegen ihre Intention, es nicht zu tun.
- „Sie zu veranlassen" kann aber nicht heißen, sich authentisch zu verhalten, denn das hat offenbar bisher nicht funktioniert.
- „Sie zu veranlassen" kann somit nur heißen, sich *strategisch* zu verhalten, und das bedeutet, sie zu manipulieren: Sie zu etwas zu veranlassen, was sie eigentlich gar nicht wollen.

Der Begriff „Manipulation" ist hier *gar nicht wertend gemeint,* sondern *nur* in seinem psychologischen Sinne: Jemand wird manipuliert, wenn er durch ein strategisches Handeln einer anderen Person dazu veranlasst wird, etwas zu tun, was er selbst gar nicht oder im Augenblick nicht tun will. Und solche Strategien sind meist *intransparent:* Der Manipulierte durchschaut die eigentlichen Ziele des Manipulators nicht, er durchblickt nicht, worum es „eigentlich" geht. Nach Begriffen der Transaktionsanalyse und der „self-handicapping-Forschung" (siehe Kapitel 3) bezeichnen wir ein solches manipulatives Handeln als „Spiel-Handeln" oder kurz als „Spiel" („game").

> *Ein manipulatives Handeln ist ein Handeln, das dazu dient, Interaktionspartner zu Verhalten zu veranlassen, das sie von sich aus nicht ausführen würden (bzw. von dem der Handelnde annimmt, dass sie es nicht ausführen würden) und zwar mit Strategien, deren tatsächlichen Zweck der zum Verhalten Veranlasste nicht durchschaut.*

Dabei können die Kinder positive oder negative Strategien einsetzen:

- *Positive Strategien* sind solche, die andere Intentionen und Motive der Interaktionspartner nutzen, um positive Effekte zu erzielen.
  So kann ein Kind zwar *nicht als Person* Aufmerksamkeit gewinnen (z.B. weil der Vater sich gar nicht für das Kind interessiert); da der Vater aber möchte, dass Mitglieder seiner Familie bei anderen einen positiven Eindruck machen, kann sich das Kind in seinem strategischen Handeln diese Intention zu Nutze machen: Es kann auf einer Familienfeier lustig und unterhaltsam sein, andere erheitern und spaßig wirken. Da dem Vater *dieses Handeln* gefällt (da es zu seinen Zielen passt), erhält das Kind nun *Aufmerksamkeit für dieses Handeln.*
- *Negative Strategien* sind solche, die Normen und Vermeidungsziele von Personen nutzen, um Effekte zu erzielen.
  So kann ein Kind, das als Person keine Aufmerksamkeit erhält, Aufmerksamkeit bekommen, wenn es Kopfschmerzen simuliert: Der Vater hat die Norm „um kranke Kinder kümmert man sich, sonst ist man ein schlechter Vater" und kümmert sich *deshalb* um sein Kind. Eigentlich will er das gar nicht und es macht ihm auch kei-

nen Spaß, aber er tut es, weil er ansonsten ein „schlechtes Gewissen" hat oder weil er negative Kritik von anderen (z. B. seiner Frau) befürchtet und vermeiden will.

*Positive Strategien,* die über Motive wirken, heißen deshalb „positive Strategien", weil Interaktionspartner meist (zumindest eine Zeit lang) positiv darauf reagieren: Das, was die Person tut, entspricht ja ihren Intentionen, sie finden daher (zunächst mal, s. u.) das Handeln gut. Daher lassen sie sich auch ohne Schwierigkeiten manipulieren und reagieren nicht ärgerlich oder sauer. Dies ist ein großer *Vorteil* der positiven Strategien: Man kann sie lange anwenden, ohne dass Interaktionspartner ärgerlich werden!

Der Nachteil der positiven Strategien liegt aber darin, dass sie keinen großen „Impact" haben: Will eine Person die Strategie ignorieren, will sie nicht darauf reagieren, dann kann sie das problemlos tun: Die Strategien sind nicht „zwingend".

*Negative Strategien* haben jedoch einen sehr hohen „Impact", sie sind zwingend: Der Interaktionspartner wird die Norm nicht verletzen wollen und kann sich daher in hohem Maße zum Reagieren gezwungen fühlen. Das aber kann ihn auch relativ schnell verärgern und „sauer" machen: Und genau dies ist der Nachteil negativer Strategien: Sie verärgern Interaktionspartner relativ schnell. Man kann sie im Allgemeinen nur kurzzeitig und dosiert anwenden, sonst können schnell negative Folgen resultieren.

Die Strategien sind manipulativ (wobei „manipulativ", um das nochmals sehr deutlich zu machen, *nicht* wertend, sondern nur in einem psychologischen Sinn gemeint ist!), denn der Interaktionspartner wird im Grunde über das Handlungsziel der Person getäuscht: Das Kind, das lustig ist, ist dies nicht, um lustig sein zu wollen (was der Vater aber glaubt!), sondern um Aufmerksamkeit zu bekommen (was der Vater nicht weiß): Das Kind *spiegelt also etwas vor, das nicht so ist und lässt den Interaktionspartner über die tatsächlichen Absichten im Unklaren. Und genau das ist manipulativ:* Der Interaktionspartner wird zu etwas veranlasst, und zwar aus Gründen, die er nicht wirklich durchschaut: Das strategische Verhalten ist damit auch *intransparent.*

In der Regel sind negative Strategien in noch weit höherem Ausmaß manipulativ als positive: Denn der Vater, der sich um das Kind kümmert, weil es „Kopfschmerzen" hat, wird in hohem Maße über das vorliegende Problem getäuscht. Und: Positive Strategien können manchmal auch dann noch wirken, wenn sie vom Partner durchschaut werden (so kann der Vater auch dann noch positiv reagieren, wenn er erkennt, dass es dem „lustigen" Kind „eigentlich" nur um Aufmerksamkeit geht!). Negative Strategien brechen dann jedoch meistens zusammen, wenn der Interaktionspartner die wahren Absichten durchschaut. (Erkennt der Vater, dass das Kind gar keine Kopfschmerzen hat, wird er sich wahrscheinlich ärgerlich abwenden.)

Kinder bemerken, dass strategische Handlungen gut funktionieren und *lernen* diese:

- Sie lernen durch Versuch und Irrtum: Ein Verhalten bewirkt Aufmerksamkeit und wird beibehalten.
- Sie lernen am Modell: Tante Emma bekommt für ihr spaßiges Verhalten Aufmerksamkeit und das kann man kopieren.
- Man lernt, weil das System dem Kind bestimmte Strategien nahelegt. So kann ein Vater z. B. sagen: „Wenn Du ein guter Schüler wärst, wäre ich zufrieden mit Dir." – Das Kind bekommt damit Hinweise darauf, wer mit welchen Strategien zu welchen

Handlungen zu verleiten ist. Und wer was von einem erwartet – denn das Erfüllen von Erwartungen garantiert am besten positive Reaktionen!

Im Laufe der Zeit entwickeln die Kinder im Hinblick auf das strategische Handeln immer größere Verarbeitungsund Handlungskompetenzen.

Sie lernen *Handlungskompetenzen*, da sie sich immer mehr Strategien aneignen, mit deren Hilfe sie ihre Ziele erreichen können und sie lernen, diese Strategien abzuwandeln, zu modifizieren und sie flexibel einzusetzen.

Sie entwickeln *Verarbeitungskompetenzen*, weil sie lernen, welche Personen mit welchen Charakteristika sich manipulieren lassen werden (und welche nicht) und sie lernen, in welchen Situationen welche Strategien angemessen sind (und welche nicht): Sie lernen, Personen einzuschätzen und sie lernen, Situationsanforderungen zu verstehen.

Und wenn sie gute Strategien und hohe Kompetenzen hat, dann kann die Person sich schließlich so verhalten, *dass Interaktionspartner sich mit hoher Wahrscheinlichkeit komplementär zu den Strategien verhalten werden*, d.h., dass positive Handlungskonsequenzen resultieren. Und je mehr und je länger sie übt, desto besser werden ihre Kompetenzen im Hinblick auf strategisches Handeln. Einige Klienten werden hier zu Experten!

Wir bezeichnen, wie gesagt, diese Ebene intransparenter Handlungen (auch nach Berne (1961, 1970)) als „Spielebene", eine, wie wir finden, treffende Formulierung (vgl. auch Kapitel 3): Denn die manipulativen Strategien wirken wie Spiele, in denen jemand „Züge" macht und der Interaktionspartner mit Gegenzügen antwortet: Ein reales Spiel zwischen Erwachsenen auf einem bestimmten Niveau!

> *Es ist ein wesentliches Charakteristikum von Persönlichkeitsstörungen, dass die Personen manipulative Strategien entwickeln, die ihnen in aller Regel als Erwachsene hohe interaktionelle Kosten einbringen.*

## 2.4.2 Kompensatorische Schemata

Auf der Spielebene gibt es kompensatorische Schemata: Diese dienen dazu, dysfunktionale Schemata (auf der Schemaebene) zu kompensieren bzw. dafür zu sorgen, dass diese sich nicht als wahr erweisen oder dominant werden. Zumindest *versucht* die Person dadurch, dysfunktionale Strategien „unter Kontrolle" zu bringen, was aber nur teilweise gelingt.

Zum einen gibt es kompensatorische Selbstschemata, die positive oder (kompensatorisch) übertriebene Selbstannahmen enthalten; es gibt kompensatorische Normschemata, die (oft übertriebene) Ziele (in Form von „muss-Sätzen") enthalten und es gibt kompensatorische Regelschemata, die (ebenfalls oft überzogene) Anweisungen an andere enthalten. Wir (Sachse, Breil & Fasbender, 2009) haben diese Schemata als „kompensatorisch" bezeichnet, weil ihr Sinn im Wesentlichen darin besteht, die negativen Inhalte der Selbstund Beziehungsschemata auf der Schemaebene „auszubügeln“ oder dafür zu sorgen, dass die dort spezifizierten Inhalte und Konsequenzen nicht eintreten.

#### 2.4.2.1 Kompensatorische Selbstschemata

Kompensatorische Selbstschemata sind solche, die (als Ausgleich zu den negativen Selbstschemata) positive oder sogar übertrieben positive Aussagen über die eigene Person enthalten.

Eine Person, die ein negatives Selbstschema der Art
- Ich bin ein Versager.
- Ich kann Erwartungen nicht erfüllen.
- Ich bin inkompetent usw.

hat, entwickelt manchmal ein kompensatorisches Schema (entweder illusionärer oder realistischer Art, vgl. Kapitel 6) mit Annahmen wie:
- Ich bin erfolgreich.
- Ich bin hoch-intelligent.
- Ich bin hoch leistungsfähig.

Die beiden Selbstschemata sind dann voneinander getrennt und hemmen sich meist gegenseitig (vgl. Sachse, 1999a, 2001b, 2002, 2004b): Wenn eines dieser Schemata aktiviert ist, ist das andere gehemmt (vgl. Kapitel 6). Die Person „switcht“ dann von einem Schema zum anderen und damit auch von einem „state of mind“ in den anderen.

Kompensatorische Selbstschemata enthalten keine Ziele, sondern „Zustandsaussagen“, also Aussagen der Person über sich selbst.

#### 2.4.2.2 Kompensatorische normative Schemata oder interaktionelle Ziele auf der Spielebene

Eine zweite Art kompensatorischer Schemata sind „normative Schemata“: Normative Schemata enthalten Anweisungen darüber, wie die Person sein sollte oder sein muss. Sie enthalten explizite *Ziele* der Person (vgl. Püschel & Sachse, 2009; Sachse, 2020a). Explizite Ziele sind solche, die sich sehr stark durch soziale Erwartungen bilden und die die relevanten „impliziten“ Motive nur schwach abbilden. Eine zentrale Konsequenz davon ist, dass eine Person, die explizite Ziele verfolgt, ihre grundlegenden Motive *eben nicht* befriedigt: *Das Verfolgen expliziter Ziele führt daher nicht zu Zufriedenheit* (Sachse, 2020a). Normative Schemata sind somit interaktionelle Ziele auf der Spielebene.

> *Normative Schemata* sind solche, die *„Anweisungen“ der Person an sich selbst enthalten,* wie z. B.: „Sei erfolgreich.“, „Sei der Beste.“, „Sei die Wichtigste.“, „Vermeide auf alle Fälle Blamagen.“, „Vermeide alle Situationen, in denen Du kritisiert werden könntest.“

Normative Schemata enthalten somit Ziele in der Form von Vorschriften: „Sei XY.", „Du musst XY.", „Du darfst nicht XY." u.a. Dabei können diese Anweisungen für die Person in unterschiedlich starkem Ausmaß verbindlich sein, was wiederum davon abhängt, wie die Kontingenzebene dieser Schemata definiert ist (vgl. Sachse et al., 2008). Manche Normen haben eher die Form von „Empfehlungen", andere sind aber „Grundgesetze", die auf keinen Fall verletzt werden dürfen.

Die Kontingenzebene normativer Schemata enthält zuerst Annahmen darüber, welche negativen Konsequenzen (die die dysfunktionalen Schemata androhen) durch die Befolgung der Anweisungen *nicht* eintreten, z.B.:

- „Wenn Du der Beste bist, dann wird Dich niemand abwerten."
- „Wenn Du der Beste bist, wird sich niemand von Dir abwenden."

Die Kontingenzen sind so angeordnet, dass bedrohliche Konsequenzen aufeinander folgen (wenn A → y1 → y2 → y ...), wobei jede folgende Konsequenz bedrohlicher ist als die vorhergehende.

Da die Kontingenzen somit zuerst das „Ausbleiben" der in den dysfunktionalen Schemata angedrohten Konsequenzen spezifizieren, nennen wir diese Schemata „kompensatorisch".

Die Kontingenzebene kann jedoch auch negative Konsequenzen für den Fall androhen, dass man die Norm *nicht* erfüllt: Und hier können einmal die gleichen Konsequenzen angedroht werden, die schon das dysfunktionale Schema spezifiziert hat, es können jedoch darüber hinaus *noch mehr* Konsequenzen spezifiziert werden. Und diese Konsequenzen können nun leicht bis mittelschwer sein: „Wenn Du nicht erfolgreich bist, dann mag Dich niemand." Oder sie können auch massive, existentielle Katastrophen androhen, z.B.: „Wenn Du Fehler machst, bist Du moralisch völlig verwerflich und gehörst nicht mehr zu den Menschen." Damit können die normativen Schemata noch weitaus schlimmere Konsequenzen androhen als die dysfunktionalen Schemata.

Es ist hier sehr wichtig zu sehen, dass alle diese Normen *Ziele* definieren, die Annahmen der dysfunktionalen Schemata (vor allem der Selbstschemata) kompensieren: Sagt das Schema z.B. „ich bin ein Versager", dann enthält das normative Schema Aussagen wie: „Sei erfolgreich.", „Zeige Dich als intelligent.", „Sei der Beste." (oder: „Vermeide Kritik."): Dies sind alles Ziele, die die negativen Annahmen der dysfunktionalen Schemata falsifizieren oder dafür sorgen sollen, dass diese „nicht wahr werden". Damit sind die normativen Schemata wieder sehr eng inhaltlich mit den dysfunktionalen Schemata verbunden, und, was noch wichtiger ist: Die Ziele sind per definitionem alles *Vermeidungsziele!*

Man will nämlich nicht erfolgreich sein, weil es so viel Spaß macht, erfolgreich zu sein (was ein Annäherungsziel wäre!) und man will nicht der Beste sein, weil man dies genießen würde. Nein: Man will erfolgreich und der Beste sein, weil man dadurch *beweisen* will, dass man *kein* Versager ist! Alle normativen Ziele streben also keine positiven Zustände oder positive Affekte an, nein: *Sie streben die Aufhebung oder Vermeidung negativer Zustände oder Affekte an!*

Das gilt z.B. auch für Ziele wie: „Erhalte Aufmerksamkeit.", „Sei die Wichtigste.". Auch hier will man dies, weil man (aufgrund der dysfunktionalen Schemata) annimmt, man sei nicht wichtig und man erhalte keine Aufmerksamkeit. Man ist also nicht intrinsisch motiviert, man strebt keine positiven Effekte an, sondern man strebt immer die Aufhebung oder Vermeidung negativer Effekte an.

> *Alle Ziele normativer Schemata sind Vermeidungsziele.*

Vermeidungsziele funktionieren psychologisch anders als Annäherungsziele (vgl. Ebner & Freund, 2009; Elliot & Covington, 2001; Kuhl, 1983, 2001): Die Verfolgung und Erreichung von Annäherungszielen befriedigt zentrale Motive und führt zu einem Zustand der Zufriedenheit (Brunstein, 1993, 1995, 2001; Brunstein et al., 1995, 1998), zu einem langsamen Absinken des Motivs in der Motiv-Hierarchie (Kuhl, 1983, 2001) und damit zu einem allmählichen Nachlassen der Bemühungen.

Dagegen führt das Verfolgen und Erreichen von Vermeidungszielen zur Reduktion von Angst und Anspannung (C–), jedoch *nicht* zu einer Sättigung zentraler Motive und damit auch *nicht* zu einem Zustand von Zufriedenheit (Brunstein, 1993, 2001; Brunstein & Schultheiß, 1996; Brunstein et al., 1996, 1998; Kuhl, 2001; Kuhl & Koole, 2005): Das zentrale Motiv Anerkennung bleibt trotz aller Verfolgung von Vermeidungszielen hoch in der Motiv-Hierarchie!

Während die Erreichung von Annäherungszielen zu positiven Affekten und langfristig zu einer „Sättigung" der Motive (und damit zu einem Absinken der Motive in der Motivhierarchie führt sowie dem Gefühl von Zufriedenheit), führt das Erreichen von Vermeidungszielen nur zu einem Verschwinden negativer Affekte oder Emotionen (von Spannung, Unwohlsein oder Angst), jedoch *nicht* zu einer Sättigung von Motiven, damit auch *nicht* zu einem Gefühl von Zufriedenheit und damit langfristig auch *nicht* zu einem Absinken des Motivs in der Motivhierarchie.

Obwohl die dysfunktionalen Schemata sich aus den Beziehungsmotiven ableiten und sich die normativen Schemata aus den dysfunktionalen Schemata ableiten, ist die Person überwiegend damit beschäftigt, den normativen Zielen zu folgen und ihr Handeln danach auszurichten und damit erreicht sie zwar immer wieder die Reduktion negativer Affekte und damit auch eine ständige Bekräftigung ihres Handelns, *sie erreicht jedoch keine Befriedigung der zugrunde liegenden Beziehungsmotive mehr!* Diese Motive bleiben weiterhin hoch in der Motivhierarchie, sie bleiben weiterhin dominant, egal wie viel die Person auch tut!

> *Durch das Verfolgen kompensatorischer Ziele auf der Spielebene werden die grundlegenden Beziehungsmotive nicht befriedigt und bleiben damit hoch in der Motivhierarchie.*

Das strategische Handeln der Person, das darauf angelegt ist, die Ziele auf dieser Ebene zu befriedigen, schafft damit zwar ständig Effekte, führt aber nie zu einer wirklichen Motivbefriedigung. Und damit ist dieses Handeln auch *unstillbar* (im Sinne von Gollwitzer, 1987, 1999): Da die Anregung dysfunktionaler Schemata immer wieder zu negativen Affekten und Effekten führt, muss man immer wieder von Neuem handeln, um die Vermeidungsziele zu erreichen: Die damit erreichten Effekte erzeugen immer wieder Erleichterung und „Linderung", verändern das System als solches aber in gar keiner Weise.

> *Alle kompensatorischen Handlungen sind unstillbar.*

Ein zweiter wichtiger Aspekt, der dafür sorgt, dass durch kompensatorisches Handeln die zentralen Beziehungsmotive nicht in der Hierarchie absinken, ist, dass man durch strategisches Handeln praktisch per definitionem immer nur *Feedback für das Handeln bekommt, aber nicht Feedback als Person:* Man bekommt nicht Aufmerksamkeit als Person, sondern man bekommt Aufmerksamkeit, weil man spaßig und unterhaltsam ist. Und dass das so ist, ist der Person selbst meist bewusst: Sie hat ja *Handlungen* gerade *deshalb* realisiert, weil sie z. B. Anerkennung eben *nicht* als Person bekommen hat!

Die Beziehungsmotive auf der Motivebene implizieren aber alle den Wunsch, *Feedback als Person* zu bekommen, *also z. B. als Person wichtig zu sein!* Durch strategisches Handeln kann man es aber nie erreichen, als Person wichtig zu sein, man kann nur erreichen, *für Handeln Aufmerksamkeit zu bekommen.*

> *Damit können erneut die Effekte, die man durch strategisches (kompensatorisches) Handeln bewirken kann, das zentrale Beziehungsmotiv nicht befriedigen: Egal, was immer man auf der Spielebene auch tut, egal, wie stark man sich auch anstrengen mag, egal, wen auch immer man manipulieren mag: Es reicht niemals aus, um das zentrale Beziehungsmotiv zu sättigen und damit einen Zustand von Zufriedenheit zu erreichen!*

Und man muss noch einen weiteren Faktor bedenken: Selbst wenn die Person mal an einen Partner geraten würde, der ihr Feedback als Person geben würde („Du bist mir wirklich wichtig."), dann würde das Schema („Ich bin nicht wichtig.") als *Filter* fungieren: Die Person könnte dieses Feedback sehr wahrscheinlich gar nicht wirklich glauben! Somit kann sich auch „authentisches Feedback", falls es erfolgen sollte, nicht motiv-befriedigend auswirken!

Dennoch wirkt das strategische Handeln befriedigend und *damit wird es ja auch ständig verstärkt:* Denn wenn man etwas tut, um Aufmerksamkeit zu erreichen, *dann erreicht man Aufmerksamkeit!* Und damit reduziert man den negativen Affekt, der durch das Schema „ich bekomme keine Aufmerksamkeit" erzeugt wird! Das bedeutet aber, dass man natürlich die Ziele, die man auf der *Spielebene* verfolgt, meist (oder zumindest ab und zu!) auch erreicht! Dies führt immer wieder zu einer *Bekräftigung:*

Zwar befriedigt man das Motiv nicht, *aber man befriedigt das Vermeidungsziel* – und das ist besser als nichts. Eine Klientin hat das mal sehr treffend ausgedrückt, indem sie sagte: „Aufmerksamkeit zu bekommen ist, als wäre man hungrig, bekäme aber immer wieder etwas Leckeres zu trinken." – Eine wirklich treffende Formulierung! Man bekommt immer wieder etwas, was auch wichtig ist, aber satt wird man davon nicht!

#### 2.4.2.3 Kompensatorische Regel-Schemata und Vorschriften für Interaktionspartner

Neben Selbst- und normativen Schemata gibt es auf der Spielebene jedoch noch eine Art kompensatorischer Schemata: Regel-Schemata (vgl. Sachse, 2019a; Sachse, Breil & Fasbender, 2009).

> *Regel-Schemata* enthalten keine Regeln, die die Person selbst befolgen soll, *sondern Regeln, die andere, die Interaktionspartner befolgen* sollen! Regel-Schemata enthalten somit *interaktionelle Erwartungen,* wie z. B.: „Andere haben mich respektvoll zu behandeln." Oder: „Ein Partner hat mir rund um die Uhr Aufmerksamkeit zu geben."

Regel-Schemata sind also interaktionelle *Erwartungen* an Interaktionspartner: Ich erwarte, dass X etwas Bestimmtes tut oder nicht tut. Erwartungen sind emotionstheoretisch auch stark mit der Emotion *Ärger* verbunden: Wird meine Erwartung frustriert, löst das Ärger in mir aus im Sinne einer „charakterologischen" Wut; Pascual-Leone et al., 2013).

Auf der Kontingenzebene solcher Regel-Schemata stehen dann auch keine Katastrophen, die für die Person selbst eintreten könnten, sondern Konsequenzen, die dem Interaktionspartner von der regelsetzenden Person drohen, z. B.: „Wenn mich jemand nicht respektvoll behandelt, darf ich wütend reagieren." Oder: „Wenn mein Partner mir keine Aufmerksamkeit gibt, mache ich ihm eine Szene." Die Frustration von Regel-Schemata führt also zu *Straf-Tendenzen* und die Person glaubt, sie sei legitimiert, die Regel zu setzen und Interaktionspartner zu strafen!

Regel-Schemata kompensieren insbesondere die negativen Beziehungserwartungen der dysfunktionalen Beziehungsschemata: Hat eine Person das Schema „in Beziehungen wird man nicht respektiert", dann entwickelt sie auf der Spielebene eine (mehr oder weniger starke) Erwartung an Interaktionspartner, die genau dieser Annahme widerspricht: „Mein Partner hat mich respektvoll zu behandeln – und wehe nicht!"

Diese Regel-Schemata führen nun dazu, dass Personen, die diese aufweisen, in Situationen, in denen Interaktionspartner gegen diese Regel verstoßen, nicht primär verletzt oder gekränkt reagieren (wie bei einer Aktivierung der dysfunktionalen Schemata), sondern wütend und ärgerlich.

Denn *dieses* Schema besagt ja,

- dass ihnen Respekt *zusteht* und sie ihn erwarten *dürfen* und
- dass sie das *Recht* haben, darauf sauer zu reagieren und den „Regel-Verletzer" zu bestrafen.

Die hyperallergische Reaktion bei der Aktivierung von Regel-Schemata ist somit nicht Kränkung, sondern *Ärger:* Was bedeutet, dass eine Person hier bei geringfügigem „Vergehen" von Interaktionspartnern maximal heftig wütend reagieren kann.

Es sind vor allem diese Regel-Schemata und das daraus resultierende Handeln, das Personen mit PD *massive interaktionelle Probleme einbringt:* Denn Interaktionspartner sehen über kurz oder lang nicht wirklich ein, dass sie sich nach den Regeln ihres Partners verhalten müssen (vor allem dann nicht, wenn dieser sich auch sonst wenig reziprok verhält!) und sie sehen nicht ein, dass sie sich, oft wegen Kleinigkeiten, massive Vorwürfe gefallen lassen sollten.

*Daher kann man sagen: Je ausgeprägter das Regel-Setzer-Verhalten einer Person ist, desto größer sind deren interaktionelle Probleme.*

## 2.5 Strategisches Spielverhalten: Images und Appelle

Damit Interaktionspartner etwas für die Person tun, was eigentlich gar nicht ihren eigenen Interessen entspricht, ja möglicherweise sogar ihren eigenen Interessen widerspricht, müssen sie von der Person vorbereitet werden: Der Partner muss in einen Zustand versetzt werden, in dem er bereit ist, den interaktionellen Zielen der Person zu dienen. Eine solche Vorbereitung wird durch die Vermittlung sog. *„Images“* geleistet (vgl. dazu Kapitel 3).

Ein *Image* (Bild) ist etwas, was die Person im Interaktionspartner entstehen lässt, aufbauen will: Der Interaktionspartner soll sich ein ganz bestimmtes *Bild* von der Person machen. Dieses Bild soll nur ganz bestimmte Komponenten enthalten und es soll ganz bestimmte Komponenten nicht enthalten – der Partner soll also ganz bestimmte Glaubens- oder Überzeugungssysteme ausbilden.

So kann die Person z. B. das Image vermitteln: „Ich bin schwach und hilflos.“ Dieses Image ist eine gute Vorbereitung dafür, wenn die Person möchte, dass der Partner Verantwortung übernimmt; denn für jemanden, der schwach und hilflos ist, muss eine verantwortungsbewusste, hilfsbereite (!) Person Verantwortung übernehmen! So kann eine Person sich also darum bemühen, dass der Partner die Überzeugung entwickelt, die Person

- komme allein nicht klar,
- wisse sich selbst nicht mehr zu helfen,
- leide jedoch unter dem augenblicklichen Zustand.

Der Transport von Images ist für die Erreichung interaktioneller Ziele noch nicht ausreichend; denn der Interaktionspartner soll ja nicht nur etwas glauben, *er soll etwas tun* (oder nicht tun). Der Transport von Images ist daher eine *Vorbereitung* für den Transport von *Appellen:* Der Interaktionspartner soll eine bestimmte Überzeugung über die Person entwickeln und dann auf der Grundlage dieser Überzeugung in bestimmter Weise handeln.

Somit sendet die Person *Appelle* an den Interaktionspartner: *Appelle sind Aufforderungen, etwas Bestimmtes zu tun oder etwas Bestimmtes nicht zu tun.* Appelle können dabei explizit sein, also offen geäußert werden; die meisten Appelle sind aber indirekt, implizit: Sie werden verdeckt geäußert, „zwischen den Zeilen".

Bei *positiven Appellen* sollen Interaktionspartner etwas *tun,* was den interaktionellen Zielen der Person dienlich ist. Hier gibt es sehr viele unterschiedliche Möglichkeiten. Der Partner soll z. B.

- die Sichtweise der Person bestätigen,
- der Person bestätigen, dass sie „normal" ist,
- der Person bestätigen, dass sie ganz toll ist, ganz arm dran ist, hilflos ist usw.,
- sich mit der Person gegen eine andere Person solidarisieren,
- für die Person (rund um die Uhr) verfügbarer sein.

Bei *negativen Appellen* sollen die Interaktionspartner etwas *nicht* tun, das, wenn sie es täten, den interaktionellen Zielen der Person abträglich wäre. Auch dies spielt in der Therapie eine große Rolle. So versuchen Klienten z. B. den Therapeuten dazu zu veranlassen

- ihre Sichtweise nicht in Frage zu stellen,
- unangenehme Themen nicht zu berühren,
- keine vertiefenden Fragen zu stellen,
- auf Distanz zu bleiben usw.

> *Images und Appelle sind die Bausteine manipulativer Strategien: Diese Strategien können sich aus vielen Images und Appellen zusammensetzen und sehr komplex werden.*

## 2.6 Unzufriedenheit

Motivationstheoretisch wird hier zweierlei deutlich:

1. Das zentrale Beziehungsmotiv wird durch das Spielverhalten der Person in keiner Weise befriedigt; befriedigt werden nur Vermeidungsziele. Daraus muss aber ein hohes Maß an Unzufriedenheit der Person resultieren; denn egal, wie viel sie tut, und egal, wie stark sie sich auch anstrengt, eine Motivbefriedigung ist nicht erreichbar. Resultieren muss damit auch eine *diffuse* Unzufriedenheit, denn da die Person nicht versteht, woraus die Unzufriedenheit wirklich resultiert, kann sie diese weder einordnen noch effektiv beseitigen (vgl. Brunstein, 1993; Brunstein et al., 1995, 1998).
2. Da durch die Frustration das zentrale Beziehungsmotiv hoch in der Hierarchie bleibt oder sogar noch relevanter wird, sinkt es gar nicht ab und es macht damit auch die Exekutive nicht frei für die Befriedigung anderer, ebenfalls relevanter Motive: *Damit werden somit konsequenterweise auch alle anderen Motive der Person stark frustriert, was den Zustand der „diffusen Unzufriedenheit" noch verstärken dürfte.*

*Man muss daher annehmen,*
- *dass eine starke, diffuse Unzufriedenheit ein Charakteristikum von PD ist,*
- *dass das Ausmaß dieser Unzufriedenheit mit dem Ausmaß der PD korreliert.*

## 2.7 Persönlichkeitsstil und Persönlichkeitsstörung

Wir gehen in unserem Konzept davon aus, dass eine Persönlichkeitsstörung kein Alles-oder-nichts-Konzept ist, sondern dass sie sich in ihrer Ausprägung kontinuierlich von einem sehr leichten „Stil" bis hin zu einer sehr schweren Störung verteilen kann (vgl. Kuhl & Kazén, 1997; vgl. auch die aktuelle ICD-11 Klassifikation und die Diskussion zur Ausprägung der Persönlichkeitsstörung, Bach et al., 2022). Bei einem Stil weisen Personen nur wenige Merkmale auf und bei einer Störung zeigen sie viele Merkmale in ausgeprägter Form. Wo oder wann ein Stil in eine Störung übergeht, kann nur artifiziell festgelegt werden.

Die Personen, die eine solche Entwicklung hin zum Spielverhalten machen, entwickeln (ungünstige) interaktionelle Ziele auf der Spielebene, manipulatives strategisches Handeln und entsprechende Kompetenzen.

Wesentlich ist nun, in welchem Ausmaß diese Spielebene ihr Gesamthandeln dominiert oder, anders gesagt: *In welchem Verhältnis ihr Spielhandeln zu ihrem authentischen Handeln steht.* Weisen die Personen einen hohen Anteil an authentischem Handeln auf und einen relativ geringen Anteil an Spielverhalten, dann weisen sie einen sogenannten „Persönlichkeitsstil" auf: Sie weisen leicht negative Schemata auf und sie manipulieren bisweilen, sie können sich aber in hohem Maße authentisch verhalten. Unserer Erfahrung nach trifft dies wohl für die überwiegende Mehrzahl von Personen zu: Absolute Störungsfreiheit („fully functioning person") ist wahrscheinlich eine gigantische Illusion, weshalb man auch mit Begriffen wie „pathologisch" oder mit Abwertungen gegenüber „Manipulation" extrem vorsichtig sein sollte: Wir alle sitzen in Häusern aus dünnem Glas und wir sollten uns hüten, Steine auch nur aufzuheben!

*Je ausgeprägter die Spielebene wird und je schwächer die authentische Ebene, desto stärker wird das Ausmaß einer Persönlichkeits-Störung: Personen mit schwerer Störung können sich kaum noch authentisch verhalten, sondern agieren (fast) nur noch in einem strategischen, manipulativen Modus.*

## 2.8 Reziprozität und langfristig negative Folgen

Die Tatsache der *langfristig negativen Handlungsfolgen* des strategischen Handelns hat mit der Frage der Reziprozität zu tun. Das Reziprozitätskonzept (Wechselseitigkeit i.S.v. „Ausgleich") in Beziehungen besagt, dass zwei Interaktionspartner den Eindruck haben sollten, ungefähr gleich viel für die Beziehung zu tun und ungefähr gleich viel von der Beziehung zu profitieren. Ist die Beziehung reziprok, trägt das zu hoher Zufriedenheit und Stabilität von Beziehungen bei.

Verhält eine Person sich trotz manipulativem Verhalten noch in hohem Maß authentisch, dann kann sie sich in Beziehungen *reziprok* verhalten: Sie sorgt dann dafür, dass der Partner immer auch zufrieden gestellt wird und dass beide Partner ungefähr gleich viel für die Beziehung tun und ungefähr gleich stark durch die Beziehung profitieren. Hält ein Partner diese „Reziprozitätsregel" ein, dann kann die Partnerschaft lange stabil bleiben und *dann wirken sich auch gelegentliche Manipulationen des anderen nicht schädlich aus* (nach dem Motto: „Heute manipuliere ich, morgen bist Du dran."), langfristig negative Folgen bleiben aus oder treten erst nach langer Zeit ein.

Je stärker eine Person jedoch Spielhandeln realisiert und je weniger sie sich noch authentisch verhalten kann, *desto eklatanter wird sie diese Reziprozitätsregel brechen:*

Jemand, der hochgradig manipuliert, achtet nur noch darauf, dass *seine* Ziele befriedigt werden und kümmert sich nicht mehr um die Ziele der anderen (ja er hat u.U. sogar die Vorstellung, der andere habe „ihm zu dienen", wenn ihm dies meist auch nicht explizit bewusst ist!). Und wenn er dies tut, dann hat der Partner nach kurzer (oder längerer) Zeit keine Lust mehr, sich komplementär zum strategischen Handeln zu verhalten: Er wird vielmehr „sauer" und verärgert und das macht er dem Partner irgendwann sehr deutlich: Und dann „schlägt das komplementäre Handeln in ärgerliches Handeln um". Aus den kurzfristig positiven Folgen sind langfristig negative Folgen geworden!

Wie schnell dieser „Umschlag" passiert, hängt dabei stark davon ab, wie viel sich der Partner gefallen lässt, also davon, welche Schemata er hat.

> *Die langfristigen Folgen von strategischem Handeln sind meist negativ; damit erzeugt das System der PD den Klienten (mehr oder weniger) hohe Kosten. Je ausgeprägter eine Störung ist, desto höher werden die Kosten.*

## 2.9 Das System ist nicht lernfähig

Personen, die ein hohes Ausmaß an Persönlichkeits*störung* aufweisen, passiert ein solcher „Umschlag" in Beziehungen, ohne dass sie daraus Konsequenzen für ihr eigenes Handeln zu ziehen lernen. Trotz mehrfacher negativer Rückmeldungen und trotz mehr-fachem, sehr ähnlichem Scheitern von Beziehungen kommen die Personen *nicht* *auf die Idee, das Problem könnte an ihrem Handeln und dessen Determinanten liegen,* und kommen nicht auf die Idee, ihr Handeln, ihre Ziele und Ansichten zu überprüfen. *Offenbar ist das System nicht lernfähig.* Die Frage ist dann aber: Warum ist das so?

Warum ziehen Personen selbst nach massiven, negativen Rückmeldungen nicht in Betracht, dass sie ihr Verhalten, ihr System überdenken sollten? Wieso erkennen sie nicht, *dass sie selbst ein Teil des Problems sind?* Wieso revidieren sie ihr Verhalten nicht?

Ein ganz wesentlicher Punkt ist hier, dass Personen ihr strategisches, manipulatives Handeln und alles, was damit verbunden ist, gar nicht ohne Weiteres als problematisch wahrnehmen können: Denn dieses Verhalten ist ja immer wieder (kurzfristig) wirksam, indem es Erleichterung (C–) und auch eine gewisse Befriedigung (schwaches C+) einbringt. Das Handeln ist auch immer *erst* erfolgreich und erst *nach Längerem* zieht es negative Konsequenzen nach sich; eine solche Konstellation macht Verhalten aber allgemein änderungsresistent.

Ein weiterer wichtiger Aspekt ist der, dass die Personen die ganze Entwicklung ihres strategischen Handelns und der damit verbundenen Ziele und Kompetenzen als *Lösungen* für ein gravierendes biographisches Problem auffassen müssen: Denn die ganze Entwicklung der Spielebene hat ihnen geholfen, doch noch einiges von dem zu bekommen, was sie ansonsten nicht bekommen hätten. Es hat ihnen auch geholfen, massiv negative Schemata zu kompensieren und es hat ihnen oft geholfen, erfolgreich zu sein: Die ganze Spielebene wird damit als Gewinn wahrgenommen, als etwas, das positive Effekte hat! Die Person hat diese Strategien entwickelt, hat sich dadurch Aufmerksamkeit, Anerkennung usw. hart erkämpft, hat also – aus ihrer Sicht – etwas geleistet.

Daher muss man annehmen, dass *alle Aspekte der Spielebene in hohem Maße ich-synton sind:* Sie werden als Teil der eigenen Person, als positiv und nicht als Problem wahrgenommen!

Wenn die Person jedoch alle Aspekte auf der Spielebene für in Ordnung hält, dann hat sie bei Konflikten oder bei negativem Feedback auch wenig Anlass, die Probleme auf sich selbst, auf ihr Handeln, ihre Ziele oder ihre Einstellungen zu attribuieren: Sie kommt gar nicht auf die Idee, dass sie ein Teil des Problems sein könnte! Im Gegenteil: Für die Person liegen zwei andere Ursachen viel näher:

- Der Interaktionspartner: Denn der war ja bisher offenbar zugewandt (er hat sich ja komplementär zur Spielebene verhalten!) und „plötzlich" wird er ärgerlich: Sehr wahrscheinlich stimmt etwas mit ihm nicht, *er* verschuldet offenbar die Konflikte!
- Die Annahmen der Schemata.

Die Annahmen der Schemata liegen als Attributionsquelle nahe, denn die Schemata sagen ja z. B. „ich bin nicht wichtig" und „in Beziehungen wird man nicht respektiert" usw.

Verhält sich ein Partner nun „plötzlich" aggressiv und ablehnend, dann fasst das Schema dies sehr wahrscheinlich als Bestätigung auf: „Dies zeigt wieder mal, wie unwichtig ich bin und dass man in Beziehungen schlecht behandelt wird." Dadurch „verrechnet" das Schema die neue Erfahrung, die die Person tatsächlich durch ihr dysfunktionales manipulatives Handeln erst *erzeugt* hat, als Bestätigung für die Schemaannahme: Dies ist eine, für PD typische, Art der *selbsterfüllenden Prophezeiung:* Ich stelle letztlich die Bedingungen her, die das Schema befürchtet!

Die Person attribuiert somit die Ursachen der negativen Effekte internal: Jedoch auf eine stabile, von ihr anscheinend nicht modifizierbare Ursache und *nicht* auf die tatsächliche Ursache, die sie aber durchaus modifizieren könnte: *Diese Verarbeitungen stabilisieren erneut das Problem!*

> *Es ist ein weiteres Charakteristikum von Persönlichkeitsstörungen, dass die Person nicht aus negativen Erfahrungen lernt und diese nicht nutzt, um ihr System zu reflektieren oder zu modifizieren.*

## 2.10 Tests

Tests sind Handlungen, mit deren Hilfe eine Person etwas Bestimmtes über einen Interaktionspartner herausfinden will; sie will dies, weil sie hofft, dass der Interaktionspartner bestimmte positive Eigenschaften hat, weil sie aber gleichzeitig fürchtet, dass er sie nicht hat. So kann sie z. B. versuchen herauszufinden, ob ein Interaktionspartner, der sich freundlich verhält, das wirklich ernst meint oder ob sein Handeln nur „gespielt“ ist u. a.

Tests dienen somit zentral dazu, „Sicherheit“ zu schaffen an Stellen, an denen die Person misstrauisch ist.

> *Durch Testverhalten wird der Interaktionspartner systematisch „auf die Probe gestellt“, er wird einer „Testsituation“ unterzogen, bei der er (aus Sicht der Person) angemessen handeln kann, womit er den Test besteht oder aber auch deutlich falsch handeln kann, womit er durch den Test durchfällt. Die Person realisiert Tests nicht, um den Interaktionspartner zu ärgern, sondern um über die Beziehung Klarheit zu erlangen!*

Dabei sind die Testsituationen meist für die Interaktionspartner recht schwierig, denn nur durch schwierige, anspruchsvolle Tests kann man feststellen, ob ein Interaktionspartner sich „wirklich bewährt“.

Tests sind immer *Prüfungen der Beziehung,* sie beziehen sich immer darauf, Einstellungen oder Eigenschaften des Interaktionspartners im Hinblick auf die Gestaltung von Beziehung zu testen.

Dabei kann der Interaktionspartner auf ganz Verschiedenes hin getestet werden, z. B.:
- Ob er auch in kritischen Situationen zugewandt bleibt.
- Ob er wirklich verlässlich ist.
- Ob er solidarisch ist.
- Ob er kompetent ist.
- Ob er stark genug ist.
- Ob er sich durchsetzen kann, usw.

Tests können für einen Interaktionspartner unterschiedlich „hart" ausfallen. *„Weiche Tests"* bringen die Interaktionspartner kaum in Probleme: Man stellt vielleicht eine persönliche Frage und guckt, wie der Gefragte reagiert. Antwortet er offen (dann hat er Vertrauen) oder weicht er aus (dann hat er kein Vertrauen)? Damit erbringen „weiche Tests" für den Testenden aber auch nur wenig an Sicherheit.

*„Harte Tests"* können dagegen Interaktionspartner schon deutlich in Schwierigkeiten bringen: Zum Beispiel kann ein Klient einen Therapeuten massiv kritisieren („Sie haben unverantwortlich gehandelt!") und schauen, wie der Therapeut reagiert: Bleibt er zugewandt und setzt er sich auseinander, dann bin ich ihm wichtig; wird er aggressiv und ablehnend, dann bin ich ihm nicht wichtig. „Harte Tests" schaffen damit dem Testenden ein hohes Maß an Gewissheit.

Es gibt aber auch „sehr harte Tests": Diese laufen meist über persönliche Abwertungen oder persönliche Beleidigungen: Ein Klient sagt dem Therapeuten z. B. „Sie sind eine reduzierte Persönlichkeit!" und schaut, wie der Therapeut reagiert: Bleibt er zugewandt und versucht zu verstehen, warum der Klient das tut, ist er verlässlich (er wird mich als Klienten auch in Krisen nicht verlassen); wird er aggressiv und ablehnend, kann ich mich nicht auf ihn verlassen.

Es ist ganz wichtig zu sehen, dass Personen *nicht deshalb Tests realisieren, um Interaktionspartner zu ärgern oder zu verletzen:* Das ist gar nicht ihre Intention! Vielmehr ist es ihre Intention, *Information über den Getesteten zu erhalten:* Der Getestete soll z. B. zeigen, wie er sich unter Extrembedingungen, bei Herausforderungen verhält!

*Die Realisierung von Tests ist typisch für Personen mit Persönlichkeitsstörungen:* Denn diese weisen ein *grundlegendes Dilemma* auf. Auf der einen Seite *zeigen sie sehr starke Beziehungsmotive:* Daraus resultiert ein sehr starkes Bedürfnis, von Interaktionspartnern eine Befriedigung dieser Bedürfnisse zu erhalten! Damit verbunden ist auch eine sehr starke Hoffnung, ja manchmal bereits eine Erwartung, diese Bedürfnisse in der Beziehung realisiert zu bekommen.

Andererseits weisen die Klienten aber auch negative Schemata auf, die die Negation dieser Motive sind: Und die Schemata besagen, dass es nicht möglich ist, diese Bedürfnisse befriedigt zu bekommen: Die Schemata erzeugen also ein hohes Maß an *Misstrauen,* was die Befriedigung zentraler Bedürfnisse betrifft! Und damit sind Personen mit PD in einem Dilemma: Einerseits haben sie eine starke Hoffnung, z. B. von einem Therapeuten ihre zentralen Bedürfnisse befriedigt zu bekommen, also z. B. dem Therapeuten wichtig zu sein, ernst genommen und gehört zu werden; andererseits sind sie aber hoch misstrauisch, dass der Therapeut ihnen das geben wird, was sie wollen, denn sie denken z. B. „in jeder Beziehung wird man nicht ernst genommen".

Dieses Dilemma wird nun stark aktualisiert, wenn Klienten mit PD auf einen Therapeuten treffen, der eine gute allgemeine Beziehungsgestaltung realisiert, der sich also akzeptierend, empathisch usw. verhält: Denn dadurch wird sowohl das Motiv als auch die Schemata getriggert und die Klienten sind aktuell in einem Dilemma: *Sich auf die Beziehung einlassen oder die Beziehung meiden?*

Es ist unmittelbar klar, dass Tests hier der ideale Ausweg aus dem Dilemma sind. Denn realisiert ein Klient einen Test, dann erhält er Klarheit: Entweder der Therapeut besteht den Test, dann kann der Klient sich ein Stück weit mehr auf die Beziehung einlassen, oder der Therapeut „vergeigt" den Test, dann bleibt der Klient distanziert oder beendet die Beziehung. *Tests sind der Ausweg aus dem Dilemma!* Denn ein Test schafft auf alle Fälle Klarheit: Selbst wenn der Therapeut „durchfällt", weiß der Tester, was er nun (nicht) tun sollte (sich auf Beziehung einzulassen!). Und darum geht es dem Klienten: *Er will Klarheit über die Beziehung!*

Daher neigen Klienten mit PD auch in hohem Maße dazu, Tests zu realisieren; und Tests werden *besonders dann realisiert, wenn ein Therapeut sich völlig angemessen verhält,* was nur dann paradox erscheint, wenn man annimmt, eine „Kritik des Klienten sei eine Kritik" (was sie aber nicht ist, denn es geht nicht darum, den Therapeuten zu kritisieren, dazu gibt es gar keinen Anlass, sondern es geht darum, ihn zu testen!): Denn dann wäre es schwer verständlich, warum ein sich angemessen verhaltender Therapeut kritisiert werden sollte!

Aus dieser Sichtweise resultiert auch die Annahme, dass Tests umso „härter" ausfallen sollten, je stärker die Diskrepanzen der Klienten sind: Das ist auch der Fall, denn histrionische Klienten, die mit mittelmäßig negativen Schemata eine mittlere Diskrepanz zwischen Motiv und Schema aufweisen sollten, testen meist über „fachliche Kritik an Therapeuten", werden aber so gut wie nie persönlich beleidigend; Borderline-Klienten, die aufgrund ihrer extrem negativen Schemata eine sehr starke Diskrepanz aufweisen sollten, testen meist extrem hart, über stark beleidigende, persönliche Abwertung (Breil & Sachse, 2016).

Viele Klienten mit PD realisieren auch in der Therapiesituation (für eine Störung charakteristische) Tests (Sachse, 2019a). Diese Tests stellen besonders hohe interaktionelle Anforderungen an Therapeuten: „Bestehen" Therapeuten diese Tests nicht, verschlechtert sich die Therapeut-Klient-Beziehung und ein Klient kann die Therapie abbrechen.

## 2.11 Direkte Kontrolle

„Direkte Kontrolle" ist ein Verhalten, mit dessen Hilfe eine Person versucht, eine andere Person in deren Verhalten „auf Kurs zu bringen": Dabei handelt es sich um eine massive, in der Regel gut erkennbare negative Handlungsstrategie: Intention des Kontrollierenden ist in diesem Fall nicht testen, *sondern Intention ist, dass der Interaktionspartner genau hier und genau jetzt genau das tut, was die Person will!*

Wir erwähnen das an dieser Stelle, da das strategische Handeln, das einer direkten Kontrolle dient, oberflächlich genauso aussehen kann wie das Verhalten, das einem Test dient: Zum Beispiel kann eine histrionische Klientin einen Therapeuten kritisieren und ihm vorwerfen, er behandle sie „wie eine Nummer", „gucke dauernd auf die Uhr" und „schicke sie nach Ablauf der Stunde nach Hause" u. a. Ihre Intention kann dann aber nicht primär ein Test sein (obwohl sich, wie man annehmen muss, beide Intentionen auch gleichzeitig realisieren lassen!), sondern ihre Intention kann sein, „den Therapeuten auf Kurs zu bringen", nämlich sie „besonders zu behandeln", ihr „besondere Aufmerksamkeit zu geben", ihre Stunden bei Bedarf zu verlängern u. a.

Damit wird deutlich, dass man manche Handlungen erst dann verstehen kann, wenn man mehr als die offensichtliche Oberfläche, nämlich *die Intention hinter der Handlung* verstanden hat.

*Praktisch-therapeutisch ist die Unterscheidung zwischen „Tests“ und „direkter Kontrolle“ jedoch nicht so entscheidend, da man im Wesentlichen bei beiden Strategien die gleiche Interventionsstrategie realisieren kann.*

## 2.12 Fazit: Charakteristika von Personen mit Persönlichkeitsstörungen

Betrachtet man die Ausführungen im Modell der Doppelten Handlungsregulation, so kann man deutlich machen, was Personen mit PD zentral charakterisiert:

1. Personen mit PD weisen massiv dominante Beziehungsmotive auf, die auch weiterhin nicht befriedigt werden und damit dominant bleiben.
2. Personen mit PD sind damit extrem stark und vorrangig beziehungsmotiviert: Sie wollen, dass ihnen alle Interaktionspartner, auch Therapeuten, primär eine bestimmte Art von Beziehung anbieten, die die zentralen Motive und interaktionellen Ziele der Person befriedigt.
3. Personen mit PD weisen negative Selbstund/oder Beziehungsschemata auf, die von Interaktionspartnern (einschließlich Therapeuten) relativ schnell und leicht „getriggert“ (aktiviert) werden können.
4. Die Schemata sind Negationen der zentralen Beziehungsmotive.
5. Personen mit PD weisen dysfunktionale Ziele auf der Spielebene und (mehr oder weniger ausgeprägtes) manipulatives Handeln („Spielhandeln“) auf, das ihnen hohe interaktionelle Kosten erzeugt.
6. Sie selbst erkennen jedoch kaum, dass sie diese Kosten selbst erzeugen und nehmen negatives Feedback noch nicht zum Anlass, ihr System zu reflektieren oder zu modifizieren.
7. In der Biographie haben die Personen mit PD diese Manipulationen auch eher als „Lösungen“ aufgefasst, wodurch die Störung „ich-synton“ geworden ist: Das ganze System erscheint der Person als „Teil ihrer Identität“ und nicht als störend oder problematisch.
8. Das strategische, manipulative Handeln der Personen dient im Wesentlichen Vermeidungszielen; sodass die Effekte dieses Handelns diese Ziele befriedigen und das Handeln verstärken, die eigentlichen Motive aber nie befriedigen; daraus resultiert ein permanenter Zustand von Unzufriedenheit, den die Person aber weder analysieren noch beseitigen kann.
9. Negatives Feedback und Kosten attribuiert die Person auf ihre Schemata, wodurch diese immer wieder scheinbar bestätigt werden und sich festigen. Die Person realisiert auch (in z. T. hohem Ausmaß) selbsterfüllende Prophezeiungen.
10. Kann die Person kaum noch reziprok handeln, weist sie ein hohes Ausmaß an Persönlichkeits-Störung auf und erzeugt damit ein hohes Ausmaß an interaktionellen Kosten.

# 3 Manipulatives Handeln: Ein wesentlicher Aspekt von Persönlichkeitsstörungen

*Wie im Modell der Doppelten Handlungsregulation ausgeführt, betrachten wir die Ebene des intransparenten oder „Spiele-Handelns" als für Persönlickeitsstörungen besonders bedeutsam. Aus diesem Grund wollen wir uns hier noch einmal gründlich mit den Aspekten „manipulativen Handelns" beschäftigen und sie unter sozialpsychologischer Perspektive betrachten.*

## 3.1 Manipulative Strategien und Persönlichkeitsstörungen

Im Modell der Doppelten Handlungsregulation (Sachse, 2001b, 2013a, 2014a, 2016a, 2018, 2019a) wird davon ausgegangen, dass Personen *dann* eine Persönlichkeitsstörung (PD) entwickeln, wenn sie unter der Bedingung, das wichtige Beziehungsmotive von zentralen Interaktionspartnern über lange Zeit frustriert werden und sie negative Selbstund Beziehungsschemata entwickeln, *lernen,* dass sie ihre Bedürfnisse bzw. aus diesen abgeleitete Vermeidungsziele *durch manipulatives, intransparentes Interaktionsverhalten* zumindest zum Teil noch befriedigen können. Dadurch lernen und entwickeln sie über die Zeit elaborierte manipulative Strategien, die sie dann gegenüber mehr oder weniger allen Interaktionspartnern einsetzen.

Aus dieser Annahme resultieren zwei Implikationen:

1. Ohne die Entwicklung solcher Strategien, die als „Lösungen für langanhaltende Interaktionsprobleme" interpretiert werden können, entstehen gar keine Störungen, die als „Persönlichkeitsstörungen" angesehen werden können.
2. Personen, die Charakteristika von PD aufweisen, weisen auch (in mehr oder weniger ausgeprägtem Umfang) manipulative interaktionelle Strategien auf.

## 3.2 Die Entwicklung manipulativer Strategien

Die Personen, die PD ausbilden, stehen, so wird angenommen, als Kinder und/oder als Jugendliche einem massiven interaktionellen Problem gegenüber: Sie weisen ein (mehr oder weniger) starkes Beziehungsmotiv (z. B. nach Anerkennung, nach Wichtigkeit, o. ä.; vgl. Sachse, 2006a; Sachse, Breil & Fasbender, 2009) auf, das sie von primären Beziehungspartnern (meist von den Eltern, aber auch von anderen, persönlich wichtigen Personen) befriedigt haben möchten.

Diese Personen befriedigen jedoch diese Beziehungsmotive durchweg nicht oder nicht ausreichend: Weil ihnen z. B. die Kinder oder Jugendlichen nicht (ausreichend) wichtig sind, weil sie andere Erziehungsvorstellungen haben, weil ihnen die Verfolgung anderer Ziele wichtiger ist, weil die Kinder oder Jugendlichen sie stören oder ihnen lästig sind oder aus anderen Gründen.

Damit machen die Kinder oder Jugendlichen über lange Zeit hinweg die Erfahrung, dass die wichtigen Bezugspersonen nicht gewillt sind, sich *von sich aus* so zu verhalten, dass die zentralen Beziehungsmotive befriedigt werden; und sie machen außerdem die Erfahrung, dass sie diese Bezugspersonen *auch nicht dazu bewegen können,* die Motive zu befriedigen, *wenn sie sich authentisch, transparent verhalten.* Wenn sie als Person in Erscheinung treten, um Aufmerksamkeit bitten usw., werden sie ignoriert oder sogar abgelehnt, abgewertet, zurückgewiesen u. a. Das Kind oder der Jugendliche bemerkt, dass er weder als Person (ohne spezielle Handlungen), noch durch authentisch-transparente Handlungen die Befriedigung wichtiger Motive erreichen kann. In dieser Situation, das sollte völlig klar werden, hat die Person nur noch die Wahl zwischen zwei Alternativen:

1. Sie verzichtet weitgehend auf die Befriedigung wichtiger Bedürfnisse, stellt diese zurück oder ignoriert sie (was wahrscheinlich zur Entwicklung von Depressionen oder psychosomatischen Strukturen führt; vgl. Beck, 1979; Beck et al., 1981), oder
2. sie entwickelt *Strategien,* die dazu führen, dass sie doch noch Aspekte ihrer Bedürfnisse befriedigen kann und entwickelt damit eine Persönlichkeitsstörung oder, bei geringerer Ausprägung, einen „Persönlichkeitsstil“.

Diese Strategien, das sollte ebenfalls ganz deutlich sein, *können nur noch intransparente und manipulative Strategien* sein: Denn die Person ist ja schon mit authentischem, transparentem Verhalten gescheitert und die wichtigen Bezugspersonen sind ja offenbar gar nicht geneigt, die wichtigen, interaktionellen Bedürfnisse der Person von sich aus zu befriedigen. Da sie dies aber von sich aus nicht tun und auch nicht auf direkte „Aufforderungen“ reagieren, gibt es logischerweise nun nur noch die Möglichkeit, sie durch andere Mittel dazu zu veranlassen oder zu zwingen, dem Kind oder Jugendlichen Anerkennung, Wichtigkeit o. ä. zu geben.

Und diese „anderen Mittel“ sind dann positive oder negative *Strategien:*

1. Die Person macht sich die Bedürfnisse der Interaktionspartner zunutze, bedient diese und erhält dann als „Gegenleistung“ eine Befriedigung interaktioneller Ziele: Diese Strategien sollen als *„positive Strategien“* bezeichnet werden, weil sie (zunächst einmal) auf die Interaktionspartner positiv wirken.
2. Die Person macht sich die Normen und Regeln der Interaktionspartner zunutze und zeigt ein Verhalten, auf das die Interaktionspartner aufgrund dieser Normen („ihres Gewissens“) reagieren müssen: Diese Strategien werden als *negative Strategien* bezeichnet, da die Interaktionspartner *gezwungen* werden zu reagieren, obwohl sie es gar nicht wollen oder obwohl sie es nicht gerne tun.

## 3.3 Manipulative Strategien als Lösungen

Mit Hilfe dieser manipulativen Strategien finden die Kinder und Jugendlichen dann *eine Lösung für ihr Problem.* Dieses Problem besteht darin, dass sie ein (mehr oder weniger starkes, aber doch durch die dauernde Frustration immer stärker werdendes) Beziehungsmotiv aufweisen, das aber von den wichtigen Interaktionspartnern nicht befriedigt wird. Sie versuchen es zunächst mit authentischen Strategien, mit denen sie aber durchweg scheitern. Dann lernen sie manipulative Strategien und *merken, dass diese funktionieren:* Mit Hilfe *dieser Strategien* können sie erreichen, dass die wichtigen Bezugspersonen ihnen Teile ihrer Beziehungsmotive bzw. Aspekte ihrer Vermeidungsziele befriedigen.

Mit Hilfe der manipulativen Strategien können sie also das erreichen, was sie mit den authentischen nicht erreichen konnten: Sie bringen die Interaktionspartner effektiv dazu, bestimmte interaktionelle Verhaltensweisen zu zeigen. Damit ist ihnen aber eine *Lösung ihres Interaktionsproblems gelungen:* Personen, die vorher nicht bereit waren, etwas für die Kinder und Jugendlichen zu tun, sind nun aufgrund der Strategien (in bestimmter Hinsicht) dazu bereit. Die Strategien stellen somit Lösungen dar und sie werden auch, aus der Sicht der Betroffenen, ganz eindeutig als Lösungen und damit *als positive Handlungsaspekte* und nicht als störend, belastend oder unangenehm wahrgenommen: Mit Hilfe dieser Strategien kann man wichtige Ziele erreichen, die man ohne sie nicht erreichen kann!

Diese Analyse macht drei Dinge deutlich:

1. Die manipulativen interaktionellen Strategien müssen den Betroffenen selbst als Fortschritte, als positive Entwicklungen, als Gewinn erscheinen und somit ist damit zu rechnen, ja notwendig, dass diese Strategien *hochgradig ich-synton* sind! Die Person hat gar keine Veranlassung, diese Strategien in Zweifel zu ziehen, zu hinterfragen, als belastend wahrzunehmen oder im Hinblick auf diese eine Änderungsmotivation zu entwickeln!
2. Es wird deutlich, dass man diese Strategien unter dem Lösungsaspekt ohne Weiteres als *Leistung* der Personen wahrnehmen kann: Der Person ist eine wirksame Lösung für ein sehr schwieriges Problem gelungen und dies ist ohne Frage eine Leistung! Therapeuten können somit diese Strategien aus biographischer Perspektive durchaus positiv konnotieren!
   Heute, das muss man allerdings konstatieren, funktionieren diese Lösungen nicht mehr gut und erzeugen hohe Kosten – daher sollten sie heute analysiert und gegebenenfalls verändert werden – aus biographischer Sicht sind sie aber wichtige Leistungen, die im damaligen Kontext der Person ja auch durchaus gut funktioniert haben müssen.
3. Durch die Entwicklung dieser Lösungen hat die Person sich auch ohne Zweifel bestimmte *Kompetenzen und Ressourcen* geschaffen: Sie kann nun bestimmte Strategien (mehr oder weniger gut) anwenden und damit interaktionelle Ziele (mehr oder weniger effektiv) erreichen.
   Therapeutisch kann man diese Fertigkeiten durchaus auch als *Ressource* begreifen: Personen wirkungsvoll zu manipulieren, ist fraglos ein Aspekt hoher sozialer Kom-

petenz! *Falls,* ja falls (!) man diese Strategien richtig, bewusst, gezielt und begrenzt einsetzen kann (Sachse, 2004c, 2007a), kann man sich damit viele Vorteile bei durchaus niedrigen Kosten verschaffen!

> *Man kann die interaktionellen Strategien von PD-Klienten auch als Ressourcen werten, die die Klienten jedoch im Augenblick nicht konstruktiv nutzen. Diese Auffassung hat therapeutische Konsequenzen, denn in der Therapie sollte man diese Strategien nicht eliminieren, sondern man sollte ihnen Kontrolle über diese Strukturen vermitteln, sie also in die Lage zu versetzen, die Strategien unter Kontrolle zu haben und gezielt und überlegt konstruktiv einzusetzen. Anstatt dass die Strategien die Klienten kontrollieren, sollten die Klienten lernen, ihre Strategien zu kontrollieren!*

## 3.4 Das Lernen manipulativer Strategien

Sind die Personen (Kinder oder Jugendliche) einem Kontext ausgesetzt, in dem die primären Bezugspersonen konsistent (und mehr oder weniger heftig) wichtige interaktionelle Bedürfnisse frustrieren und auch auf authentisches Handeln der Personen nicht reagieren, dann lernen diese Personen drei Lektionen:

1. Sie lernen, dass es sinnlos ist, interaktionelle Ziele durch authentisches, transparentes Verhalten erreichen zu können: Dadurch wird dieses Verhalten dann (mehr oder weniger) extingiert: Die Personen „verlernen" es ganz einfach.
   Wird von den Interaktionspartnern authentisches Verhalten sogar (mit Abwertung, Ablehnung oder anderweitig) bestraft, dann können die Personen sogar Angst davor entwickeln, sich authentisch zu verhalten! (Diesen Aspekt sollten Therapeuten bei dem „Wiederaufbau" authentischen Verhaltens berücksichtigen!)
2. Die Personen lernen, dass man andere Strategien finden oder erfinden muss, um interaktionelle Ziele zu erreichen; in der Regel ist ihnen dies wahrscheinlich nicht direkt bewusst, aber auf eher implizitem Niveau wird wahrscheinlich eine entsprechende Verarbeitung stattfinden.
3. Die Personen lernen dann im Laufe der Zeit Strategien, die im Kontext der Personen funktionieren, mit deren Hilfe man also bestimmte interaktionelle Ziele effektiv erreichen kann.

Man muss annehmen, dass die Personen diese Strategien *nicht* intentional und bewusst lernen: Sie analysieren die Situation nicht und planen diese Strategien nicht bewusst; dazu sind sie gar nicht in der Lage. Vielmehr läuft das Lernen in hohem Maße implizit ab. Die Person bemerkt die Unzufriedenheit und bemerkt, dass bestimmte Verhaltensweisen offenbar nicht funktionieren; und dann bemerkt sie plötzlich, dass bestimmte Handlungen positive Effekte haben!

Daher kann man annehmen, dass die Personen die manipulativen Strategien nach klassischen Lernprinzipien lernen:

1. *Durch Versuch und Irrtum bzw. nach den Prinzipien der operanten Konditionierung:* Die Person führt ein Verhalten aus und bemerkt, dass es positive Effekte hat (C+ oder C–) und führt es wieder aus; im Laufe der Zeit variiert sie das Verhalten und bildet so Schritt für Schritt komplexere Strategien aus.
2. *Durch Modelllernen:* Die Person beobachtet das Verhalten von anderen und beobachtet, dass dies positive Auswirkungen hat: Verhalten von Eltern, Verwandten, Geschwistern, Peers usw. Auch hier kann es das übernommene Verhalten dann weiter ausbauen und elaborieren.
3. *Durch direkte Vorschläge aus dem System:* In vielen Fällen, so kann man annehmen, geben die primären Bezugspersonen dem Kind oder Jugendlichen direkte Hinweise, wie sie sich verhalten sollen oder können, um positive Effekte zu erzielen (z. B. Vater: „Wenn Du so gut in der Schule wärst wie XY, dann könnte ich stolz auf Dich sein.“; Mutter: „Wenn Du XY könntest, dann könntest Du AB alleine machen.“ usw.).
   Das System, in dem die Person lebt, legt damit der Person direkt nahe:
   - was sie tun sollte oder tun könnte,
   - um bestimmte Effekte zu erzielen: Lob bekommen, Aufmerksamkeit bekommen, Autonomie bekommen, Zuwendung bekommen, usw.

   Die Person muss somit Strategien nicht mühsam finden und testen, sondern bekommt sie „frei Haus geliefert“: Sie muss sie nur machen (allerdings kann man auf diese Weise wohl nur positive Strategien lernen).

Die Person lernt auf diese Weise aber nicht nur Strategien, sie lernt auch, bei wem sie welche Strategien einsetzen kann und bei wem nicht, also: Bei wem welche Strategien wirken, bei wem nicht und wer u. U. sogar negativ auf bestimmte Strategien reagiert. Vierjährige Kinder wissen oft schon, welches Elternteil sie durch Heulen dazu kriegen können, ihnen ein Eis zu kaufen und bei wem sie besser die Finger von dieser Strategie lassen sollten.

Die Personen lernen somit
- Strategien zu entwickeln,
- diese im Laufe der Zeit auszubauen, zu elaborieren und zu differenzieren,
- bei wem sie welche Strategien einsetzen können und bei wem nicht,
- in welchen Situationen welche Strategien angemessen sind und welche nicht.

Man kann annehmen, dass dieses Lernen, einmal auf den Weg gebracht, zeitlebens weiterläuft: Die Strategien können durch zunehmende Erfahrung immer elaborierter werden, Personen können neue Strategien lernen, können lernen, besser zwischen Personen zu differenzieren, die sich zu den Strategien komplementär verhalten und solchen, die es nicht tun usw.

Damit kann man annehmen, dass mit zunehmender „Trainingszeit“ eine gewisse Wahrscheinlichkeit dafür besteht, dass die Handlungs- und Verarbeitungskompetenzen der Person im Hinblick auf manipulative Strategien zunehmen.

## 3.5 Lernen im sozialen Kontext

Deutlich wird bei dieser Analyse aber auch eines: Die Personen lernen ganz eindeutig (nach allen Lerngesetzen!) nur solche Strategien und elaborieren sie, die in dem Kontext, in dem sie leben, *erfolgreich* sind! Die Personen können somit nur solche Strategien (und damit nur solche Lösungen!) entwickeln, die zumindest zeitweise von den relevanten Bezugspersonen komplementär beantwortet werden und das bedeutet: *Sie lernen nur solche Strategien, die im jeweiligen Kontext akzeptabel, geduldet, möglich sind!* Würden Kinder z. B. Strategien entwickeln, die ihre Eltern für nicht akzeptabel halten, dann würde diese Strategie durchweg negative Effekte erzeugen – und die Person würde sie nicht entwickeln. (Zum Beispiel kann ein Junge bei einem Vater, der „weibisches Verhalten" bei Jungen nicht duldet, keine histrionischen Strategien entwickeln: Sie würden entsprechende Sanktionen nach sich ziehen und der Junge würde sie nicht entwickeln können!)

Damit wird aber deutlich, dass die Wahl der jeweiligen Strategien, die jemand herausbildet und damit der jeweiligen Lösung, die jemand finden kann und damit auch (da Strategien in sehr hohem Ausmaß für die *Art* der jeweiligen Persönlichkeitsstörung charakteristisch sind) *die Art der jeweiligen Persönlichkeitsstörung, die jemand entwickeln kann,* nicht nur von der Person selbst abhängt: Vielmehr *hängt sie in sehr hohem Maße vom jeweiligen sozialen Kontext ab,* in dem die Person, die diese Lösung findet, aufwächst: Davon, welche Normen und Auffassungen die Bezugspersonen von Geschlechtsrollen, von „angemessenem Verhalten" usw. haben, davon, was sie gut finden und damit bekräftigen und davon, was sie zu tolerieren und zu dulden bereit und in der Lage sind. Da die Einstellungen der Bezugspersonen aber wiederum mit der jeweiligen sozialen Schicht korrelieren und mit den Normen und Wertvorstellungen der Gesellschaft, haben auch diese sozialen Größen indirekt Einfluss auf die Entwicklung von Persönlichkeitsstörungen.

## 3.6 Positive und negative manipulative Strategien

Entwickelt eine Person im Laufe ihrer Biographie manipulative Strategien, kann sie sogenannte „positive" oder „negative" Strategien entwickeln (vgl. Kapitel 2.4.2).

*Positive Strategien* sind solche, deren konkrete Handlungen der Person beim (manipulierten) Interaktionspartner (zumindest kurzfristig) Wünsche und Erwartungen befriedigen; daher weiß dieser diese Handlungen (zunächst einmal) zu schätzen und reagiert darauf *positiv*. Solche strategischen Handlungen können z. B. sein: Unterhaltsam sein, lustig sein, sich an Regeln halten, erfolgreich sein usw. (Manipulativ sind die Strategien trotzdem (s. u.), denn wenn jemand z. B. unterhaltsam ist, tut er dies nicht, um andere zu unterhalten – was er aber vergisst – sondern um selbst Aufmerksamkeit zu erhalten – was er aber in den Hintergrund stellt oder sogar tarnt.) Da der Interaktionspartner die Handlungen positiv bewertet, lässt er sich auch (zumindest eine Zeit lang) gerne manipulieren: Er verhält sich zu den Handlungen komplementär (der Begriff

„komplementär“ wird hier durchweg im Sinne von „bestätigend“, hier: „bedürfnisbefriedigend“ verwendet).

Negative Strategien sind dagegen solche, die Normen oder Regeln der Interaktionspartner ausnutzen, um diese zu komplementärem Handeln zu veranlassen: Aufgrund dieser Normen („ihres Gewissens“) fühlen sich die Interaktionspartner veranlasst, sich komplementär zu verhalten, auch dann, wenn sie gar keine Lust dazu haben, es eigentlich gar nicht wollen und es auch nicht freiwillig täten. Solche Strategien sind z. B.: Krank sein (Kopfschmerzen haben, Rückenschmerzen haben usw.), Leiden und Schmerzen haben (humpeln, weil man sich den Fuß verstaucht hat, sich geschnitten hat usw.), psychische Probleme haben (Ängste, Depressionen, u. ä.).

Bezüglich dieser Strategien können die Personen alle Symptome und Probleme nutzen, die das somatische *und* das psychologische ICD hergeben: Alle Leiden, Gebrechen, Probleme können funktionalisiert werden, um Interaktionspartner zu komplementärem Handeln zu bewegen! Die manipulierende Person kann dabei

- die Symptome vollständig vortäuschen: Sie hat die Symptome nicht einmal ansatzweise, spielt sie aber (mehr oder weniger!) gut;
- die Person hat die Symptome tatsächlich, aber nur in leichter Ausprägung, stellt sie jedoch zum Zweck der Manipulation (mehr oder weniger) übertrieben dar;
- die Person hat die Symptome tatsächlich, nutzt diese (was sie nicht müsste; siehe Psychosomatiker (Sachse, 1995a, 1995b, 1995c, 1996b, 1997b, 1997c, 1998, 2006e, 2007d)!) dann interaktionell zur Manipulation.

Die Interaktionspartner empfinden diese Strategien oft (aufgrund ihrer Normorientierung) als zwingend: Sie haben den Eindruck, *reagieren zu müssen* („Ein Kind mit Kopfschmerzen kann man doch nicht allein zu Hause lassen.“), auch dann, wenn sie eigentlich gar nicht reagieren wollen (sie wollen eigentlich ins Kino gehen).

Dieser „zwingende Charakter“ der Strategien hat eine deutliche Konsequenz: Die Interaktionspartner reagieren auf diese Strategien relativ schnell genervt, gestört; nach längerem Gebrauch dieser Strategien können die Interaktionspartner auch richtig sauer werden.

Daher kann man ganz allgemein zu positiven und negativen Strategien sagen:

- Positive Strategien haben keinen großen Impact auf Interaktionspartner: Diese müssen nicht reagieren; wenn sie nicht reagieren wollen, dann tun sie es ganz einfach nicht. Aber: Positive Strategien machen Interaktionspartner über lange Zeit nicht ärgerlich (erst unter bestimmten Umständen, s. u.!), das heißt, man kann diese Strategien recht lange ohne Nebenwirkungen realisieren!
- Negative Strategien haben einen großen Impact auf Interaktionspartner: Diese müssen reagieren und sie haben nur wenige Freiheitsgrade, die Strategien sind relativ zwingend. Aber: Mit negativen Strategien verärgert man Interaktionspartner relativ schnell und fährt sich damit hohe interaktionelle Kosten ein!

## 3.7 Ein Wort zur „Manipulation“

Es wird hier von „manipulativen Strategien“ gesprochen: *Es muss absolut klar sein, dass damit überhaupt keine Wertung und auch überhaupt keine Abwertung des Handelns gemeint sein sollen!* Denn man sollte sich klar machen:

1. Dass die Personen diese Strategien keineswegs in bösartiger oder unlauterer Absicht entwickelt haben, sondern nur, um damit gravierende Probleme zu lösen. Ihnen dieses vorzuwerfen, wäre vollkommener Unsinn!
2. Die Personen sind sich sehr oft des manipulativen Charakters ihrer Handlungen gar nicht bewusst.

Außerdem sollte man noch bedenken:

1. Praktisch jeder Erwachsene hat mehr oder weniger ausgeprägte Persönlichkeitsstile und damit ist er bereits (mehr oder weniger) manipulativ!
2. Persönlichkeitsstörungen sind sehr verbreitet, also gibt es recht viele Personen, die stark bis sehr stark manipulieren!

> *Daher ist „Manipulation“ ein normales Alltagsverhalten und dies kann weder als „unmoralisch“ noch als „verwerflich“ noch als „pathologisch“ verunglimpft werden (Sachse, 2007a)! Aus diesem Grunde kann der Begriff „manipulativ“ gar keine Abwertung enthalten (als Person, die selbst bisweilen manipuliert, würde ich mir dadurch auch schaden, und das kommt auf keinen Fall in Frage!).*

Manipulatives Handeln muss dennoch, auch wenn man es nicht wertet, *als manipulatives Handeln bezeichnet werden und bezeichnet werden dürfen:* Euphemismen helfen im Alltag wenig und in der Wissenschaft sind sie von großem Übel, da sie massiv Tatsachen verschleiern!

Ein manipulatives Handeln ist ein solches, das Interaktionspartner täuscht und sie durch diese Täuschung zu Handeln veranlasst.

*Ein manipulatives Handeln einer Person ist ein ganz spezielles Handeln, für das gilt:*

- Dieses Handeln wird von einer Person ausgeführt, um einen Interaktionspartner zu einem für die Person bedürfnisbefriedigenden (komplementären) Verhalten zu veranlassen.
- Die Person glaubt dabei, dass der Interaktionspartner dieses komplementäre Verhalten ohne dieses spezielle Handeln gar nicht ausführen würde.
- Die Person verfolgt dadurch mit ihrem Handeln Absichten, die sie dem Interaktionspartner aber nicht offen legt, die sie möglicherweise sogar tarnt.
- Die Person „behauptet“ hingegen dem Interaktionspartner gegenüber (verbal oder nonverbal), eine andere Absicht zu verfolgen, die sie aber in Wahrheit gar nicht oder nicht zentral verfolgt.

Dadurch wird der Interaktionspartner über die tatsächlichen Absichten der Person getäuscht; er „durchschaut“ die Strategie nicht und er hat damit auch nur wenig Wahlmöglichkeiten: Er wird zu etwas veranlasst, von dem er gar nicht weiß, was es ist, oder zu etwas, was er gar nicht tun will: Und damit wird er eindeutig *manipuliert!*

## 3.8 Images und Appelle

Die spannende Frage, die sich nun ergibt, ist, wie eine Person Interaktionspartner nun ganz konkret manipulieren kann: Wie gibt die Person Absichten vor, die sie nicht hat, und wie tarnt sie Absichten, die sie hat? Wie veranlasst sie Interaktionspartner dazu, sich komplementär zu verhalten bzw. wie erreicht sie, dass diese bestimmtes, nicht-komplementäres Verhalten einstellen?

Die Antwort auf diese Frage liegt in *Images und Appellen:* Images und Appelle sind „Botschaften", die die manipulierende Person an den Interaktionspartner „sendet", um ihm ein bestimmtes Bild von sich zu vermitteln (Image) und um ihn zu bestimmten Handlungen zu veranlassen (Appell).

Images und Appelle sind *„Beziehungsbotschaften"*, sie werden auf der Beziehungsebene übermittelt (nicht oder nur selten auf der Inhaltsebene!) und es sind vornehmlich implizite Botschaften, d.h. sie werden vermittelt durch Gestik, Mimik, Körperhaltung, Sprechweise, Stimmlage usw. und nur zu einem Teil über verbale Texte.

Macht eine Person ein *Image* auf, dann versucht sie, beim Interaktionspartner ein bestimmtes Bild von sich aufzubauen: Dadurch gibt sie dem Interaktionspartner vornehmlich solche Botschaften, die geeignet sein können, dieses Bild aufzubauen und sie versucht, solche Botschaften zu vermeiden, die dem Bild widersprechen könnten.

So kann sie z.B. die Absicht haben, beim Interaktionspartner das Bild aufzubauen, sie sei schwach, leidend, hilflos: Dann gibt sie dem Interaktionspartner Informationen folgender Art:

- Sie erzählt ihm, wie schlecht es ihr geht, welche Schmerzen sie hat.
- Sie „berichtet", dass sie selbst versucht hat, ihre Probleme zu lösen, dass sie es aber nicht geschafft hat.
- Sie tut kund, dass sich ihr Zustand kontinuierlich verschlimmert usw.

Sie macht dieses Image aber keineswegs nur verbal deutlich, vielmehr

- wird sie das alles mit leidender, weinerlicher Stimme erzählen, die manchmal brüchig wird und „versagt",
- wird sie bei der Erzählung ein leidendes Gesicht präsentieren, mit tiefen Sorgenfalten,
- wird sie gebeugt sitzen, niedergedrückt, sodass man ihr das Leiden ohne Schwierigkeiten ansehen kann.

Daher muss man deutlich machen: *Die Präsentation eines Images ist ein Gesamtkunstwerk, bei dem verbale, paraverbale und nonverbale Aspekte zusammenwirken.*

Ein Image wird präsentiert

- durch den Text, den man produziert, durch Wortwahl, Ausdruck,
- durch Stimmlage, Stimmhöhe, Modulation, Pausen,
- durch Stöhnen, Schluchzen, Heulen, u.ä.,
- durch Mimik, Gestik, Körperhaltung,
- durch Kleidung oder Accessoires (wie große Agenda, riesiger Aktenkoffer usw.).

Eine Person kann aber auch das Image aufmachen, stark, kompetent, toll zu sein. Dann wird sie dem Interaktionspartner

- erzählen, was sie schon alles im Leben geleistet hat, was sie alles kann,
- berichten, welche schwierigen Probleme sie schon gelöst hat, was sie alles „im Griff hat",
- deutlich machen, dass sie gar keine Probleme hat und stattdessen viele Leute sie um Rat fragen.

Sie wird leger bis elegant gekleidet sein, eine goldene Uhr tragen, eine riesige Agenda mit sich herumtragen, entspannt bis lässig sitzen, Blickkontakt aufnehmen, laut und fest sprechen, ihre Worte durch deutliche Gesten unterstreichen; sie wird sich gewählt ausdrücken, Pausen machen, um ihre Worte wirken zu lassen, lächeln und charmant sein.

*Appelle* sind solche Botschaften von Personen an Interaktionspartner, die letztere zu Handlungen veranlassen sollen: Die Interaktionspartner sollen dazu veranlasst werden, sich komplementär zu verhalten.

Interaktionspartner können aber auch durch Appelle dazu veranlasst werden, bestimmte Handlungen *nicht* auszuführen, sie zu unterlassen: In der Regel sollen sie solche Handlungen unterlassen, die Images in Frage stellen oder Bedürfnisse der Person frustrieren können.

Appelle werden noch in weit stärkerem Ausmaß implizit „gesendet" als Images: Dies beruht wahrscheinlich darauf, *dass Appelle in aller Regel auf Images aufbauen und es daher von den Images zu den Appellen nur noch ein kleiner Schritt ist:* Stellt sich jemand als hilflos dar, dann bedarf es in der Regel nur noch eines leisen Stöhnens, um den Interaktionspartner aufzufordern, einzugreifen! Natürlich können Appelle auch als explizite, verbale Aufforderungen formuliert werden, aber das ist eher die Ausnahme: Eher „stöhnt" die Person, um dem Partner zu zeigen, dass sie Hilfe braucht, sie macht schon durch ihr Leiden deutlich, dass man sie erlösen soll usw.

Besonders manipulativ sind auch paradoxe Aufforderungen: Eine Person, die sich ihrem Partner als leidend und bedürftig dargestellt hat, sagt zu ihm, als er zu einer Verabredung gehen will, mit leidender, leicht vorwurfsvoller Stimme: „Geh nur! Ich komme schon allein zurecht!" Alle nonverbalen und paraverbalen Botschaften strafen jedoch den expliziten Teil Lügen: Es ist völlig klar, dass die Person exakt das Gegenteil von dem meint, was sie explizit sagt!

## 3.9 Klienten bringen ihre manipulativen Strategien in die Therapiesituation ein

Haben Klienten in nennenswerter Weise manipulative Strategien in ihrer Biographie gelernt, dann muss man annehmen, dass sie diese auch in vielen Interaktionssituationen einsetzen (hoch automatisiert, oft nicht bewusst). Wahrscheinlich werden sie diese Strategien immer dann einsetzen,

- wenn sie interaktionelle Motive befriedigt haben wollen,
- wenn sie annehmen, dass der Interaktionspartner diese nicht ohne diese Strategien befriedigen wird *und*
- wenn sie annehmen, dass der Interaktionspartner sich komplementär verhalten wird.

Klienten, die eine Persönlichkeitsstörung (PD) aufweisen, sollten, so kann man annehmen, ein durchweg hohes (da andauernd frustriertes) Beziehungsmotiv oder sogar mehrere hohe Beziehungsmotive aufweisen; *und sie sollten durch ihre Beziehungsschemata durchweg davon ausgehen, dass Interaktionspartner ihre Beziehungsmotive nicht von sich aus befriedigen werden.* Daher muss man annehmen, dass Klienten mit PD eine extrem hohe Neigung aufweisen, in allen Interaktionen mit allen Interaktionspartnern manipulative Strategien einzusetzen, dass sie also dazu neigen, in sehr hohem Ausmaß Images und Appelle zu realisieren.

Somit müsste das auch in der Therapiesituation dem Therapeuten gegenüber der Fall sein. Hier kommt noch hinzu, dass Klienten wahrscheinlich davon ausgehen, dass ein Therapeut von seiner Rolle oder von seiner Aufgabe her dazu neigt, u. U. sogar dazu verpflichtet sein wird, sich komplementär zu verhalten. Dies dürfte dann die Wahrscheinlichkeit, dass Klienten mit PD ihre manipulativen Strategien im Therapieprozess einsetzen, extrem erhöhen.

> *Daher kann man annehmen: Klienten mit PD werden Therapeuten gegenüber mit sehr hoher Wahrscheinlichkeit vom Beginn des Therapieprozesses an manipulative Handlungen realisieren; sie werden also in hohem Ausmaß Images und Appelle realisieren und versuchen, den Therapeuten zu einem komplementären Verhalten zu veranlassen.*

Ein Therapeut kann sich aber zu einem manipulativen Handeln des Klienten nicht ohne Weiteres komplementär verhalten: Wie wir sehen werden, wirken sich bestimmte Komplementaritäten zu Spielen (stark) negativ aus und können die Probleme des Klienten sogar verschlimmern (s. u.)!

Ein Therapeut muss aber, um angemessen reagieren zu können,

- zunächst einmal *erkennen, dass* ein Klient manipulative Strategien anwendet: Tut er dies nicht, besteht die Gefahr, dass er den Images und Appellen des Klienten „ganz natürlich und problemlos“ folgt;
- erkennen, *welche* Images und Appelle der Klient sendet, um dann explizit zu entscheiden, welchen er *nicht* folgen will und nicht folgen sollte (s. u.).

Aus diesem Grunde ist es extrem wichtig, dass Therapeuten in der Lage sind, relativ schnell zu erkennen, welche Images und Appelle der Klient sendet und dann, auf der Grundlage dieser Daten entscheiden kann, welche Images und Appelle „harmlos“ sind und welche Images und Appelle zu Handlungen des Therapeuten führen werden, die untherapeutisch oder anti-therapeutisch wären.

## 3.10 Die Analyse von Images und Appellen

Aus diesen Gründen ist es von großer Bedeutung, sich der Frage zuzuwenden, wie man Images und Appelle erkennen und rekonstruieren kann; dieser Frage wollen wir uns nun zuwenden.

Da Images und Appelle zu einem großen Teil nicht explizit über die Texte der Botschaft gesendet werden, kann man zu ihrer Analyse auch nicht nur Texte betrachten; vielmehr ist es nötig, das *Gesamtverhalten* der Person zu beachten. Da dieses jedoch sehr komplex ist, kann man es nicht mit einer sequentiell-analytischen Vorgehensweise in den Griff bekommen, sondern man muss sich dem Problem von einem intuitiv-holistischen Modus aus nähern. Um Images und Appelle wahrzunehmen und zu rekonstruieren, muss man „den Klienten auf sich wirken lassen“: Auf sich wirken lassen, was der Klient sagt, aber auch, *wie* er es sagt, wie er sitzt, wie er Blickkontakt aufnimmt oder vermeidet, welche Mimik er zeigt, wie er sich kleidet, insgesamt: Wie er wirkt.

Auf der anderen Seite braucht man aber Sach-Heuristiken, die angeben, *was* man sucht, wonach man sucht, denn der Eindruck des Klienten enthält natürlich sehr viele Informationen, die nichts mit Images und Appellen zu tun haben: Diese irrelevante Information sollte man natürlich *nicht* verarbeiten. Deshalb sollte man den Klienten auf sich wirken lassen und sich gleichzeitig einige *Leitfragen* stellen; diese Fragen stellt man dann sozusagen „in den kognitiven Raum“, während man den Klienten auf sich wirken lässt.

Dazu lässt man als Therapeut entweder die reale Interaktion des Klienten eine Zeit lang auf sich wirken (während man versucht, nicht zu stark auf den verbalen Text zu achten und auch nicht zu intervenieren) oder, was noch besser ist, man hört sich eine Bandaufzeichnung oder eine Videoaufzeichnung des Klienten an und lässt den Klienten dann, mit den Leitfragen im Kopf, auf sich wirken.

Die *Leitfragen, die man sich im Hinblick auf Images* stellen sollte, lauten:

- Was möchte der Klient, dass ich als Therapeut (nicht) von ihm denke, über ihn glaube, von ihm weiß?
- Wie möchte der Klient von mir als Therapeut (nicht) gesehen werden?
- Welches Bild möchte der Klient in mir als Therapeut (nicht) erzeugen? Die *Leitfragen, die man sich im Hinblick auf Appelle* stellen sollte, sind:
- Was möchte der Klient, was ich als Therapeut (nicht) tue?
- Über welches Verhalten von mir würde sich der Klient (nicht) freuen, welches Verhalten würde der Klient (nicht) zu schätzen wissen?
- Auf welches Verhalten von mir würde der Klient speziell verärgert, gekränkt, beleidigt reagieren?

Mit diesen Leitfragen im Kopf lässt man den Klienten nun ca. 10 Minuten auf sich wirken; immer dann, wenn man eine Leitfrage zu Images beantworten kann, schreibt man dieses *kurz* als „ich bin“-Aussage auf, z. B.:

- Ich bin hilflos.
- Ich bin toll.
- Ich bin etwas Besonderes.
- Ich bin arm dran, usw.

Sobald man eine Leitfrage der Appell-Fragen beantworten kann, notiert man diese Antwort kurz als Imperativ, z. B.:

- Tröste mich!
- Sei für mich da!
- Rette mich!
- Nimm mich ernst!
- Bestätige mich!
- Solidarisiere Dich mit mir!
- Stell mich nicht in Frage!
- Kritisiere mich nicht!, usw.

Damit erhält man eine Liste von Images und Appellen durcheinander; treten Images und Appelle mehrfach auf, was sie wichtig macht, führt man hinter der jeweiligen Aufzeichnung eine Strichliste.

Hat man die Images und Appelle aufgezeichnet, dann muss man diese daraufhin analysieren, wie man sich diesen gegenüber verhalten kann. Zu den Images und Appellen gibt es drei Verhaltensvarianten:

1. Bestimmte Images und Appelle sind therapeutisch harmlos oder neutral; zu diesen kann man sich dann ohne Weiteres komplementär verhalten und, da der Klient dies offensichtlich auch möchte, *sollte* man sich dazu sogar komplementär verhalten, da man auf diese Weise Beziehungskredit schaffen kann. Beispiele dafür sind:
   - Ich bin bemüht.
   - Nimm mich ernst.
   - Gib mir Aufmerksamkeit.
   - Gib mir Anerkennung.
2. Es gibt Images und Appelle, zu denen man sich schon nicht mehr ohne Weiteres komplementär verhalten kann, sondern auf die man besser mit einer ja-aber-Strategie reagieren sollte, um dem Klienten deutlich zu machen, dass die Komplementarität Grenzen hat oder nur unter bestimmten Bedingungen möglich ist. Ein typischer Appell dieser Art ist „hilf mir". Natürlich kann der Therapeut helfen, aber der Klient könnte eine Bestätigung leicht so auffassen, dass der Therapeut nun die gesamte Verantwortung für den Therapieprozess übernimmt. Um diese Interpretation zu verhindern, muss der Therapeut hier eine ja-aber-Strategie anwenden: „*Ja,* ich kann Ihnen helfen; es ist *aber* erforderlich, dass Sie in der Therapie aktiv mitarbeiten."
3. Es gibt Appelle und Images, auf die ein Therapeut auf keinen Fall komplementär reagieren sollte, z. B. wenn ein Klient das Image aufmacht: „Ich bin kooperativ und mache alles mit", dies aber im Therapieprozess eindeutig nicht stimmt: In diesem Fall muss der Therapeut den Klienten mit seinem gegenteiligen Eindruck konfrontieren. Auf den Appell „solidarisieren Sie sich mit mir gegen X" kann der Therapeut auf gar keinen Fall eingehen: Der Therapeut sollte hier bedenken, dass Klienten solche Appelle (wie auch Images) schon dann als durch den Therapeuten bestätigt ansehen, wenn der Therapeut diese gar nicht kommentiert. Daher kann der Therapeut solche Appelle *oft auch nicht unkommentiert lassen* (denn das hätte u. U. schon fatale Wirkungen). Oft muss der Therapeut sich deutlich abgrenzen, dem Klienten die Regeln der Therapie erläutern, konfrontieren o. ä.

## 3.11 Manipulative Strategien

Personen, so muss man annehmen, senden in aller Regel keine isolierten Images und Appelle; Personen verfolgen vielmehr komplexe interaktionelle Ziele auf komplexe Weise. Und deshalb entwickeln sie *Strategien:* Strategien sind Serien aufeinander folgender und sinnvoll-zielführend aufeinander bezogener Images und Appelle, die über mehrere Schritte oder „Züge“ eines oder mehrere interaktionelle Ziele erreichen sollen.

Somit entwickeln Personen als Lösungen für ihre biographisch schwierigen Interaktionssituationen *manipulative Strategien.*

Diese manipulativen Strategien möchten wir hier, nach transaktionsanalytischem Vorbild (Berne, 1961, 1970), aber auch nach Vorgaben der Impression-Management-Theorie (Tedeschi et al., 1973), als *Spiele* (Games) bezeichnen.

Durch die Bezeichnung manipulativer Strategien als *Spiele* soll hervorgehoben werden:

- Dass die Strategien durchaus in *Zügen* verlaufen und dass die Interaktionspartner mit „Gegenzügen“ auf diese Züge reagieren.
- Dass die Interaktionspartner sehr wohl durch Gegenzüge verhindern können, dass der Manipulator seine Ziele erreicht (Sachse, 2007a).
- Dass diese Strategien im Grunde als Herausforderungen an den Interaktionspartner verstanden werden können.
- Dass die Strategien somit „gewonnen“ werden können.
- Und, vor allem, dass diese Strategien nicht als tierisch ernst und „existentiell“ betrachtet werden müssen, sondern wirklich als „Spiel“, als soziale Interaktionsform, die durchaus einen spielerischen Charakter hat.
- Und dass die Spieler sehr unterschiedliche „Spielstärken“ aufweisen können.

## 3.12 Manipulative Strategien im Licht der Impression-Management-Forschung

Die Theorie der manipulativen Strategien entspricht den Konzepten und Ergebnissen der Impression-Management-Theorie (Mummendey, 1995, 2000; Tedeschi & Norman, 1985).

Die Impression-Management-Theorie besagt, dass Personen in bestimmter Weise und mit bestimmten Strategien eine Selbstdarstellung ihrer Person so betreiben, dass sie bei einem Interaktionspartner ein bestimmtes Bild ihrer Person entstehen lassen und die Entstehung dieses Bildes kontrollieren (Mummendey, 1995). Damit kontrolliert man indirekt auch das Verhalten dieser Personen, indem man sie veranlasst, sich gemäß diesem Bild der Person gegenüber zu verhalten. Derartige Strategien, bestimmte Arten von Bildern zu erzeugen, werden von Personen angewandt, wenn diese annehmen, dass Interaktionspartner bestimmte Handlungen nicht von sich aus ausführen werden und infolgedessen entsprechend beeinflusst werden müssen (Tedeschi & Norman, 1985).

Mummendey (2000) weist darauf hin, dass Personen, die Impression-Management-Strategien anwenden, dies nur selten bewusst und intentional tun: Er meint, dass diese Strategien zwar gelegentlich bewusst zur Täuschung von Interaktionspartnern eingesetzt werden können, dass sie aber in der Regel hoch automatisiert und „routinemäßig" ablaufen.

Mummendey (2000) weist auch darauf hin, dass die Strategien zwar auf eine Selbst-Darstellung abzielen, dass ihr eigentliches Ziel aber darin besteht, Einfluss auf und über den Interaktionspartner zu gewinnen: Man will andere Personen dazu bringen, sich in bestimmter Weise *zu verhalten.*

Tedeschi, Lindskold und Rosenfeld (1985) unterscheiden bei dem Versuch, Bilder bei Interaktionspartner herzustellen und diese zu beeinflussen, zwischen „Taktiken" und „Strategien": Taktiken sind überschaubare, kurzfristig eingesetzte Handlungen; Strategien bestehen aus übergreifenden, aufeinander bezogenen Taktiken zur Erreichung schwierigerer Handlungsziele. Dabei werden unterschiedliche Strategien des Impression-Management beschrieben (Arkin, 1980, 1981, 1988; Arkin & Baumgardner, 1986; Jones & Pittman, 1982; Richardson & Cialdini, 1981; Tedeschi et al., 1985; Tedeschi & Riess, 1981).

Analysierte Strategien zum Impression-Management sind z. B.:

- *Self promotion:* Sich selbst in ein möglichst günstiges Licht setzen, eigene Vorzüge hervorkehren, sich als etwas Besonderes darstellen (Arkin, 1988; Baumeister & Jones, 1978; Jones & Pittman, 1982; Tedeschi et al., 1985) oder sich über (besondere) Kontakte und Beziehungen aufwerten (Cialdini & Richardson, 1980; Schlenker, 1980). Ziel der Strategie ist es, Anerkennung zu erhalten, bewundert zu werden, gelobt zu werden.
- *Entitlement:* Sich so darstellen, als hätte man besondere Entdeckungen gemacht, außergewöhnliche Leistungen vollbracht, sei der Erfinder besonderer Produkte, habe Rekorde aufgestellt (im Grunde eine Steigerung von „Self promotion"; Tedeschi et al., 1985).
  Ziel dieser Strategie ist es, besondere Bewunderung zu erhalten, als etwas Außergewöhnliches angesehen zu werden („Call me number one!").
- *Self enhancement:* Sich selbst übertrieben positiv darstellen, massives Selbstwertgefühl zur Schau stellen, mit Leistungen, Besitz, Erfolg usw. *angeben* (Jellison & Gentry, 1978; Kowalski & Leary, 1990; Paulhus & Reid, 1991).
  Ziel dieser Strategie ist es, Lob und Anerkennung zu erhalten, aber auch, Neid auszulösen, sich von anderen abzuheben und abzugrenzen und damit auch, andere zu deklassieren.
- *Competence and expertise:* Sich als besonders kompetent darstellen und/oder als Experte für bestimmte Sachgebiete (Anderson, 1991; Whitehead & Smith, 1986). Ziel der Strategie ist es, Anerkennung zu bekommen, aber auch Einfluss und u. U. Macht auszuüben.
- *Exemplification:* Sich als besonders vorbildlich, besonders moralisch, besonders integer darstellen (Gilbert & Jones, 1986; Jones & Pittman, 1982; Tedeschi et al., 1985). Ziel dieser Strategie ist Anerkennung, aber vor allem das Gewinnen von Einfluss und Macht, auch: Andere abwerten können, sich von anderen abgrenzen können, sich über andere erheben zu können.

- *Attraktivität herstellen:* Sich selbst attraktiv zurechtmachen, schminken, gut stylen (Baumeister et al., 1979; Gove et al., 1980; Grammer, 1990).
  Ziel dieser Strategie ist vor allem, Aufmerksamkeit zu erhalten.
- *Status und Prestige* betonen: Sich selbst als jemanden darstellen, der einen hohen sozialen Status einnimmt und über ein hohes soziales Prestige verfügt (besonders gekleidet sein, über besondere Statussymbole verfügen, einen „besonders einfachen Geschmack haben: Nur das Beste nehmen" (Oskar Wilde)).
  Ziel dieser Strategie ist Bewunderung, aber auch: sich deutlich von anderen abheben zu können, zu „den Besonderen" zu gehören.
- *Self disclosure:* Sich als besonders offen darstellen, anderen Einblicke in die eigene Person geben, als besonders selbstreflektiert erscheinen, dabei in der Informationsgabe aber hoch selektiv sein, um ein „pabbie image" aufzubauen (Tedeschi et al., 1985).
  Ziel dieser Strategie ist Anerkennung, aber auch der Aufbau von personalem Vertrauen, schnell in Kontakt zu anderen zu kommen.
- *Einschmeicheln:* Anderen in hohem Ausmaß zustimmen, andere loben, positive Eigenschaften anderer hervorheben, eigene Bewertungen zurückstellen (Jones & Wortman, 1973; Schlenker, 1980; Shankar et al., 1992; Tedeschi, Schlenker & Bonoma, 1973; Watt, 1993).
  Ziel dieser Strategie ist die Herstellung von Beziehung, die Vermeidung von Konflikten und das Erhalten von Anerkennung.

Die bisher dargestellten Strategien können als „positive Strategien" bezeichnet werden (Mummendey, 1995): Sie stellen die Person positiv dar und dienen dazu, bei Interaktionspartnern positive Reaktionen auszulösen.

Mummendey (2000) macht aber deutlich, dass auch negative Strategien erfolgreich sind: Bei diesen stellt sich die Person eher negativ dar: Als schwach, hilflos, inkompetent, eingeschränkt usw. Diese Strategien erscheinen aber nur auf den ersten Blick als selbstschädigend: Sie dienen vielmehr in effektiver Weise dazu, dass die Person sich negativen Effekten entziehen kann: Stellt sie sich als hilflos dar, dann kann sie geschont und entlastet werden; stellt sie sich als gehandikapt dar, dann kann sie Hilfe erhalten; stellt sie sich als nicht verantwortlich dar, dann kann sie entschuldigt werden usw. Daher machen „negative Impression-Management-Techniken" durchaus interaktionell Sinn: Ihr Hauptziel ist es, eine Person vor negativen Effekten (z. B. Kritik, Abwertung, Strafe usw.) zu bewahren oder aversive Handlungen nicht ausführen zu müssen (von Dingen „entlastet" werden, die man nicht gerne tut).

Solche *negativen Strategien* sind:

- *Abstreiten von Verantwortung:* Betonen, dass man für bestimmte Effekte nicht verantwortlich ist, nichts dafür kann; sich rechtfertigen, Verhalten zu begründen, sich entschuldigen usw. (Darby & Schlenker, 1982; Schlenker, 1980; Schlenker & Darby, 1981; Schönbach, 1990; Snyder et al., 1983; Snyder & Higgins, 1988).
  Ziel der Strategie ist es, sich vor Kritik, Abwertung und Strafe zu schützen: Wenn man für einen Fehlschlag „nichts kann", wenn „höhere Gewalt" im Spiel war, dann ist man deutlich exkulpiert!

- *Hinweisen auf zu erwartende Schwierigkeiten:* Steht man vor einer schwierigen Aufgabe, dann kann man vorsorglich auf zu erwartende Schwierigkeiten hinweisen: Man könnte von anderen sabotiert werden, große Probleme könnten eintreten usw. (Schlenker & Leary, 1982).
  Ziel dieser Strategie ist es, Kritik abzuwenden und auch selbstwertbedrohliche Information „zu entschärfen".
- *Self handicapping:* Man macht deutlich, dass man bestimmte Dinge nicht kann, dass man unter Krankheiten und Behinderungen leidet, dass man nicht fit ist, nicht ausgeschlafen, Kopfschmerzen hat usw. und dass deshalb auch nicht erwartet werden kann, dass man volle Leistung bringt, erfolgreich sein wird, die Prüfung schaffen kann usw. (Berglas, 1988; Berglas & Jones, 1978; Hirt et al., 1991; Jones & Berglas, 1978; Kolditz & Arkin, 1982; Rhodewalt et al., 1991; Smith et al., 1982).
  Ziel der Strategie ist es, sich vor unangenehmen Aufgaben „zu drücken", sich aber auch für das „Drücken" sowie für Scheitern und Misserfolge zu rechtfertigen und die Verantwortung auf Faktoren abzuwälzen, die mit der eigenen Person nichts zu tun haben. Dazu kann man sich sowohl sozial rechtfertigen als auch den eigenen Selbstwert schützen.
- *Funktionalisieren psychischer Störungen:* Auch psychische Störungen können (offenbar sowohl in vorgetäuschter als auch in tatsächlich vorliegender Form) funktionalisiert werden, um interaktionelle Effekte zu erzielen.
  Jones & Berglas (1978) haben in diesem Zusammenhang Alkohol und Drogenmissbrauch als langfristige Strategie zur Flucht aus der Verantwortung interpretiert: Misserfolge und Versagen lassen sich nicht nur leichter ertragen, sondern auch effektiv der Droge bzw. der „Krankheit" zuschreiben.
  Baumgardner (1991) hat vermutet, dass auch Depressionen in diesem Sinne strategisch eingesetzt werden können: Man kann Untätigkeit, Scheitern, „Verweigerung" usw. auf eine Krankheit attribuieren und dadurch Zuwendung und Entlastung erhalten (vgl. auch Kelly et al., 1991).
  Auch Hill et al. (1986) haben depressive Symptome interpretiert als Versuche, interpersonale Beziehungen zu kontrollieren. Dafür gibt es auch empirische Hinweise (Forrest & Hokanson, 1975; Hill et al., 1986; Kelly et al., 1991; Weary, 1980).
  Smith et al. (1982) machen deutlich, dass Personen durch *Ängstlichkeit* ähnliche Effekte erzielen können: Auch dadurch kann man sich vor Aufgaben (z. B. Prüfungen) drücken und auch post hoc schlechte Ergebnisse auf Ängste attribuieren.
- *Hilfsbedürftig erscheinen:* Man kann systematisch den Eindruck erwecken, dass man hilfsbedürftig und schwach ist: Man macht damit auch deutlich, dass man (in hohem Maße) auf die Hilfe anderer Personen angewiesen ist. Dadurch kann man Zuwendung, Pflege und Entlastung erfahren (Jones & Pittman, 1982; Mummendey, 1995).
  Ziel dieser Strategie ist es, Zuwendung und Aufmerksamkeit zu erhalten, aber auch, sich unangenehmer Aufgaben effektiv zu entledigen.
- *Abwertung anderer:* Man wertet andere Personen, deren Erfolge, Leistungen, Charakter usw. ab (Cialdini & Richardson, 1980; Richardson & Cialdini, 1981).
  Ziel dieser Strategie ist es, sich durch „Abwärtsvergleiche" aufzuwerten, sich aber auch deutlich von „anderen" abzugrenzen.

## 3.13 Schlussbetrachtung

Die Forschung zum „impression-management“ eignet sich sehr gut, um Aspekte der „Spielebene“ klarer herauszuarbeiten und um zu verdeutlichen, was damit gemeint ist. Sie eignet sich aber auch sehr gut dazu, deutlich zu machen, dass wir mit „Manipulation“ und „Spiel“ keine „pathologischen“ Prozesse oder Handlungen meinen, sondern normalpsychologische Vorgänge, die von Klienten mit Persönlichkeitsstörung lediglich übertrieben genutzt werden und die ihnen *deshalb* Kosten erzeugen. Manipulatives Handeln ist, gut und dosiert eingesetzt, ein Aspekt sozialer Kompetenz (Sachse, 2007a).

## 3.14 Fazit

Die Ebene des intransparenten Handelns, der Images und Appelle und der interaktionellen Spiele ist für die Konzeption und für die Analyse von Persönlichkeitsstörungen von sehr großer Bedeutung: Klienten bringen die intransparenten Strategien, die sie im Alltag gelernt haben, mit hoher Wahrscheinlichkeit auch in den Therapieprozess ein und „verwickeln“ den Therapeuten in Spiele; dadurch entstehen für den Therapeuten schwierige Interaktionssituationen: Therapeuten können den Eindruck haben, dass sie von Klienten „sabotiert“ werden oder sie können hilflos oder ärgerlich reagieren. Daher ist es entscheidend, dass Therapeuten in der Lage sind, Images und Appelle zu analysieren, sich selbst klar machen, dass diese ein Teil des Klienten-Problems sind und dass die Therapeuten in der Lage sein müssen, angemessen darauf zu reagieren.

# 4 Komplexe Spielstrukturen bei Persönlichkeitsstörungen

*In diesem Kapitel geht es um „komplexe Spielstrukturen", also um manipulative Strategien, die mehrere Images und Appelle zu einem einheitlichen Vorgehen vereinen. Therapeuten sollten solche Spiele kennen, um sie schnell erkennen und angemessen darauf reagieren zu können.*

## 4.1 Was sind komplexe Spielstrukturen?

In den ersten Kapiteln ist deutlich geworden, dass Personen mit deutlicher Ausprägung einer Persönlichkeitsstörung in höherem oder hohem Ausmaß manipulative, intransparente Handlungsstrategien entwickeln und dass sich zu diesen Strategien langsam, mit zunehmender Übung Handlungskompetenzen entwickeln.

Diese Handlungskompetenzen können bedeuten, dass die Personen immer komplexere Strategien „erfinden", die ein „Skript" enthalten, also Sequenzen von Handlungszügen oder sogar Sequenzen von Strategien.

Solche komplexen „Skripte" von Zügen oder Strategien wollen wir als *„Interaktionsspiele"* bezeichnen: Interaktionsspiele sind somit komplexe Strategien, die einer festen, inneren Logik gehorchen und die von Personen realisiert werden, um Interaktionspartnern gegenüber interaktionelle Ziele auf der Spielebene zu erreichen.

Analysen solcher Interaktionsspiele bei Klienten haben zur Identifikation einiger sehr charakteristischer Spiele geführt (Sachse, 2004a, 2007b, 2014d; Sachse & Sachse, 2006), die von Klienten mit unterschiedlichen Störungen immer wieder gespielt werden.

*Solche Interaktionsspiele gut zu kennen, ist für Therapeuten von großem Vorteil: Denn das Wissen über solche Spiele kann ein Therapeut im Therapieprozess als Heuristik einsetzen, als ein Suchund Analyse-Modell, als eine Art von Folie, mit der er das tatsächliche Handeln von Klienten vergleichen kann: Dadurch wird er schnell auf mögliche, laufende Spiele aufmerksam, er entwickelt recht schnell Hypothesen.*

Und wenn er Hypothesen „in der Schwebe hält" (wie Experten dies tun; vgl. Sachse, 2009, 2017b), dann kann er die Wissensbasis als Suchmodell nutzen, denn sie gibt ihm an, welche weiteren Merkmale im Verhalten des Klienten noch gegeben sein müssten, sollte dieses Spiel vorliegen: Er kann dann nach Daten systematisch suchen und das Spiel so schnell identifizieren.

Natürlich bedeutet „in der Schwebe halten" von Hypothesen auch, rigoros zu testen, also auch alle Informationen zur Kenntnis zu nehmen und auszuwerten, die *gegen* eine Hypothese sprechen! Geht ein Therapeut aber gut mit Hypothesen um, dann sind Kenntnisse über Spielstrukturen als Heuristiken äußerst wertvoll, denn durch sie wird ein Therapeut schnell „gewarnt", dass der Klient hier und jetzt, in der Therapiesituation ein Spiel realisiert, er kann das Spiel schnell genau identifizieren und er kann dann angemessene Gegenmaßnahmen einleiten (Sachse, 2017b)!

## 4.2 Terminologie

Ein Wort noch zur Terminologie: Wie im ersten Kapitel eingeführt, wollen wir unter der Außen- oder „Supervisor-Perspektive" Aspekte dessen, was Klienten tun, aus der Außen-Perspektive betrachten, um zu sehen, welche Folgen das Handelns des Klienten hat. Dies dient aber auch dazu, solche Aspekte in uneuphemistischer und möglichst prägnanter Weise „auf den Punkt zu bringen". Dabei sollen auch die (neben allen positiven Aspekten und Ressourcen-Aspekten vorhandenen) kostenintensiven und z. T. durchaus absurden Seiten des Klienten-Handelns unmissverständlich deutlich werden.

Wir wollen diese Perspektive gerade bei „Spielen" deutlich machen, um es Therapeuten zu ermöglichen, sich davon zu distanzieren und um dadurch *nicht* in Spiele verwickelt zu werden und sich damit nicht zur Spielebene komplementär zu verhalten, ohne dies zu merken oder sich explizit dafür zu entscheiden. Wir meinen diese Bezeichnungen in gar keiner Weise respektlos, *denn wir bezeichnen damit nicht Klienten, sondern Handlungsstrategien* und wollen auch diese damit nicht abwerten, sondern in ihren Strukturen kennzeichnen, ohne dass wir uns den Blick für ihren manipulativen Charakter verstellen wollen. Wir wollen die Struktur sogar absichtlich pointieren und satirisch überzeichnen, um die Charakteristika deutlich zu machen. Aus unserer Erfahrung hat sich das in Supervisionen bewährt: Die Therapeuten können die Strukturen gut als Heuristiken nutzen und sie können sich gut davon distanzieren, ohne dass sie dadurch den Klienten gegenüber nur im geringsten respektlos würden. Man ist nicht respektlos, wenn man in der Lage ist, den Unsinn, den jemand macht, als Unsinn zu bezeichnen: Vielmehr hilft man dem Betreffenden, sich auch selbst davon zu distanzieren, es zu analysieren und zu verändern.

## 4.3 „Armes Schwein"

Das Image „Armes Schwein" beinhaltet, dass der Klient sich als besonders problembeladen, hilflos und gebeutelt darstellt. Es kann verschiedene Komponenten umfassen:

- Der Klient ist besonders arm dran: er hat besonders schwerwiegende Probleme, leidet mehr darunter als andere, hat besonders langandauernde Probleme usw.
- Er ist selbst hilflos: Alle bisherigen Lösungsversuche sind gescheitert, u.U. auch schon Therapien; der Klient weiß keinen Rat mehr, er „hat schon alles probiert, aber nichts hat geholfen".
- Lösungsversuche verschlimmern eher den Zustand: Bisherige Versuche, das Problem zu lösen, haben Katastrophen ausgelöst; daher ist es besser, jetzt gar nichts mehr zu tun.
- Er braucht dringend Hilfe von anderen, denn „es muss etwas geschehen"; aber andererseits kann er selbst nichts tun.

Diese Strategie spricht unmittelbar das Helfer-Syndrom des Interaktionspartners an: der Klient leidet, leidet schon lange und leidet intensiv. Es muss ihm geholfen werden, und zwar dringend. Da er selbst hilflos ist, ist es verständlich, dass er selbst die Verantwortung für eine Veränderung nicht mehr übernehmen kann. Diese muss ein Experte übernehmen. Und dieser muss sich gehörig anstrengen; denn das Problem ist schwierig und schwerwiegend, es kann daher keinesfalls routinemäßig angegangen werden. Außerdem muss der Experte sehr sorgfältig sein; denn Lösungsversuche können das Problem verschlimmern und das darf tatsächlich nicht vorkommen. Außerdem muss der Therapeut sehr behutsam und schonend mit dem Klienten umgehen: denn dieser ist schon extrem belastet und labil; falsche Interventionen, zu hohe Anforderungen o.ä. könnten ihn vollends aus der Bahn werfen.

Damit stellt das „Arme-Schwein-Spiel" extreme Anforderungen an den Therapeuten, die eine „normale" Therapie praktisch unmöglich machen. Was bleibt, wenn der Therapeut sich darauf einlässt, ist ein bestätigender Schonraum, der dem Klienten letztendlich auch nicht recht ist, denn in diesem ändert sich ja nichts. Der Therapeut, der dieses Spiel nicht erkennt und auflöst, ist damit in einer Falle: Hält er sich an die Regeln des Klienten, dann ändert sich nichts, und das darf natürlich nicht sein; hält er sich nicht an die Regeln des Klienten, dann verschlimmert er den Zustand, und das darf auch nicht passieren. Der Therapeut sitzt in einem paradoxen Auftrag fest: Was immer er tut, es ist falsch.

Auf der Klientenseite ist auch interessant, dass dieses Spiel, wie andere Image-Spiele, einen stark lageorientierten Aspekt der „preoccupation" (vgl. Kuhl, 1994a, 1994b, 1994c) aufweist: Die Klienten beschäftigen sich ausgiebig und ausschließlich mit Misserfolgen, negativen Selbstaspekten, eigener Hilflosigkeit usw. Sie beschäftigen sich dagegen überhaupt nicht damit, was sie tun oder ändern könnten. Das dürfen sie natürlich auch nicht, denn das würde ja dem angestrebten Image widersprechen. Auf diese Weise führt jedoch die interaktionelle Intention, schwach und hilflos zu erscheinen, auch zu einer Art von Problembearbeitung, die in der Tat schwach und hilflos macht.

Die Klienten „wälzen" sich in Problemen und ihrer Hilflosigkeit und können gar nicht mehr konstruktiv über Probleme nachdenken: Wer konsequent hilflos erscheinen will, macht sich letztlich hilflos. Nur sind hier keineswegs des Schicksals dunkle Mächte im Spiel, sondern der Klient produziert schlicht eine selbsterfüllende Prophezeiung.

Das „Arme-Schwein-Spiel" ist ein Jammer-Spiel: Man hat den Eindruck, die Klienten sitzen mit dem Hintern auf einem spitzen Stein, jammern darüber, dass es wehtut, nehmen jedoch ihren Hintern nicht hoch. Um zu jammern, bewegen sich viele der Klienten statt auf der Problemebene auf der Meta-Bewertungsebene: Sie betrachten nicht das Problem selbst oder seine Komponenten, sondern sie betrachten, wie schlimm es ist, „als Erwachsener noch so ein Problem zu haben". Die Meta-Ebene hat einige Vorteile:

- der Klient kann sich über das Problem beklagen;
- der Klient kann pausenlos auf das Vorliegen eines Problems hinweisen;
- er kann dies, ohne das Problem selbst anzuschauen oder sich zu stellen.

Der Klient, der diesem Spiel folgt, hat (wie bei anderen Image-Spielen auch)

- eine externale Perspektive: Er beschreibt die „furchtbare Situation". *Oder* er hat eine losgelöste Perspektive: er beschreibt sich als völlig passiv, als jemand, der Opfer des Elends ist;
- keinen erkennbaren Arbeitsauftrag: Er macht nicht deutlich, an welchem Problem mit welchem Ziel eigentlich gearbeitet werden soll;
- keine Fragestellung: er will nichts klären oder verstehen, vielmehr ist alles plausibel;
- eine Auffassung von seiner Situation als „Realität": Er *sieht* es nicht so, es *ist* so!

Auf diese Weise gelingt es dem Klienten, ein Problem gleichzeitig auf Distanz zu halten, von einer Bearbeitung abzuschotten *und* ständig auf das Problem hinzuweisen und somit deutlich zu machen, dass etwas getan werden muss: Das Ziel des Spiels kann auf diese Weise sehr gut realisiert werden.

## 4.4 „Heroisches Armes Schwein"

In dieser Spielvariante wird das Arme-Schwein-Spiel noch um eine Komponente bereichert. Der Klient macht nicht nur deutlich, dass er ganz besonders arm dran ist usw. Er macht außerdem noch deutlich, dass er mit seinem Leben bisher trotz der geballten Katastrophen fertig geworden ist: Er hat sich durchgeschlagen und behauptet, obwohl sein Zustand extrem desolat war. Dem Leben zäh standgehalten zu haben, verdient die Bezeichnung „heroisch".

Dieses Spiel zielt damit nicht nur auf Verantwortungsübernahme und Schonung ab: Es zielt außerdem auf Bewunderung. Der Therapeut soll es toll finden, dass der Klient sich in einer solchen Lage, mit derartigen Handicaps noch hat behaupten können.

## 4.5 „Opfer der Umstände"

Das Spiel „Opfer der Umstände" zielt darauf, Verantwortung abzugeben. Der Klient macht deutlich, dass er für seine augenblicklichen Probleme, sein Handeln, seine „Persönlichkeit" nichts kann. Dass er so geworden ist oder dass der Zustand heute so ist, liegt an einer Kette unglücklicher Umstände; es liegt an seiner miserablen Biographie (und diese haben die Eltern zu verantworten); oder es liegt an der „Gesellschaft" usw.

Der Klient hatte, so macht er deutlich, nie eine wirkliche Wahl, hat nie eigene Entscheidungen treffen können, alles war zwangsläufig. Er selbst ist das Opfer, das Opfer seiner Eltern, der Zeit, der Konjunktur o. ä. Heute ist er nun in einer Situation, die (ohne sein Verschulden) völlig verfahren ist: Er kann nichts mehr tun, „der Zug ist abgefahren". Der Klient macht deutlich,

- dass diese Umstände sein Leben bestimmen;
- dass er für diese Umstände nichts kann;
- dass er diesen Umständen ausgeliefert ist und sie nicht beeinflussen kann;
- dass diese Umstände seine Probleme *zwangsläufig* bedingen;
- dass er selbst keine Wahl und keine Kontrolle hatte;
- dass er auch jetzt keine Kontrolle hat.

Der Sinn der Strategie liegt im Wesentlichen in einer Exkulpierung: Der Therapeut soll diese Konstruktion bestätigen und den Klienten damit von jeder Verantwortung freisprechen.

Eine Sabotage der therapeutischen Arbeit wird von Spiel-Klienten oft mit einer milden Variante des Spiels „Opfer der Umstände" kombiniert. Macht ein Klient z. B. seine Hausaufgaben nicht, weil er gar nicht will, dass sich therapeutisch etwas tut, dann möchte er nicht, dass dies dem Therapeuten klar wird. Denn dann könnte der Therapeut anfangen, unangenehme Fragen zu stellen, könnte die Sabotage der Therapie zum Thema der Therapie machen, könnte den Sinn der Therapie in Frage stellen. Daher sagt er nicht, warum er die Hausaufgaben nicht macht, sondern er sagt, dass er für das Nicht-Handeln nicht verantwortlich ist, dass leider „Umstände" ihn daran gehindert haben: beim ersten Mal war es der Besuch seiner Schwiegermutter, beim zweiten Mal hatte sich der Hund die Pfote verletzt, und er musste ständig beim Tierarzt sitzen; beim dritten Mal war er leider selbst noch krank usw.

Der Sinn dieser Strategie ist klar: der Klient kann die Therapie sabotieren, ohne dafür jedoch die Verantwortung zu übernehmen.

Auch ein Klient, der eine Frage des Therapeuten nicht beantworten will, ohne dass seine Verweigerung deutlich wird, kann dieses Spiel spielen: Er kann sagen „ich habe leider den Faden verloren" oder „ich weiß nicht". Ein Klient sagte mir mal: „Wissen Sie, das ist gerade mein Problem: Jedes Mal, wenn ich mir diese Frage stelle, tut sich ein schwarzes Loch auf und ich weiß gar nichts mehr.": Astronomische Dimensionen in der Psychotherapie. Die Klienten erreichen damit, dass sie für ihr Vermeiden nicht verantwortlich gemacht werden können: Es liegt an ihrem schlechten Gedächtnis oder ist schlicht Folge „ihres Problems". Resultierende Appelle dieses Spiels sind:

- Mach mich nicht verantwortlich!
- Stell keine Anforderungen!
- Zwing mich nicht, mich mit mir zu beschäftigen!
- Übernimm Du Verantwortung!
- Tu Du etwas für mich, denn ich kann es nicht!

An diesem Spiel zeigt sich sehr gut die zweischneidige Struktur der Spiele. Die Klienten, die dieses Spiel anwenden, haben damit kurzfristig deutlich Gewinne: Sie können es erreichen, nicht zur Verantwortung gezogen zu werden. Wer auf dieses Spiel hereinfällt, kann dem Klienten keinen Vorwurf machen: Aus dem Ankläger wird vielmehr jemand, der sogar noch Mitleid mit dem Klienten haben muss.

Langfristig hat dieses Spiel aber einen gravierenden, ja geradezu verheerenden Nachteil: *Eine Person, die keine Verantwortung mehr für ihr Handeln übernimmt, kann auch nichts mehr verändern.* Jede Klärung, jede Problembearbeitung, jede Handlung in Richtung Veränderung setzt voraus, dass ich zumindest einen Teil des Problems bei mir selbst sehe, dass ich mich als Verursacher erlebe und damit auch als jemanden, der die Macht hat, etwas zu verändern (vgl. Bandura, 1977, 1978; De Charms, 1968). Nur wenn ich mich als jemanden definiere, der zumindest Teile des Problems oder seiner Determinanten unter Kontrolle hat, kann ich mich als Agenten meiner Veränderung wahrnehmen. Lehne ich jedoch die Verantwortung für mein Handeln, meine Probleme ab, dann sehe ich mich auch nicht als jemanden, der etwas verändern kann: dann bin ich nur das Opfer der Umstände, ich bin auch jemand, der Hilfe *nur* von außen bekommen kann. Damit habe ich mich aber selbst festgesetzt, mich handlungsunfähig gemacht: *Wer Verantwortung abgibt, paralysiert sich selbst.* Auf diese Weise führt das Spiel zu immensen Kosten.

Natürlich ist es auch möglich, sich mit übermäßiger Übernahme von Verantwortung zu paralysieren, wie es depressive Klienten oft tun: Ein Klient muss natürlich nicht für alles und jedes Verantwortung übernehmen. Jedoch ist es eine Grundvoraussetzung einer therapeutischen Veränderung, die *Bereitschaft* zu zeigen, für eigenes Handeln, eigene Ziele usw. Verantwortung zu übernehmen: Nur so kann man vom Opfer, vom „pawn“, zum „origin“, zum Gestalter des eigenen Lebens werden (De Charms, 1968).

## 4.6 „Opfer anderer Personen“

Das Spiel „Opfer anderer Personen“ funktioniert prinzipiell ähnlich wie das Spiel „Opfer der Umstände“. Nur macht der Klient nun für seinen Zustand, sein Verhalten, seine Probleme usw. nicht anonyme „Umstände“ verantwortlich, sondern konkrete Personen: Diese haben ihn behindert, benachteiligt, geschädigt usw. Es sind nun ganz konkrete Personen, die ganz konkret negativ in sein Leben eingegriffen haben (und so kann ein Klient „Eltern“ einmal eher im Sinne unspezifischer „Umstände“ ansprechen und einmal eher als konkrete Personen benennen, z. B.: „Mein Vater hat verhindert, dass ich eine bessere Schule besucht habe.“).

Der Sinn des Spiels ist prinzipiell der gleiche wie bei „Umständen“: Der Klient macht deutlich, dass er nichts für seine Probleme kann, keine Wahl hatte usw.

Das Spiel „Opfer anderer Personen“ hat zwei Varianten:

- „Schicksal“
- „Intentionale Schädigung“

In der Variante *„Schicksal“* stellt der Klient die Sachlage so dar, dass andere Personen ihn zwar beeinträchtigt haben, dass sie das aber nicht mit Absicht getan haben: die Beeinträchtigung ist zufällig erfolgt, die anderen wollten das gar nicht, können selbst nichts dafür o.ä. Es geht dem Klienten hier somit nur darum, die Problemursache und damit die Verantwortung an andere zu delegieren: Das Ziel des Spiels ist Exkulpierung. Damit ergeht auch der Appell an den Therapeuten: „Bestätige meine Sichtweise“ und

- Entschuldige mich!
- Stell keine Anforderungen!
- Übernimm Verantwortung! u.a.

Die „anderen Personen“ haben hier eher eine Statistenrolle: Sie sind „Träger der Verantwortung“, ohne aber selbst von Bedeutung zu sein; im Prinzip sind sie sogar austauschbar.

In der Variante *„intentionale Schädigung“* geht es dem Klienten um mehr: Hier betont er, dass andere Personen ihn *intentional* schädigen oder behindern. Andere wollen, dass es ihm schlecht geht, dass er nicht weiterkommt, dass er scheitert usw. (dies ist die paranoide Variante des Spiels).

Damit hat diese Art des Spiels auch nicht nur exkulpierende Funktion: Der Klient möchte nicht nur, dass der Therapeut wahrnimmt, dass der Klient nichts für seine Probleme kann. Der Therapeut soll auch akzeptieren und bestätigen, dass der Klient aktiv verfolgt wird.

Damit erwartet der Klient über Bestätigung hinaus auch *Solidarisierung* vom Therapeuten: Der Therapeut soll die Partei des Klienten ergreifen und sich aktiv mit dem Klienten gegen die bösartigen Angreifer solidarisieren.

Die Appelle an den Therapeuten sind daher:

- Bestätige meine Sichtweise!
- Solidarisiere Dich mit mir!
- Hilf mir aktiv in meinem Kampf gegen die anderen!

Diese Spielvariante hat in der Regel auch eine aggressive Dynamik als die Variante „Schicksal“: Da der Klient sich intentional und ungerechtfertigt geschädigt fühlt, löst dies Ärger in ihm aus. Während die „Schicksalsvariante“ des Spiels eher einen resignativen Touch hat, ist der Klient hier aktiv verärgert und aggressiv: er hat ein *Recht,* verärgert zu sein, er hat ein Recht, sich zu wehren, er hat ein Recht, sich aggressiv zu verhalten. Und er hat auch ein Recht, vom Therapeuten Solidarität in aggressiver Weise einzufordern bzw. er hat ein Recht, den Therapeuten, wenn dieser die Solidarität verweigert, aggressiv zu behandeln.

Interaktionell kann es auf diese Weise sehr schnell zu einer selbsterfüllenden Prophezeiung kommen, die von der Person so jedoch nicht wahrgenommen werden kann:

- die Person „interpretiert“ das (objektiv harmlose) Verhalten eines Interaktionspartners als intentional schädigend, ablehnend usw.;
- sie reagiert auf diesen Partner aggressiv und hält dies für gerechtfertigt;
- daraufhin reagiert der Partner tatsächlich ablehnend und aggressiv;

- dies wiederum wird nun der Person als Bestätigung ihrer Ausgangsinterpretation gedeutet.

Auf diese Weise kann sich das Spiel selbst bestätigen: Die Person hat Unmengen an Beweisen dafür, dass andere aggressiv, missgünstig, ablehnend sind (Beck & Freeman, 1993).

Interaktionell steht der Therapeut in großer Gefahr, ebenfalls in diese Kategorie zu fallen: Fängt er an, sich über den Klienten zu ärgern, z. B. weil dieser ihn manipuliert, kann dieser Ärger vom Klienten als persönliche Ablehnung interpretiert werden: „Der Therapeut gehört auch zu denen, die gegen mich sind.“. Diese Interaktionsstruktur ist daher besonders heikel, insbesondere, wenn der Therapeut nicht sehr früh erkennt, welche Art von Spiel der Klient realisiert.

## 4.7 „Märtyrer“

Das Spiel „Märtyrer“ ist eine Fortsetzung des Spiels „Opfer anderer Personen“: In diesem Spiel macht der Klient deutlich, dass er nicht nur von anderen beeinträchtigt wird, sondern dass er trotz all dieser Beeinträchtigungen noch viel erreicht und vollbracht hat.

Meist verbindet sich der Aspekt des „das habe ich alles trotzdem geschafft“ mit der intentionalen Variante des „Opfer-Spiels“: Andere Personen, so macht der Klient deutlich, versuchen ihm das Leben schwer zu machen, ihn zu behindern usw. Und trotz dieser geballten Widrigkeit hat der Klient es so weit gebracht, hat dies und das in seinem Leben geschafft, allerdings unter immensen Kosten.

Der Appell geht damit über Bestätigung und Solidarisierung hinaus, er umfasst außerdem Aspekte wie:
- Finde toll, was ich alles geleistet habe!
- Würdige meine Mühen und Schmerzen!

## 4.8 „Immer ich!“

Das Spiel „Immer ich“ ist eine Kombination von Armes-Schwein, Opfer und (manchmal) Märtyrer. Der Klient macht deutlich, dass er sich vom Leben betrogen und beeinträchtigt fühlt. An dieser Beeinträchtigung sind sowohl andere Personen als auch Umstände beteiligt. Die Ursache dafür liegt nach Sicht des Klienten weniger in der bösartigen Intention anderer, sondern eher im „Schicksal“: Der Klient hat einen magischen Schicksalsglauben, dass immer er betroffen ist. Immer geht ihm etwas schief; wenn eine Panne passiert, dann passiert sie ihm; wenn einer erwischt wird, dann wird er erwischt; wenn jemand bei der Beförderung übergangen wird, dann er usw.

Der Klient ist wegen dieser konsequenten Benachteiligung stark frustriert und geladen. Er reagiert auf alles, was nach einer neuerlichen Beeinträchtigung aussieht, aggressiv.

Ein Klient von mir machte das schon in den ersten Minuten der Therapie deutlich: Ich wurde in sehr aggressiver Weise dafür verantwortlich gemacht, dass man an der Ruhr-Universität keinen Parkplatz findet, dass die Räume schlecht gekennzeichnet sind, dass die Uni ein Labyrinth ist (was alles zutreffend ist, jedoch wirklich nicht in meiner Verantwortung liegt). Der Klient machte mir deutlich, dass es eine Unverschämtheit von mir ist, ihm das alles zuzumuten. Im Laufe der Therapie wurde dann noch weit mehr von dieser Struktur deutlich:

- ausgerechnet er wurde beruflich versetzt und ausgerechnet weit weg;
- ausgerechnet ihm passiert es, dass seine Tochter auszieht, gerade jetzt, wo er eh schon so belastet ist;
- ausgerechnet er hat ständig unfähige Mitarbeiter usw.

Und ausgerechnet bei ihm passiert es, dass er versehentlich eine Rechnung mit falschem Rechnungsbetrag erhält: daraufhin werde ich (der ich dafür gar nichts kann) von ihm aggressiv angegangen; er hält das für eine Frechheit, etwas Derartiges darf nicht passieren usw. Eine Erklärung und Entschuldigung nimmt er nicht an; mit einer derartigen Institution will der Klient nichts zu tun haben.

Die Ereignisse sind für den Klienten keine eigenständigen Ereignisse: Sie sind in seinem Schema neuerliche Beweise dafür, dass er beeinträchtigt wird. Und daraufhin muss er sich abgrenzen, verteidigen und schützen. Daher kann der Klient auch irgendwelche Pannen nicht auf sich beruhen lassen oder „fünfe gerade sein lassen“: es ist ja nicht nur diese einzelne Panne, es ist eine Panne in einer Serie von Pannen. Und es ist nicht nur eine zufällige Panne, sondern es ist wieder etwas, das *ihn* beeinträchtigt. Das Schema führt dazu, dass der Klient notwendigerweise in jeder Mücke einen Elefanten sehen muss und entsprechend handelt.

Die in dem Schema enthaltenen *Grundannahmen* sind:

- Mir passieren ständig unangenehme Dinge.
- Ich werde häufig benachteiligt.
- Mir passiert das häufiger als anderen.
- Das „kommt über mich“, ich bin dabei passiv, ich kann nichts dafür.
- Die Gründe dafür liegen *nicht* in meiner Person, meinem Verhalten usw.
- Über diese Gründe habe ich keine Kontrolle.

Die Appelle an den Interaktionspartner sind:

- Ich will, dass meine Klagen beachtet und gehört werden!
- Nimm zur Kenntnis, dass ich benachteiligt bin!

*also*

- Tue mir ja nichts!
- Wehe, Du beeinträchtigst mich!
- Geh ja vorsichtig mit mir um!
- Achte sorgfältig darauf, wie Du mich behandelst!

Die interaktionelle Konsequenz wird nicht angenehm sein: Interaktionspartner können diese Ansprüche gar nicht erfüllen und werden sie auf die Dauer auch nicht erfüllen wollen. Sie werden es auf die Dauer auch nicht akzeptieren, wegen jeder Kleinigkeit „angemacht“ zu werden; sie werden auch keine Lust haben, sich ständig zu kontrollieren, um Konflikte zu vermeiden; sie werden es wohl auch nicht schätzen, sich ständig zu rechtfertigen usw. Sie werden sehr wahrscheinlich langfristig nur eine Möglichkeit sehen, mit der Person klarzukommen: Sie müssen sie meiden, so gut sie können. Die Botschaft „geh sorgfältig mit mir um“ führt dazu, dass keiner mehr mit dieser Person umgeht. Damit schützt sich die Person auch: Aber um welchen Preis?

## 4.9 „Mords-Molly“

Diesen Begriff hat einer meiner Klienten geprägt: Das Spiel impliziert das Image, „ganz toll“ zu sein. Der Klient baut das Image auf, dass er etwas Besonderes ist: er reflektiert mehr als andere; er interessiert sich für avantgardistische Kunst, während die anderen in verstaubten Museen vor sich hindümpeln; er reist natürlich nicht nach Mallorca, sondern nach Mexiko usw. Der Klient möchte hier vor allem persönlich bestätigt werden: der Therapeut soll es großartig finden, was der Klient macht.

„Mords-Molly“ ist damit ein beliebtes Spiel einigermaßen erfolgreicher Narzissten. Der Klient kann schon zugestehen, dass er ein Problem hat: Ansonsten wäre das Aufsuchen eines Therapeuten auch nur schwer verständlich. Das Problem, so macht der Klient deutlich, ist jedoch sehr umgrenzt und spielt angesichts der sonstigen Großartigkeit auch nur eine untergeordnete Rolle. Der Klient kommt in die Therapie, weil er durch die Lösung des Problems eigentlich noch toller werden kann: Für ihn ist die Therapie damit der Weg zur Vollendung. Der Klient hat daher die Therapie eigentlich nicht nötig; er nutzt sie aber, um „weiterzukommen“, um seine Entwicklung zu fördern.

Der Klient möchte damit, dass sich die therapeutische Arbeit auf einen Bereich, ein Thema beschränkt: Dies gibt er dem Therapeuten genau vor. Der Therapeut ist keineswegs berechtigt, über diesen Bereich hinauszugehen, Fragen nach anderen Lebensbereichen zu stellen u.a.: der Klient hat einen eingeschränkten Arbeitsauftrag und setzt diesen auch durch, alle anderen Lebensbereiche sind „thematisch gesperrt“. Der Klient will damit die Kosten seines Systems reduzieren, das System ansonsten aber unangetastet lassen.

Er möchte somit, dass der Therapeut ihn selbst, seine Konstruktionen und Sichtweisen *nicht* hinterfragt: Im Gegenteil, der Therapeut soll den Klienten in dessen Konstruktionen bestätigen und bestärken. Der Therapeut soll bestätigen,

- dass der Klient „eigentlich“ gar keine Probleme hat;
- dass der Klient die Dinge richtig sieht;
- dass der Klient im Grunde großartig, kompetent u.a. ist. Dieses Spiel hat damit gleichzeitig zwei Gewinne:
- Kostenreduktion

*und*

- Bestätigung.

Der Klient kann sich vom Therapeuten die Art von Bestätigung holen, die er möglicherweise in seinem sonstigen Umfeld nicht (mehr) bekommt; gleichzeitig kann er ein umgrenztes Problem beseitigen, und zwar so, dass er nach dessen Beseitigung alles beim Alten lassen kann: Das Problem ist im augenblicklichen System des Klienten eine Störung und diese soll beseitigt werden. Das System soll als solches jedoch nicht revidiert werden: es soll vielmehr lebbar gemacht werden.

Ein ähnliches Image, das den Therapeuten nachvollziehbarerweise stark verblüffte, machte ein Alkoholklient in stationärer Therapie auf: Er sei nicht in die Klinik gegangen, weil er Alkoholiker sei. Dies sei nicht der Fall und außerdem komme er mit seinem Leben bestens klar. Er sei vielmehr hier, weil er so einsichtig sei und aufgrund der geringen, konsumierten Alkoholmengen gewarnt: Er komme prophylaktisch in die Therapie, damit erst gar nichts passieren könne (diese Prophylaxe ist bei einer Person, die mit einem Alkoholspiegel von 1,8 Promille noch in der Lage war, unfallfrei Auto zu fahren, sicher mehr als überfällig). Der Klient hat aber hier das Rezept gefunden, aus Mist Gold zu machen: Er hat nicht nur kein Problem, er ist sogar ein *besonders* einsichtiger Klient.

## 4.10 „Regel-Setzer"

Bei diesem Spiel zeigt der Klient eine ausgeprägte Tendenz, soziale Regeln zu bestimmen: er möchte bestimmen, was moralisch ist und was nicht; er möchte bestimmen, was gut ist und was nicht; er möchte bestimmen, was andere zu tun und zu lassen haben. Dabei verschleiert er jedoch systematisch, dass es sich um *seine* Ansprüche, seine Ziele, Motive und Normen handelt. Er argumentiert daher in der Art:

- Das versteht sich doch von selbst!
- Das tut man nicht!
- Das ist unmoralisch!
- Wenn man Verkäuferin ist, hat man sich so zu verhalten!
- Das behindert doch andere!
- Das gefährdet doch andere!
- Das ist einfach eine Frechheit! usw.

Die Argumentation wird so aufgebaut, dass der Interaktionspartner kaum widersprechen kann, es sei denn, er nimmt es in Kauf, selbst als unmoralisch, rüde, unsozial o. ä. zu gelten.

In der Therapie geht es dem Klienten vor allem um Bestätigung und Solidarisierung: Der Therapeut soll die Regel als solche bestätigen und er soll bestätigen, dass der Klient Personen, die die Regeln brechen, „bestrafen" darf. Es geht somit um eine Legitimation des eigenen Handelns. Auch hier ist die Legitimation durch einen *Experten* von hohem Wert: Der Therapeut kann bestätigen, dass es sich nicht einfach um eine Marotte des Klienten handelt, sondern um ein legitimes Anliegen, das im Dienste der Allgemeinheit steht.

Man kann einen Unterschied feststellen zwischen dem Regel-Setzer-Spiel, das Klienten mit einer sog. „narzisstischen Persönlichkeitsstörung" spielen und dem, welches Klienten mit einer sog. „zwanghaften Persönlichkeitsstörung" spielen.

Klienten mit narzisstischer Persönlichkeitsstörung setzen Regeln meist so, dass sie *ihren Interessen dienen:* die Regeln dienen dazu, dass andere Personen besonders gut funktionalisiert werden können. Genau diese Funktionalität ist dann aber oft erkennbar: Die Regel ist ein ins Allgemeine gehobenes interaktionelles Ziel. So kann ein Chef die Regel setzen, dass es wichtig sei, pünktlich zu sein; es ist aber deutlich, dass es eigentlich wichtig ist, dass alle für ihn verfügbar sind. Die Regeln der „narzisstischen" Regelsetzer sind daher oft sehr funktional, zielgerichtet, konkret und sehr deutlich mit der Person des Regelsetzers verbunden.

Dagegen argumentiert ein zwanghafter Regelsetzer eher allgemein, prinzipiell, moralisch: Er „verkündet" eine Regel, die von ihm unabhängig ist, die allgemein gültigen, ja moralischen Charakter hat. Er beruft sich dabei auf „allgemeine Moral", Religion usw. Damit löst der zwanghafte Regelsetzer die Regel noch weiter von seiner Person ab als der Narzisst: Die Regeln werden damit auch weniger diskutierbar, starrer; ihre Nichteinhaltung kann damit auch strenger geahndet werden, denn bei der Nichtbefolgung handelt es sich nicht um ein Versehen, sondern um ein Vergehen. Damit, so wird deutlich, kann der zwanghafte Regelsetzer auch weit mehr und weit schneller Reaktanz in seiner Umwelt produzieren als der narzisstische Regelsetzer.

## 4.11 „Moses"

Das Spiel „Moses" beinhaltet die Annahme der Person, dass sie über die wahren und einzig gültigen Normen und Regeln verfügt und dass sie davon ausgeht, dass diese Normen und Regeln von allen lebenden Menschen befolgt werden sollten. Die Person ist somit die „Verkünderin der wahren Lehre".

Klienten, die dieses Spiel spielen (meist Klienten mit zwanghafter Persönlichkeitsstörung), sind völlig davon überzeugt, dass „man bestimmte Dinge in ganz bestimmter Weise tun sollte", z. B.:

- auf Details achten;
- gründlich sein;
- genau sein;
- hohe Standards verfolgen, usw.

Sie sind auch davon überzeugt, dass man bestimmte Dinge gar nicht tun sollte, z. B.:

- ungenau sein;
- „fünfe gerade sein lassen";
- großzügig sein, u. ä.

Die Person ist davon überzeugt, dass man das Leben nach festen Regeln und Normen ausrichten sollte, dass man sich an diese Normen unbedingt zu halten hat und dass sie sich natürlich völlig an diese Normen hält. Diese Personen empfinden auch in der Regel Normen wichtiger als Beziehungen: Verstößt ein Interaktionspartner gegen diese Normen, wird eher die Beziehung zu ihm abgebrochen, als dass die Norm in ihrer Gültigkeit relativiert wird.

Das Entscheidende ist hier, dass die Person die Normen aber eben nicht nur für sich persönlich als verbindlich ansieht (und andere damit in Ruhe lässt); sie geht davon aus, dass alle anderen diesen Normen auch folgen sollten (und dass die Welt dann in Ordnung wäre). Dadurch ist die Person hochgradig missionarisch und intrusiv: Sie verlangt von anderen, dass sie so handeln, wie sie selbst und fühlt sich berechtigt, andere Personen, die nicht den gleichen Normen folgen, moralisch abzuwerten. Damit wertet sie sich gleichzeitig moralisch auf: Sie befolgt die Normen weitaus besser als alle anderen (was vermutlich auch der Fall ist) und ist deshalb moralisch weitaus hochwertiger als alle anderen (was klar an Hybris grenzt). Sie sieht deshalb auch keine Veranlassung, ihre Normen und Regeln in Frage zu stellen, selbst wenn sie interaktionell dadurch in Schwierigkeiten gerät.

## 4.12 Verführung und Attraktivität

Das Spiel „Attraktivität" wird insbesondere von histrionischen Personen gespielt. Dabei versuchen die Personen durch eine „Zur-Schau-Stellung" von Attraktivitätsmerkmalen Aufmerksamkeit zu erregen bzw. wichtige interaktionelle Ziele zu erreichen (vgl. Sachse, 2007a). Dabei sehen die Personen aber nicht nur einfach „gut aus", sondern sie „setzen ihre Attraktivität in Szene", sorgen dafür, dass diese Aspekte auch wahrgenommen werden. Das Spiel enthält Komponenten von:

- Gut aussehen, gestylt sein: Sich schick und auffällig kleiden, geschminkt sein, auffälligen Schmuck tragen, figurbetonte Kleidung u. ä.
- Sexy und erotisch sein: Sich sexy kleiden, enge Kleidung, tiefe Ausschnitte u. ä.
- Erotisierendes Verhalten: Flirten, Nähe aufnehmen, zweideutige Bemerkungen machen u. ä.
- Unterhaltsam sein: Eine „Stimmungskanone" sein, Smalltalk machen, Geschichten erzählen u. ä.

Alle diese Aspekte haben das Ziel, Aufmerksamkeit auf sich zu ziehen.

Wie bei anderen Strategien kann man auch hier hohe und niedrige Kompetenz realisieren: Bei hoher Kompetenz ist man z. B. extrem aufwendig geschminkt, wirkt damit aber trotzdem natürlich und unaufdringlich; bei niedriger Kompetenz wirkt man „aufgetakelt". Bei erotisiertem Verhalten löst man bei hoher Kompetenz beim Interaktionspartner ein hohes Maß an Interesse und Spannung aus, ohne dass diesem die sexuelle Konnotation überhaupt bewusst wird: Die relevanten Botschaften bleiben unterschwellig, sind aber trotzdem hoch wirksam. Bei geringer Kompetenz wirkt das Verhalten dagegen grenzüberschreitend und eher abstoßend.

Bei „Unterhaltsamkeit" schafft es eine kompetente Person, einen langweiligen Text so „aufzuführen", dass alle fasziniert sind; bei niedriger Kompetenz denken alle: „Oh Gott, die schon wieder."

Intransparent ist dieses Handeln deshalb, weil es z. B. gar nicht um Sex oder Erotik und gar nicht um die dargestellte Geschichte geht: Es geht darum, wichtig zu sein, wahrgenommen zu werden, im Zentrum der Aufmerksamkeit zu stehen (deshalb ist das erotisierte Verhalten meist auch ein „leeres Versprechen").

## 4.13 „Verfügbarkeit"

Ein für die Therapie sehr wesentliches Appell-Spiel ist „Verfügbarkeit". Der Klient möchte hier, dass der Therapeut für den Klienten verfügbar ist, und zwar weit über das normale therapeutische Angebot hinaus.

Dies kann umfassen:

- Sondertermine: Der Klient kommt angeblich mit der eingeräumten einen Therapiestunde nicht aus: er benötigt mehr Termine.
- Sonderzeiten: Er benötigt auch Termine zu Zeiten, an denen normalerweise keine stattfinden, weil es ihm gerade so schlecht geht, z. B. abends, am Wochenende usw.
- Besonders lange Termine: Der Klient fühlt sich außerstande, die Therapie nach einer Stunde zu verlassen: er ist dann so aufgewühlt, dass er in diesem Zustand nicht „in die Woche gehen kann". Er benötigt daher längere Termine oder solche, die man je nach Bedarf ausweiten kann.
- Telefonnummern: Der Klient möchte die Privatnummer des Therapeuten, denn es könnte ja sein, dass er am Wochenende plötzlich suizidal wird, und dann kann es lebensrettend sein, den Therapeuten nur mal kurz anzurufen.
- Krisenintervention: In ganz schweren Krisen kann es auch schon einmal nötig sein, dass der Therapeut die Nacht mit dem Klienten verbringt bzw., dass der Klient den Therapeuten im Urlaub aufsucht (ein exzellentes Beispiel dafür ist der Film „Was ist los mit Bob?").

Der Klient vermittelt dem Therapeuten somit

- dass er den Klienten besonders wichtig nehmen muss;
- dass er sich in besonderer Weise für den Klienten engagieren muss;
- dass er den Klienten keinesfalls so behandeln kann wie andere Klienten.

Ist der Therapeut dazu nicht bereit, dann wird der Therapeut unter Druck gesetzt, z. B. indem er vom Klienten bezeichnet wird als

- kalt,
- verständnislos,
- ablehnend,
- unverantwortlich,
- unprofessionell.

Der Therapeut wird hier vor die Wahl gestellt: Entweder Du behandelst mich, wie ich es verdiene, oder Du disqualifizierst Dich als Therapeut.

Der Klient macht dem Therapeuten damit deutlich, dass dieser Verantwortung für den Klienten übernehmen muss: Und dazu gehört es auch, dass der Therapeut für den Klienten da ist, wenn dieser Hilfe braucht; das ist schließlich die Aufgabe eines Experten.

Zur Durchsetzung dieses Spiels ist das „Arme-Schwein-Spiel" nützlich: Der Klient macht dem Therapeuten unmissverständlich deutlich, wie extrem schlecht es ihm geht und dass er nun wirklich fachliche Hilfe in hohem Ausmaß benötigt. Daraus lässt sich logisch ableiten, dass der Therapeut für den Klienten Verantwortung übernehmen muss: Also muss er auch für den Klienten verfügbar sein.

## 4.14 „Entscheidung übernehmen"

Bei diesem Spiel stellen die Klienten sich selbst als extrem entscheidungsunfähig dar: Sie wissen nicht, was sie wollen, können sich nicht entscheiden, sind ohne jede Orientierung. Sie möchten deshalb gerne, dass der Interaktionspartner ihnen sagt, wo's langgeht: was sie tun sollen, wie sie sich entscheiden sollen, teilweise auch, was sie anziehen sollen, wohin sie in Urlaub fahren usw. Sie fragen ihre Interaktionspartner manchmal auch: „Schatz, welches Kleid gefällt mir am besten?" Sie möchten am liebsten an die Hand genommen und geführt werden; mit einem starken Partner fühlen sie sich am wohlsten. Letztlich geht es bei diesen Strategien darum, Beziehungspartner an sich zu binden. Nur scheinbar geht es um die Übergabe von Entscheidungen, eigentlich geht es darum, dass der Partner sich kümmert und dadurch eng in der Beziehung bleibt. Man ordnet sich dem Partner unter, um damit als „pflegeleicht", hoch anpassungsfähig, hoch kompromissbereit zu erscheinen, was den Partner veranlassen soll zu denken: „Eine Partnerin wie diese bekomme ich nie wieder." Die Strategien sind damit manipulativ, aber sie sind besser getarnt als andere Strategien: Sie wirken zuerst gar nicht manipulativ, sondern eher hilflos oder altruistisch und „nett".

Das gleiche Spiel spielen sie auch in der Therapie: Auch der Therapeut soll ihnen sagen, was sie wann und wie tun sollen. Am liebsten würden sie vom Therapeuten adoptiert werden: Er möge ihr Licht in dunkler Nacht und Begleiter auf allen Wegen sein.

## 4.15 „Solidarisieren"

Der Appell an den Therapeuten, sich zu solidarisieren, impliziert nicht nur eine Bestätigung, sondern er fordert vom Therapeuten, mit dem Klienten eine aktive Allianz gegen eine andere Person (meist den Partner des Klienten) einzugehen.

Das Spiel „Solidarisieren" hat zwei Ziele:

- *Exkulpierung:* Der Klient macht deutlich, dass er *nicht* an dem Problem, der Misere schuld ist, er kann nichts dafür: Schuld ist der andere, er selbst ist entlastet.
- *Verbündete finden:* Der Klient macht deutlich, dass er gegen den „anderen" einen (starken) Verbündeten braucht bzw. ihm (moralisch) ein Verbündeter zusteht, der ihm in der Auseinandersetzung hilft oder ihn zumindest berät.

Um das zu erreichen, gibt der Klient dem Therapeuten zunächst sehr selektiv Information: Der Klient stellt die Problematik systematisch so dar, dass der Partner der Verantwortliche ist: dieser bricht Regeln, ist unverschämt, gewalttätig, unverständig usw. Der Klient selbst kann für das ganze Problem nichts: Er ist das Opfer des problematischen Partners und dessen pathologischen Verhaltens.

Um den Therapeuten zu Solidarisierung zu veranlassen, kann ein Klient unterschiedliche Strategien verwenden:

- Der Klient gibt selektive Informationen: Diese lassen den Klienten in möglichst günstigem, den „anderen" in möglichst ungünstigem Licht erscheinen.
- Der Klient gibt *Bewertungen* ab: Der Klient berichtet nicht neutrale Ereignisse, sondern diese werden sofort negativ bewertet, kommentiert usw. Bericht und Bewertung lassen sich kaum noch trennen.
- Der Klient macht deutlich, dass der Therapeut eigentlich gleicher Meinung sein müsste: Jeder vernünftige Mensch, der diese Geschichte hört, muss erkennen, dass der Klient der „Gute" ist.
- Der Klient macht deutlich, dass er vom Therapeuten *erwartet,* dass er auf seiner Seite ist: schließlich ist der Therapeut ja der Experte, der besonders deutlich erkennen muss, wer der „Gute" ist; und außerdem ist der Therapeut verpflichtet, dem Klienten zu helfen; und überhaupt ist der Klient ja so schwach, dass ihm schon allgemein Hilfe zusteht usw.

Hier muss man allerdings sehen, dass es allgemein nicht zu den Tugenden von Klienten zählt, bei der Bearbeitung von Partnerproblemen die eigenen Anteile zu betonen: In aller Regel blendet ein Klient die Tatsache aus, dass „zu dem Spiel immer zwei gehören", dass auch der Klient etwas zu dem Partnerproblem beigetragen hat und beiträgt, dass auch sein Anteil berücksichtigt und geklärt werden muss usw. Klienten ist es natürlich lieber, die Dinge so zu sehen, dass der andere den schwarzen Peter hat; z. T. ist es aber auch nicht leicht für Klienten, das Interaktionssystem zu durchschauen und den eigenen Anteil zu analysieren, wenn er selbst ein Teil des Systems ist. Daher ist bei diesem Thema eine einseitige, voreingenommene Darstellung eher die Regel als die Ausnahme und damit noch kein Hinweis auf ein Interaktionsspiel.

Zu einem Spiel wird es erst dann, wenn der Klient keine andere Sichtweise *zulässt:* wenn er darauf besteht, dass er an dem Problem unbeteiligt ist und der Partner Schuld hat, wenn er darauf besteht, dass der Therapeut diese Sichtweise zu akzeptieren hat. Ein Spiel ist es auch dann, wenn der Klient vom Therapeuten nicht nur Bestätigung seiner Sichtweise erwartet, sondern eine Solidarisierung. Der Therapeut soll bestätigen, dass der Partner Schuld hat, dass eigentlich der Partner in Therapie gehört und dass der Klient berechtigt ist, etwas gegen diesen Partner zu unternehmen. Der Klient möchte sich dadurch „für den Ehekrieg munitionieren". Er möchte nach Hause gehen und sagen können: „Der Therapeut hat auch gesagt, Du bist schuld, Du hast die Macke, Du musst Dich ändern."

Der Klient hat damit ganz klar *nicht* die Intention, etwas bei sich zu ändern: Er will nicht eigene Anteile an dem Problem klären oder sein Verhalten modifizieren. Er möchte seine Sichtweise und sein Verhalten beibehalten können. Und er möchte die Auseinandersetzung gewinnen, Recht behalten, dem anderen den schwarzen Peter zuschieben. Diese Konstellation ist sehr günstig, denn nun
- ist der Partner schuld;
- muss sich der Partner ändern;
- kann der Klient alles beim Alten lassen.

## 4.16 „Dornröschen"

Ein interessantes Appellspiel ist „Dornröschen": Im Anschluss an ein „Armes-Schwein-Spiel" oder ein „Opfer-der-Umstände-Spiel" kann der Klient deutlich machen, dass er keinerlei Möglichkeit hat, sich selbst zu helfen. Er hat absolut keine Ideen, alles schon ausprobiert oder aber jeder Lösungsversuch hat alles nur verschlimmert. Das einzige, was der Klient nun noch tun kann, ist, auf den Erlöser zu warten: Jemand muss durch die Hecke brechen und den Klienten wachküssen. Der Therapeut als Experte könnte nun ein derartiger Erlöser sein: Von ihm erhofft sich der Klient neue, bahnbrechende Lösungsvorschläge.

Der Anspruch an den Therapeuten ist hoch, er lautet:
- Du musst die Verantwortung für mich übernehmen, denn ich bin dazu nicht mehr in der Lage!
- Du musst meine Probleme lösen, denn daran bin ich gescheitert!
- Du musst Dir etwas ausdenken, entwickeln, erfinden, das mir hilft!
- Du musst Dich anstrengen, denn es ist klar, dass mein Problem nicht so leicht zu lösen ist (ansonsten wäre ich schon längst darauf gekommen)!
- Du musst Dich beeilen, denn mein Zustand ist nicht länger zu ertragen.

Übernimmt der Therapeut diesen Auftrag, dann ist er verloren; denn der Klient macht eine Unlösbarkeitskonstruktion nach der anderen auf. Hat der Therapeut einen neuen Vorschlag, dann beweist ihm der Klient, dass dieser nicht umsetzbar ist (leider hat der Therapeut diese oder jene Aspekte übersehen). Der Therapeut gerät dabei ins Schwitzen, während der Klient ganz gelassen bleiben kann: denn der Therapeut arbeitet für den Klienten und der Klient erhält Therapiestunden mit hohem Unterhaltungswert. Diese Struktur ist jedoch für *beide* sehr frustrierend: für den Therapeuten, der sich abrackert und keinen Fortschritt sieht und für den Klienten, dem damit letztlich auch nicht geholfen werden kann.

Eine beliebte Teilstrategie des Dornröschen-Spiels ist das Argument: Früher war alles besser, heute ist alles anders und keiner weiß, warum. Der Kontrast, den der Klient hier aufmachen kann, kann sowohl den Aspekt „es geht mir schlecht", als auch den Aspekt „ich bin hilflos und muss erlöst werden" gut illustrieren: Im Vergleich zu früher geht es dem Klienten nun wirklich miserabel und das wird dem Klienten auch ganz deutlich, wenn er sich klar macht, wie toll früher alles war. Und alles hat sich geändert, ohne dass der Klient weiß, wieso: Vor allem weiß der Klient auch nicht, wie er den alten Zustand wieder herstellen soll. Das kann offenbar nur der Experte.

## 4.17 „Blöd-Spiel"

Das „Blöd-Spiel" ist ein besonders beliebtes Interaktionsspiel. Bei diesem Spiel stellt die Person sich in einem bestimmten Bereich als besonders inkompetent dar:

- „Ich kann dieses Formular nicht ausfüllen."
- „Ich kann nicht zu Ämtern gehen, dort werde ich immer über den Tisch gezogen."
- „Ich kann mich nicht durchsetzen."
- „Ich kann leider die Waschmaschine nicht bedienen."

Diese Selbst-Definitionen als blöd sind in der Regel einigermaßen lächerlich (eben blöd); die Personen verbinden das aber immer mit dem Appell: „Mach Du es für mich!", „Ich kann die Waschmaschine nicht bedienen – also musst Du leider die Wäsche waschen!", „Ich kann mich auf dem Amt nicht durchsetzen – also musst Du zum Amt gehen!" usw. Geschickt ist das Spiel dann, wenn die Person den Partner, der die Aufgabe übernehmen soll, auch noch als besonders kompetent definiert: „Ich kann mich auf dem Amt nicht durchsetzen, aber Du kannst das toll! – Also solltest Du den Job übernehmen, denn Du wirst das viel toller machen als ich!" Der Partner wird somit gelobt und geehrt, die Person geht davon aus, dass er über außergewöhnliche Fähigkeiten verfügt (einschließlich der ungewöhnlichen Fähigkeit, eine Waschmaschine zu bedienen!).

Idealerweise hat das Spiel damit *zwei* Komponenten plus eine Folgerung:

1. Die Blöd-Komponente: „Schatz, ich kann die Waschmaschine nicht bedienen. Solltest Du mich dennoch zwingen, die Wäsche zu waschen, kann es sein, dass ich sie ruiniere."
2. Die Schmeichel-Komponente: „Schatz, Du bist die geniale Waschmaschinen-Bedienerin. Wenn Du die Wäsche wäschst, ist sie kuschelweich und toll und super."
3. Die Folgerung: „Daher ist klar, Du solltest die Wäsche waschen."

Das Spiel dient dazu, einen Partner einzuspannen, ihm Aufgaben zu übergeben, die man eigentlich selbst erledigen müsste, die man aber nicht erledigen will; dann schanzt man sie dem Partner zu und zwar möglichst so, dass er die Aufgaben auch noch gerne, mit Freude, übernimmt.

## 4.18 „Distanz-Spiel“

Bei dem „Distanz-Spiel“ hat die Person die Absicht, eine andere Person auf Distanz zu halten: Sie möchte möglichst wenig von sich preisgeben, andere möglichst nicht auf ihr Territorium lassen und mit anderen auch keine (engere) Beziehung eingehen. Dazu werden verschiedene Strategien benutzt:

- Wenn man gefragt wird, gibt man so kurz und knapp Auskunft, wie es möglich ist.
- Man nimmt nicht von sich aus Blickkontakt auf.
- Selbst während einer Interaktion nimmt man so wenig Blickkontakt wie möglich auf.
- Man spricht eine andere Person nicht von sich aus an.
- Wenn man angesprochen wird, zeigt man möglichst wenig Regung und Beteiligung:
  - Man verzieht das Gesicht nicht.
  - Man redet mit monotoner Stimme.
  - Man macht keine Gesten.
- Wenn man angelächelt wird, lächelt man nicht zurück; man zeigt überhaupt keine reziproken Affekte.

Interaktionspartner werden sehr schnell durch diese Strategien abgeschreckt; sie stellen ihre Bemühungen um Kontaktaufnahme rasch ein. Die Strategien bewirken sehr effektiv, was sie bewirken sollen: Sie halten Interaktionspartner auf Distanz.

## 4.19 „Grenzen schützen“

Der Schutz eigener Grenzen ist besonders wichtig für Personen, die in ihrer Biographie aversive Erfahrungen mit der Verletzung eigener Grenzen gemacht haben (z. B. Personen mit passiv-aggressiver Persönlichkeitsstörung). Es geht darum zu verhindern, dass andere Personen bestimmte, von der Person definierte, persönliche Grenzen überschreiten. In der Regel gibt es zwei Arten von Strategien: die passive und die aktive.

Bei der *passiven Strategie* verteidigen die Personen ihre Grenzen nicht offen: Erhalten sie z. B. eine Anweisung, die sie als intrusiv, als grenzüberschreitend, als „Kontrolle ausübend“ empfinden, dann nehmen sie diese Anweisung scheinbar an und versprechen, sie auszuführen. Dann aber sabotieren sie: Sie führen die Anweisung *nicht* aus und führen dafür Entschuldigungen an, die deutlich machen, dass sie für die Nicht-Ausführung nicht verantwortlich sind, dass sie dafür „nichts können“. Der Interaktionspartner wird dadurch mit seiner Absicht lahmgelegt, er „kommt nicht durch“.

Die *aktive Strategie* besteht darin, dem Grenzverletzer sehr deutlich und unmissverständlich zu verstehen zu geben, dass sein Anliegen

- eine Frechheit ist;
- unberechtigt ist;
- schädlich ist, usw.

Bei dieser Strategie erhält der Grenzverletzer (der meist gar nichts von seiner Grenzverletzung ahnt) offen eins zwischen die Löffel: Er wird kritisiert, beschimpft, z. T. abgewertet u. ä.

## 4.20 Fazit

Komplexe Spielstrukturen sind Handlungspläne, die aus vielen Images und Appellen bestehen und mit deren Hilfe eine Person versucht, interaktionelle Ziele auf intransparente, manipulative Weise zu erreichen.

Personen unterscheiden sich darin, wie gut und flexibel sie bei der Umsetzung dieser Pläne sind: Manche Personen sind hoch kompetent, können diese Pläne flexibel an Interaktionspartner anpassen und so gut tarnen, dass ihre manipulative Struktur nicht leicht erkannt werden kann.

Die Umsetzung der Pläne kann bewusst-intentional erfolgen: Die Personen wissen dann, was sie tun, und sie wissen, dass sie sich manipulativ verhalten. Die Umsetzung kann aber auch hoch automatisiert erfolgen, sodass den Personen selbst der manipulative Charakter ihres Handelns nicht bewusst sein muss.

Therapeuten sollten im Therapieprozess diese Strategien schnell erkennen und versuchen, sich nicht komplementär dazu zu verhalten, sich also nicht „in die Spiele des Klienten verstricken lassen“.

# 5 Klärungsorientierte Strategien in der Psychotherapie von Persönlichkeitsstörungen

*In diesem Kapitel sollen die therapeutischen Strategien bei Persönlichkeitsstörungen dargestellt werden, die sich aus dem Modell der doppelten Handlungsregulation und aus Prinzipien der Klärungsorientierten Psychotherapie ableiten lassen und die sich in der bisherigen therapeutischen Erprobung als effektiv erwiesen haben.*

Aus dem Modell der doppelten Handlungsregulation lassen sich therapeutische Strategien zum Umgang mit Klienten mit Persönlichkeitsstörungen ableiten, die sowohl für Persönlichkeitsstörungen allgemein gelten (Sachse, 1997a, 1999a, 2019a) als auch auf *spezifische* Persönlichkeitsstörungen bezogen sind (Sachse, 2001b). Diese therapeutischen Strategien sind zum großen Teil Spezifikationen der Klärungsorientierten Psychotherapie.[3]

Seit dieser Zeit hat meine (R.S.) Arbeitsgruppe dieses Modell und seine therapeutischen Implikationen einer ersten und rigorosen empirischen Testphase unterzogen: Wir haben seitdem in vielen Therapien als Therapeuten unter Supervision und als Supervisoren sorgfältig analysiert, wie sich die Strategien auf Klienten ausgewirkt haben, haben Modifikationen entwickelt und erneut getestet, bis wir zu dem Ergebnis gekommen sind, das wir hier darstellen. Wie haben dabei über Klienten konferiert, Bänder gehört und systematisch analysiert, Effekte von Interventionen evaluiert, diskutiert, Strategien modifiziert und erneut erprobt, bis wir mit dem Ergebnis zufrieden waren. Dann waren wir mit der Entwicklung der therapeutischen Strategien so weit, dass wir systematische, größere Studien durchführen konnten, deren Ergebnisse wir kurz in Abschnitt 11 zusammenfassen.

## 5.1 Therapie-Phasen

Wir gehen davon aus, dass sich die Therapie von Klienten mit Persönlichkeitsstörungen in *Phasen* vollziehen sollte. Dies resultiert aus der Erkenntnis, dass bei PD-Klienten erst bestimmte Voraussetzungen im Therapie-Prozess geschaffen werden müssen, damit weitergehende Prozesse möglich sind. So muss z. B. zuerst durch Beziehungsgestaltung Vertrauen aufgebaut werden, bevor konfrontative oder klärende Interventionen des Therapeuten vom Klienten umgesetzt werden.

Dadurch ergeben sich Therapie-Phasen, die jeweils durch bestimmte Prozess-Ziele definiert sind und in denen jeweils bestimmte Interventionen sinnvoll sind und bestimmte nicht.

Jede Therapiephase ist dabei durch bestimmte therapeutische Schwerpunkte gekennzeichnet: In jeder Phase verfolgt der Therapeut *bestimmte therapeutische Prozess-Ziele* mit bestimmten Strategien. Sind diese Ziele erreicht, dann geht der Therapeut zur nächsten Phase über, in der er neue therapeutische Ziele mit neuen, anderen therapeutischen Strategien verfolgt.

Natürlich lassen sich die Phasen nicht scharf abgrenzen; zum Teil sind die Übergänge fließend: Hat ein Therapeut bei bestimmten Themen Teilziele schon erreicht, dann kann er schon beginnen, die Ziele der nächsten Phase anzusteuern, während er gleichzeitig bei anderen Themen noch an einer Weiterverfolgung der Ziele der jeweiligen Phase arbeitet.

Die Phasenfolge hat sich bei unseren empirischen Ueberprüfungen sehr bewährt: Es ist unserer Erfahrung nach wichtig, sich als Therapeut an die *Reihenfolge der Prozessziele* zu halten, um therapeutische Effekte zu erzielen; Therapeuten, die dies nicht tun, scheitern unserer Erfahrung nach, da sie die Voraussetzungen zur Durchführung bestimmter Strategien nicht geschaffen haben und Klienten mit ungenügender Mitarbeit reagieren.

In jeder der Phasen realisiert der Therapeut therapeutische Strategien auf der Beziehungs-, Inhaltsund Bearbeitungsebene; allerdings wechseln die Schwerpunkte: Während in Phase 1 Strategien auf der Beziehungsebene dominieren, ist die 2. Phase durch Inhaltsund Bearbeitungsstrategien geprägt und in der 3. und 4. Phase stehen Inhaltsstrategien im Vordergrund.

Die Länge der einzelnen Phasen lässt sich nicht a priori genau bestimmen (und kann daher auch nicht „geplant" werden). Sie hängt von verschiedenen Faktoren ab, wie Art der PD, Stärke der PD und individuellen Klienten-Merkmalen.

*Die Phasen im Überblick:*

*Phase 1: Komplementäre Beziehungsgestaltung*
*Phase 2: Entwicklung eines Arbeitsauftrages*
*Phase 3: Klärung*
*Phase 4: Bearbeitung von Schemata*
*Phase 5: Transfer*

## 5.2 Phase 1: Komplementäre Beziehungsgestaltung

In der ersten Phase der Therapie geht es primär, aber natürlich nicht nur, um komplementäre Beziehungsgestaltung durch den Therapeuten. In dieser Phase dominieren somit die therapeutischen Strategien auf der Beziehungsebene.

Das Modell der doppelten Handlungsregulation geht davon aus, dass Klienten mit Persönlichkeitsstörungen hochgradig *beziehungsmotiviert* in die Therapie kommen, also einen starken Wunsch aufweisen, dass der Therapeut eine bestimmte Art von Beziehung realisiert.

Dieser Wunsch ist bei Klienten mit Persönlichkeitsstörung *primär:* Sie wollen, dass sich Therapeuten in bestimmter Weise verhalten, ihnen in bestimmter Weise entgegenkommen, sie „in bestimmter Weise abholen". Alle anderen Intentionen (z. B. Bearbeitungen komorbider Achse-I-Störungen o. a.) sind sekundär.

Vor allem aber weisen alle PD-Klienten aufgrund der (stark) negativen Beziehungsschemata ein hohes Ausmaß an *interaktionellem Misstrauen* auf, das sie auch (weil es Schemata sind!) auf den Therapeuten anwenden!

Dem Therapeuten wird misstraut, weil die Schemata besagen, dass man von Interaktionspartnern in bestimmter Weise schlecht behandelt wird: Der Therapeut erhält damit keinen „Vertrauensvorschuss", sondern die Klienten weisen ein „negatives Vertrauen" auf!

Und dies hat zur Folge, dass die Klienten dem Therapeuten keine relevanten, selbstwertbelastenden o. ä. Informationen über sich geben, dass sie sich auf Klärungsprozesse, wenn überhaupt, nur vorsichtig einlassen usw. Um eine tragfähige therapeutische Basis aufzubauen, muss ein Therapeut daher *erst einmal Vertrauen schaffen, er muss, wie wir sagen, „Beziehungskredit" aufbauen.*

*Persönlichkeitsstörungen sind Beziehungsstörungen,* und dies wird therapeutisch primär dadurch deutlich, dass Klienten bestimmte Beziehungswünsche haben und ein hohes Maß an interaktionellem Misstrauen realisieren, nicht nur, aber *auch* dem Therapeuten gegenüber.

Verhalten sich Therapeuten zu diesen Beziehungswünschen komplementär, dann schaffen sie ein hohes Ausmaß von Beziehungskredit (vor allem im Sinne von personalem Vertrauen, aber auch im Sinne von Kompetenzvertrauen, vgl. Sachse, 2006a, 2019a): Sie gehen davon aus, dass der Therapeut „ihnen nichts will", dass der Therapeut „nicht bedrohlich" ist, dass der Therapeut „auf ihrer Seite ist" und ihnen „wirklich helfen will". Dies ist die Voraussetzung für jede Art von therapeutischer Zusammen- und Mitarbeit: Klienten lassen sich nur dann auf Klärung, auf therapeutische Strategien, auf Veränderungsprozesse und vor allem auf Konfrontationen ein, wenn sie diese Art von personalem Vertrauen zum Therapeuten entwickelt haben.

Realisiert ein Therapeut keine Komplementarität oder zu wenig, dann entwickeln die Klienten dieses Vertrauen nicht. Infolgedessen lassen sie sich auch auf keine therapeutische Strategie ein: Sie arbeiten nicht mit, vermeiden, sabotieren, meist auf indirekte, intransparente Weise.

Ein sehr wichtiger Aspekt ist, dass PD-Klienten sich aufgrund des hohen interaktionellen Misstrauens (durch negative Beziehungsschemata) auch nicht darauf einlassen, dem Therapeuten relevante, selbstwertbelastende Inhalte mitzuteilen oder Inhalte, von denen „das Schema" annimmt, dass er dadurch negative Konsequenzen erwarten kann. Und das hat eine äußerst wichtige Konsequenz für die Therapie. Mit *sehr* hoher Wahrscheinlichkeit geben PD-Klienten dem Therapeuten in der ersten Phase wenige bis keine Informationen über die tatsächlich relevanten Probleme: Weder im Prozess, noch in Explorationen, noch in Fragebögen. Die Klienten thematisieren diese Probleme erst dann im Prozess, wenn sie Vertrauen aufgebaut haben. *Damit kann ein Therapeut zu Therapiebeginn nie sicher wissen, welche Themen wirklich die relevanten Themen der Therapie sind.*

Er kann also weder Indikationsentscheidungen fällen noch Ziele festlegen, noch Therapie planen! Dies ist eine der zentralen Erkenntnisse, die Therapeuten, die mit PD-Klienten arbeiten, nachvollziehen sollten.

> *Komplementäre Beziehungsgestaltung ist ein absolut zentrales Element der Therapie mit PD-Klienten: Ohne komplementäre Beziehungsgestaltung ist keine sinnvolle Therapie möglich. Komplementäre Beziehungsgestaltung schafft in hohem Maße Beziehungskredit.*

Die Klienten vertrauen dem Therapeuten und lassen sich auf Klärungsprozesse mit dem Therapeuten ein. Der Therapeut schafft auch so viel Beziehungskredit, dass er sich schließlich „konfrontative Interventionen leisten" kann, die Beziehungskredit „kosten" (s.u.).

Sehr oft haben wir aber auch, meist in „klassischen VT-Therapien", als Supervisoren gesehen, was passiert, wenn Therapeuten sich nicht komplementär verhalten, sondern den Klienten „direkt" therapeutische Strategien anbieten: Die Klienten arbeiten nicht mit, verstehen den Therapeuten falsch, „fühlen sich zu schlecht" für Übungen, machen Übungen falsch oder zeigen alle erdenklichen Formen von Vermeidung und Sabotage (vgl. Sachse, 1997a, 1999a, 2019a).

## 5.2.1 Was ist komplementäre Beziehungsgestaltung?

In der Therapiephase 1 steht somit komplementäre (= bedürfnisbefriedigende) Beziehungsgestaltung durch den Therapeuten im Vordergrund: Das primäre Ziel dieser Phase, das durch diese Art der Beziehungsgestaltung erreicht werden soll, ist der Aufbau von Vertrauen beim Patienten, und zwar im Wesentlichen personales Vertrauen (aber auch Kompetenzvertrauen). Der Klient soll bezüglich des Therapeuten bestimmte Überzeugungen aufbauen:

- Die Überzeugung, dass der Therapeut ihm gegenüber *loyal* ist und dass er sich darauf verlassen kann, dass der Therapeut auf seiner Seite ist und auf seiner Seite bleibt.
- Die Überzeugung, dass der Therapeut nichts tun wird, um ihm zu schaden, ihn abzuwerten, defizitär zu definieren, zu kritisieren oder ihn überhaupt zu bewerten.
- Die Überzeugung, dass der Therapeut ihn *ernst nimmt,* annimmt, respektiert, sich für ihn interessiert und ihn versteht.
- Die Überzeugung, dass der Therapeut ihn nicht bevormunden will, seine Autonomie wahrt, seine Grenzen respektiert und nicht intrusiv ist.

Dadurch werden auch die negativen Beziehungsschemata gehemmt, allerdings wohl nur im Hinblick auf die Person des Therapeuten, was aber für das Gelingen der Therapie von entscheidender Bedeutung ist.

Diese Überzeugungen können schon in gewissem Ausmaß durch allgemeine Beziehungsgestaltung realisiert werden, also durch eine Realisierung von Empathie, Akzeptierung, Respekt u. ä.

Sie können jedoch in sehr hohem Maße durch komplementäre Beziehungsgestaltung realisiert werden.[4]

Komplementäre Beziehungsgestaltung bedeutet, dass ein Therapeut im Therapieprozess rekonstruiert, welches der sechs Beziehungsmotive

- Anerkennung
- Wichtigkeit
- Verlässlichkeit
- Solidarität
- Autonomie
- Grenzen/Territorialität

bei dem jeweiligen Klienten hoch in der Motivhierarchie steht, also für den Klienten von zentraler Bedeutung ist und dass er, sobald er dies weiß, so handelt, dass dieses Motiv (im Rahmen therapeutischer Regeln!) angemessen befriedigt wird (Sachse, 2006a, 2006c). Macht der Klient die Erfahrung, dass sein Motiv befriedigt wird, dann wird er mit hoher Wahrscheinlichkeit eine oder mehrere der oben genannten Überzeugungen entwickeln.

Wenn man von „komplementärer Beziehungsgestaltung" spricht, dann muss man sich klarmachen, dass damit aber immer *zwei* Aspekte gemeint sind.

1. Der Therapeut sollte das zentrale Beziehungsmotiv des Klienten so gut wie möglich „füttern".
2. Der Therapeut sollte die mit dem zentralen Beziehungsmotiv inhaltlich verbundenen dysfunktionalen Selbstund Beziehungsschemata so wenig wie möglich „triggern" (aktivieren), denn tut er dies, beeinträchtigt er die Therapeut-Klient-Beziehung und „bucht damit Beziehungskredit ab".

Auf diesen Aspekt soll nun näher eingegangen werden.

## 5.2.2 Das Triggern dysfunktionaler Schemata

Im Modell der doppelten Handlungsregulation wird angenommen, dass Klienten mit Persönlichkeitsstörungen immer aufeinander bezogene zentrale Beziehungsmotive und dysfunktionale Schemata haben: Hat eine Person z. B. ein zentrales Motiv „Wichtigkeit", dann hat sie auch ein Selbstschema der Art „ich bin nicht wichtig" und ein Beziehungsschema der Art „in Beziehungen wird man nicht ernst genommen" o. a.

*Die zentralen Schemata sind somit „Negationen" des zentralen Motivs.*

Jede Aktivierung dieser negativen, dysfunktionalen Schemata lösen jedoch Interpretationen aus, die dem Motiv widersprechen: Löst ein Interaktionspartner das Schema „ich bin nicht wichtig" aus, dann führt dies zu einer aktuellen Frustration der Person, da sie eine Interpretation vornimmt, die dem zentralen Motiv widerspricht.

Und natürlich belastet eine solche Aktivierung negativer Schemata die aktuelle Beziehung, denn die Person fühlt sich ja nicht wichtig genommen von *der Person,* die das Schema aktuell aktiviert („triggert"). Handelt der Therapeut so, dass dysfunktionale Schemata getriggert werden, dann „bucht er damit Beziehungskredit ab".

Und dies passiert auch in der Therapie: „Triggert" ein Therapeut in der Therapiestunde das Schema „ich bin nicht wichtig" oder das Schema „in Beziehungen wird man nicht ernst genommen", dann fühlt sie sich aktuell *vom Therapeuten* nicht wichtig bzw. nicht ernst genommen!

Das bedeutet: Jede Aktivierung dysfunktionaler Selbstoder Beziehungsschemata durch den Therapeuten in der Therapie führt zu einer Belastung der Beziehung und vermindert damit den Aufbau von personalem Vertrauen.

> *Ein Therapeut sollte sich im Therapieprozess bemühen, so zu handeln, dass dysfunktionale Schemata des Klienten möglichst selten getriggert werden.*

Damit gilt: Will ein Therapeut im Therapieprozess personales Vertrauen zum Klienten aufbauen, dann muss er sich nicht nur komplementär (= bedürfnisbefriedigend) den Motiven gegenüber verhalten, er muss auch vermeiden, dass dysfunktionale Schemata getriggert werden: Denn sollte der Klient häufig die Interpretation vornehmen, vom Therapeuten nicht wichtig und nicht ernst genommen zu werden, wird es nicht mehr möglich sein, personales Vertrauen aufzubauen. Und: Je öfter und je stärker der Therapeut diese Schemata durch sein Handeln triggert, desto schwieriger wird der Aufbau von personalem Vertrauen.

Da Schemata z. T. sehr leicht zu triggern sind, *ist es aber praktisch unmöglich, dass ein Therapeut mit einem Klienten arbeitet, ohne ab und zu ein Schema zu triggern:* Verhält sich der Therapeut aber insgesamt deutlich komplementär und kann er die Schemaaktivierung z. B. durch Kommentare jeweils entschärfen, wirkt es sich unserer Erfahrung nach nicht nachteilig aus, wenn man als Therapeut mal „ins Fettnäpfchen tritt". Dies sollte einem jedoch nicht oft passieren. Daher ist es wichtig, dass ein Therapeut ein Modell über die relevanten Schemata entwickelt, sodass er weiß, worauf ein Klient „allergisch" reagiert, und dass er versucht, sein Verhalten darauf abzustimmen (vgl. Becker & Sachse, 1998; Sachse, 1988, 1989, 1992b, 1993, 1996c, 2009).

### 5.2.3 Komplementarität zur Motivebene

Wir wollen hier eine kurze Übersicht geben über komplementäres Handeln zur Motivebene; da das Vorgehen therapeutisch wichtig ist, werden wir es anschließend in einem Kapitel vertiefen.

Nach dem Modell der doppelten Handlungsregulation sind Beziehungsmotive sehr weit und allgemein gefasst; diese werden aber für eine Person „operationalisiert" in interaktionelle Ziele: Interaktionelle Ziele sind konkrete, situativ definierte Ziele, die eine Person zu erreichen versucht.

Im Modell wird angenommen, dass Klienten eben nicht nur versuchen, sehr globale und allgemeine Informationen zu bekommen, sondern auch versuchen, sehr spezifische, situationsnahe, konkrete Informationen zu bekommen: Eine Person mit hohem Wichtigkeitsmotiv will nicht nur hören, dass sie „wichtig" ist, sie will auch, dass sie in konkreten Situationen von Personen konkrete Aufmerksamkeit erhält, ernst genommen wird mit vielen verschiedenen Inhalten usw.

Eine Person mit hohem Anerkennungsmotiv will nicht nur wissen, dass sie ganz allgemein als Person ok ist, sondern sie will auch hören, dass sie gute Fähigkeiten hat, dass sie Aufgaben gut bewältigt hat, dass sie Erfolge hat und dass Interaktionspartner dies alles wahrnehmen und positiv bewerten.

> *Daher müssen Therapeuten mehr realisieren als allgemeine Haltungen; Therapeuten müssen konkretes, bestätigendes Verhalten realisieren, das konkrete interaktionelle Ziele von Klienten befriedigt!*

Komplementäres Handeln bedeutet mehr als „Basisvariablen" zu realisieren, es bedeutet, den Klienten *konkretes positives Feedback* zu konkretem Verhalten und zu konkreten Inhalten zu geben! Die zu dem Motiv gehörenden, konkreten, interaktionellen Ziele von Klienten müssen vom Therapeuten „gefüttert" werden.

Komplementäres (= bedürfnisbefriedigendes) Handeln zur Motivebene bedeutet damit, sich zu dem allgemeinen, übergreifenden Konzept komplementär zu verhalten, aber auch, sich zu den konkreten, operationalisierten Zielen komplementär zu verhalten. Und damit muss ein Therapeut nicht nur wissen, welches übergreifende Motiv ein Klient hat, sondern auch, welche konkreten interaktionellen Ziele ein bestimmter Klient verfolgt. Komplementäres Handeln zum Motiv „Wichtigkeit" bedeutet damit z. B., den Klienten spüren zu lassen, dass er einem etwas bedeutet und dass man es schätzt, mit ihm zusammen zu sein (im Rahmen der therapeutischen Regeln!): Damit ist eine „Haltung" dem Klienten gegenüber hilfreich, indem man als Therapeut deutlich macht, dass man den Klienten schätzt, der Klient interessante Inhalte erzählt, dass es spannend ist, dem Klienten zuzuhören usw. Diese Haltung hilft dem Therapeuten, sich authentisch positiv dem Klienten gegenüber zu verhalten.

Komplementäres Handeln bedeutet konkret aber noch deutlich mehr, als dem Klienten ein allgemeines Gefühl in einer Beziehung zu vermitteln. Komplementäres Handeln zum Motiv „Wichtigkeit" bedeutet auch:

- Dem Klienten ganz viel *Aufmerksamkeit* zu geben, sich im gesamten Handeln auf ihn hin zu orientieren: Ihn anzuschauen, ihm zugewandt zu sitzen, ihm Signale zu geben, dass man aufmerksam zuhört, dass er „im Zentrum steht".
- Dem Klienten deutlich zu machen, dass man sich für ihn und seine geäußerten Inhalte *interessiert,* dass man sie verarbeitet und dem Klienten auch deutlich macht, dass man mitdenkt, versteht und dem Klienten aktiv folgt.
- Dem Klienten deutlich zu machen, dass man ihn *ernst nimmt:* Dass man z. B. sein Leiden, seine Probleme, sein Gefühl von Bedrohung ernst nimmt, dem Klienten

abnimmt, dass er leidet, seine Beunruhigung ernst nimmt und sich ernsthaft damit auseinandersetzt.

Sich komplementär zum Motiv „*Anerkennung*" zu verhalten, bedeutet einerseits, dass man den Klienten als Person wertschätzt und ihm signalisiert, dass er sich eigentlich nicht anstrengen muss, um wertgeschätzt zu werden, sondern dass man ihn so ok findet, wie er ist. Aber auch das genügt nicht, denn im Detail will der Klient mehr, d.h. er hat konkretere, interaktionelle Ziele, die man „bedienen" sollte: Klienten genügt es nicht, die Information zu bekommen, dass sie als Person ok sind und „dass sie dafür nichts weiter tun müssen": Eine solche Information ist psychologisch völlig unzureichend!

Daher ist es wichtig
- dem Klienten zu signalisieren, dass man Aspekte seiner Person schätzt und anerkennt, z.B. seine Leistung und Leistungsfähigkeit, seine Anstrengungen und Erfolge, alles, was er hat erreichen können, seine Ressourcen und Fähigkeiten;
- dem Klienten zu signalisieren, dass man seine Bemühungen wertschätzt, auch in der Therapie, sein Entgegenkommen, seine Offenheit, seine Compliance usw.

Daher kann man dem Klienten z.B. sagen,
- dass man erstaunt und beeindruckt davon ist, in welch kurzer Zeit er sein Studium geschafft hat;
- dass man erfreut darüber ist, dass der Klient so gut in der Therapie mitdenkt;
- dass man es außergewöhnlich findet, dass der Klient gegen so große Widerstände so viel erreicht hat;
- dass man es anerkennenswert findet, dass der Klient sich in seiner Firma in so hohem Maße engagiert usw.

Man bewegt sich als Therapeut so lange komplementär zur Motivebene,
- solange man solche Inhalte bekräftigt und positiv konnotiert, die man als ok, als funktional, als unproblematisch empfinden kann;
- solange man die Wünsche des Klienten als ok, als funktional und als unproblematisch empfinden kann;
- solange man das komplementäre Handeln *authentisch* ausführen kann, ohne Störgefühle und ohne sich irgendwie verstellen zu müssen.

Ein Wunsch, wichtig zu sein, ein Wunsch, ernst genommen zu werden oder ein Wunsch, Lob für Leistung und Erfolg zu bekommen, können aus unserer Sicht nicht als problematisch oder dysfunktional angesehen werden. Sie sind angemessen, funktional und nicht strategisch (daher sind sie auch nicht auf Spielebene angesiedelt!).

> *Inhalte, aus denen keine problematischen Handlungen des Klienten folgen, können vom Therapeuten auch positiv konnotiert werden. Bei sehr vielen Inhalten, Konstruktionen, Zielen und Wünschen von Klienten können sich Therapeuten damit problemlos komplementär verhalten.*

### 5.2.4 Komplementarität zur Spielebene

Folgt ein Klient kompensatorischen Zielen und hat er damit Erfolg, dann wird sein kompensatorisches Handeln bekräftigt: Ansonsten hat dies aber, wie wir bei den Ausführungen vom Modell gesehen haben, keine positiven Auswirkungen, es stabilisiert vielmehr das dysfunktionale System.

*Aus dieser Erkenntnis folgt dann schlüssig, dass ein Therapeut durch sein Handeln möglichst nichts tun sollte, was das dysfunktionale System des Klienten ebenfalls stabilisiert oder gar verfestigt.*

Damit ist es jedoch prinzipiell nicht unproblematisch, wenn ein Therapeut sich komplementär zur Spielebene verhält: In diesem Fall sollte er genau analysieren, um welche Art von Manipulation es sich handelt.

> Man kann zwischen motiv-bezogener und extrinsischer Manipulation unterscheiden.
>
> Dabei gilt das Prinzip,
> - dass sich ein Therapeut zu einer motiv-bezogenen Manipulation komplementär verhalten kann,
> - jedoch nicht zu einer extrinsischen Manipulation.

Eine motiv-bezogene Manipulation liegt dann vor, wenn ein Klient den Therapeuten z. B. durch Images und Appelle dazu bringen will, ihm Anerkennung zu geben: In dem Fall will der Klient sein zentrales Beziehungsmotiv befriedigt bekommen, also genau das erreichen, was er durch authentisches Handeln auch erreichen könnte.

Handelt der Therapeut hier komplementär, befriedigt er damit lediglich das Beziehungsmotiv: Damit kann er das dysfunktionale System des Klienten nicht verschlimmern, im Gegenteil. Er realisiert damit lediglich eine komplementäre Beziehungsgestaltung. Das Problem liegt hier nicht in den Zielen des Klienten, sondern in seiner „Strategie“. Und mit der sollte sich der Therapeut in Phase 2 befassen.

Realisiert ein narzisstischer Klient durch Images und Appelle ein „Angeber-Verhalten“ („Mords-Molly-Spiel“), dann ist die Strategie manipulativ, das *Ziel* ist es nicht. Daher darf sich der Therapeut dazu komplementär verhalten: Er „füttert“ den Klienten an diesen Stellen, so gut er das authentisch kann.

Ganz eindeutig führt ein solches Therapeuten-Handeln
- zu einer (zumindest teilweisen) Sättigung des Motivs,
- dazu, dass der Klient Vertrauen aufbaut,
- und beides führt dazu, dass der Klient ein dysfunktionales Handeln *reduziert,* dass sich damit der Therapie-Prozess *verbessert!*

Die Komplementarität des Therapeuten wirkt hier also konstruktiv! Es kann (je nach Stärke des interaktionellen Misstrauens) eine Weile dauern, *bis der Klient dem Therapeuten gegenüber* mit diesem Spiel weitgehend aufhört, aber er tut das auf alle Fälle! Und: Dies ist sogar der einzige Weg dazu, den Klienten zu veranlassen, mit der Manipulation (weitgehend) aufzuhören und sich auf konstruktive Therapieprozesse einzulassen.

Das gleiche gilt z.B. bei histrionischen Klienten, wenn sie „jammern“: Sie wollen (mit dysfunktionalen Strategien) lediglich Wichtigkeitssignale vom Therapeuten, und wenn sie diese erhalten, können sie das Spiel einstellen.

Bei *extrinsischer Manipulation* sieht der Fall jedoch gänzlich anders aus: In diesem Fall wollen die Klienten den Therapeuten veranlassen, etwas für sie zu tun, was nur sehr indirekt mit ihrem Beziehungsmotiv zu tun hat. Sie wollen den Therapeuten vielmehr *für andere Zwecke einspannen:* So soll der Therapeut Verantwortung übernehmen für ihre Veränderung, er soll bestimmte Dinge tun, die therapeutischen Regeln widersprechen, soll längere Termine anbieten, Sondertermine, soll „rund um die Uhr zur Verfügung stehen“ u.a.

Hier verfolgt der Klient damit *extrinsische Ziele:* Er will unangenehme Arbeiten abgeben, jemanden „für sich arbeiten lassen“, jemanden kontrollieren usw. Dieses Verhalten impliziert nicht nur dysfunktionale Strategien, es impliziert auch *dysfunktionale Ziele*. Es handelt sich damit um ein *instrumentelles Handeln. Verhält der Therapeut sich dazu komplementär, dann erhöht er die Auftretenswahrscheinlichkeit dieses dysfunktionalen Handelns!* Damit stabilisiert er oder verschlimmert er sogar das dysfunktionale System des Klienten.

Dieses Handeln folgt dem „Foot-in-the-door-Prinzip“: Man stellt zuerst eine kleine Forderung – folgt der Interaktionspartner dieser, werden die Forderungen immer größer (die Tür wird aufgedrückt!). *Das Spielverhalten nimmt damit in der Therapie zu! Daher sollte sich ein Therapeut zu dieser Art von Manipulation auf keinen Fall komplementär verhalten!*

Betrachtet man die obige Liste der Aspekte der Spielebene, zu denen sich der Therapeut überhaupt komplementär verhalten kann, dann sieht man aber schnell, dass die Annahmen fast nur für den Fall 1 gelten: *Ein Therapeut kann ein kompensatorisch-positives Selbst-Schema eines Klienten bestätigen!* Denn tut der Therapeut genau dies, dann hat das fast immer folgende Konsequenzen im Therapieprozess:

- Der Klient fühlt sich vom Therapeuten stark verstanden und wertgeschätzt.
- Der Klient bucht dem Therapeuten ein hohes Maß von Beziehungskredit auf das Beziehungskonto.
- Der Klient merkt, dass er nicht um die Anerkennung des Therapeuten buhlen oder kämpfen muss, damit lässt die kompensatorische Selbstdarstellung des Klienten langsam immer mehr nach.
- Dadurch wird der Klient bereiter, sich zunehmend mit belastenden Aspekten, z.B. dem dysfunktionalen negativen Selbstschema zu beschäftigen.

Dadurch kann dieses therapeutische Handeln kurzfristig positive Konsequenzen (Beziehungskredit) haben, ohne langfristig wichtige therapeutische Ziele zu sabotieren. Hier treffen somit die Aussagen der Plananalyse voll zu (vgl. Caspar, 1996, 2007, 2018, 2022; Kramer, Berthoud, Keller & Caspar, 2014) und Therapeuten können sich daran orientieren. Dieser Fall ist besonders wesentlich bei der therapeutischen Arbeit mit narzisstischen Klienten.

### 5.2.5 Steuern und Internalisieren

Obwohl die Beziehungsgestaltung in der ersten Phase zentral im Vordergrund steht, sollte ein Therapeut aber noch mehr tun, als nur Interventionen auf der Beziehungsebene zu realisieren.

> Er sollte schon von Anfang der Therapie an vorsichtig versuchen, die Bearbeitungsprozesse des Klienten zu *steuern,* d. h. er sollte Interventionen auf der Bearbeitungsebene realisieren.
> Steuern bedeutet hier, dass *ein Therapeut dem Klienten deutlich macht, was der Klient nun als nächstes im Therapieprozess tun sollte:* Der Therapeut realisiert Bearbeitungsangebote (Sachse, 2019a; Sachse & Maus, 1991).

Zu Therapiebeginn geht ein Therapeut jedoch davon aus, dass der Klient den Bearbeitungsangeboten des Therapeuten noch nicht folgt, sondern dass der Therapeut diese Interventionen realisieren muss, um *Marker* zu setzen: Durch die *immer und immer wieder* vom Therapeuten realisierten, steuernden Interventionen wird dem Klienten Schritt für Schritt deutlich gemacht,

- was er konkret im Therapieprozess jeweils tun könnte, wie er konkret weiterarbeiten könnte,
- was er nach Ansicht des Therapeuten nun auch sinnvollerweise tun sollte.

In dieser Phase geht der Therapeut nicht nur davon aus, dass der Klient den Angeboten folgt, sondern er geht davon aus, dass er diese Angebote *sehr häufig machen* muss,

- bevor der Klient überhaupt bemerkt, dass der Therapeut Angebote gemacht hat;
- bevor der Klient überhaupt versteht, dass der Therapeut diese ernst meint;
- bevor der Klient versteht, dass diese Angebote wichtig sind;
- bevor der Klient versteht, dass er diesen Angeboten folgen könnte;
- bevor der Klient sich schließlich dazu entscheidet, diesen Angeboten zu folgen.

Steuernde Interventionen im Sinne von Markern wirken *kumulativ:* Nur dann, wenn ein Therapeut sie sehr häufig macht, entfalten sie irgendwann ihre Wirkung; damit bewirken sie nicht unmittelbar, sondern verzögert und nur durch ihre ständige Wiederholung!

Daher sollte der Therapeut von Anfang an dem Klienten konstruktive Bearbeitungsangebote machen (vgl. Sachse, 1992a, 2003a, 2016d, 2016e), z. B.

- den Klienten bitten, problematische *Situationen* zu schildern,
- den Klienten bitten, Situationen *konkret* zu schildern,
- den Klienten bei langen Schilderungen unterbrechen und Einzelaspekte vertiefen,
- den Klienten dazu bringen, deutlich zu machen, welche Aspekte *für ihn* relevant sind, was *ihn* stört usw.

Vor allem, wenn Klienten stark dysfunktionale Bearbeitungen aufweisen, sollte ein Therapeut deutlich steuern: Steuern sollte ein Therapeut z. B. dann, wenn ein Klient

dazu neigt, starke Intellektualisierungen seines Problems darzustellen. Dann versucht der Therapeut den Klienten vorsichtig, immer und immer wieder, dazu zu bewegen, Probleme an ganz konkreten Beispielen festzumachen, damit man von da aus internale Prozesse initiieren und klären kann:
- Neigt ein Klient zu Unkonkretheit, dann steuert ein Therapeut immer wieder konkretere Darstellungen an.
- Neigt ein Klient dazu, einen „Wochenspiegel" zu erzählen, dann greift ein Therapeut ein aktuelles, konkretes Ereignis heraus und versucht, den Klienten daran zu halten und von dort aus weiter zu klären.

Therapeuten steuern hier in dieser Phase vorsichtig: Sie machen den Klienten *Angebote,*
- sich mit konkreten, problematischen Situationen zu beschäftigen,
- bei diesen Situationen zu bleiben und sie konkret zu beschreiben,
- von diesen Situationen ausgehend internale Verarbeitungsprozesse anzuregen und diese zu analysieren.

Lässt sich ein Klient nicht darauf ein, *dann zwingt ihn der Therapeut nicht dazu;* er lässt den Klienten „laufen", macht ein ähnliches Angebot aber kurze Zeit später erneut – und wieder und wieder, bis der Klient erkennt, dass das Angebot des Therapeuten wichtig ist und er bereit ist, es anzunehmen.

> *Die Devise heißt: Mache steuernde Angebote; nimmt der Klient sie nicht an, lass den Klienten laufen; aber mache sie nach kurzer Zeit erneut: Again and again and again and again …*

Ein zentraler Aspekt von Steuerung ist *Internalisierung.* Dabei regt ein Therapeut den Klienten dazu an, seine Perspektive nach innen zu lenken, auf das, was er denkt, fühlt, möchte, will. Dies kann er durch Fragen tun wie:
- Was löst die Situation in Ihnen aus?
- Was geht Ihnen in Situation X durch den Kopf?
- Was empfinden Sie in Situation X?
- Was hätten Sie in Situation X gerne getan?, usw.

Auch hier regt der Therapeut Internalisierungen als Angebote wieder und wieder an, bis der Klient irgendwann darauf eingeht und der Therapeut *dann* einen Klärungsprozess initiieren kann.

Internalisierungen verwendet der Therapeut somit auch als *Marker:* Mit ihnen *markiert* der Therapeut, auch dann, wenn der Klient nicht auf diese Fragen eingeht,
- dass der Klient sich mit internalen Prozessen beschäftigen sollte;
- dass der Therapeut die Beachtung dieser Prozesse für wichtig hält, und auch,
- dass der Klient bemerkt, dass er auf diese Fragen keine Antwort weiß und dass das ein Hinweis auf unklare Probleme sein könnte.

### 5.2.6 Bearbeiten der Vermeidung

Weitere Interventionen auf der Bearbeitungsebene betreffen in dieser Phase *den vorsichtigen Umgang mit Vermeidungen des Klienten:* Hier kann ein Therapeut *manchmal* eine Gegensteuerung anregen, um dem Klienten zu zeigen, dass es wichtig sein könnte, sich einem bestimmten Inhalt zuzuwenden (vgl. dazu Sachse, 1995a, 1995b, 1997c, 2007d; Sachse, Fasbender & Sachse, 2011).

Wenn der Klient z. B. sagt: „Ich weiß nicht.“, dann beginnt der Therapeut hier schon zu sagen: „Ich weiß, dass das schwierig zu beantworten ist. Ich finde die Antwort aber wichtig. Deshalb möchte ich Sie bitten, lassen Sie die Frage noch mal auf sich wirken und gucken Sie, ob Ihnen dazu irgendetwas einfällt.“ Geht der Klient nicht darauf ein, dann lässt der Therapeut ihn „laufen“ und kann – nach einiger Zeit – die Intervention wiederholen.

### 5.2.7 Verstehen und Klären

Natürlich muss ein Therapeut auch in dieser Phase *auf der Inhaltsebene arbeiten:* Er muss sich aktiv darum bemühen, das vom Klienten Gesagte und das vom Klienten Gemeinte zu verstehen und muss dem Klienten das Verstandene in angemessenen Interventionen kommunizieren (vgl. Sachse, 1992a, 1993, 2019a).

Dabei sollte sich der Therapeut aber darüber im Klaren sein, dass ein Klient mit einer ich-syntonen Störung zu Therapiebeginn zentrale Schemata, Motive und Ziele *nur in rudimentärer Form repräsentiert hat* und aufgrund des Misstrauens auch mit hoher Wahrscheinlichkeit eher periphere Themen anschneiden wird.

Daher ist es wichtig, dass Therapeuten hier *gute Modelle bilden* (siehe nächsten Abschnitt) und rekonstruieren können, um welche Inhalte es zentral geht und welche Inhalte deshalb auch vom Therapeuten vorrangig aufgegriffen werden müssen (Sachse, 2019a, 2019b). Vergleiche auch die aktuelle ICD-11 Klassifikation un die Diskussion zur Ausprägung der Persönlichkeitsstörung, Bach et al., 2022).

Der Therapeut muss deshalb versuchen, relevante *„Spuren“* zu finden, deren weitere Verfolgung zu den wirklich interessanten Bereichen führt:

- Zu interaktionell relevanten Situationen,
- zu Situationen, in denen relevante Schemata des Klienten deutlich werden können,
- zu Situationen, in denen manipulative Strategien des Klienten deutlich werden.

Je nach Ausgangslage des Klienten (Stand der Problemeinsicht, Ausmaß der Vermeidung, Qualität der Reflexion) sind in dieser Phase auch schon erste Klärungsprozesse mit Klienten möglich: Klienten können relevante Situationen erkennen; erkennen, dass Aspekte ihres Handelns problematisch sind und in besonders konstruktiven Fällen bereits erste Ansätze von Schemata erkennen.

### 5.2.8 Modell-Bildung

Ganz zentral ist es, dass ein Therapeut die erste Phase der Therapie zur Bildung und Elaboration eines *Modells über den Klienten* nutzt.

Klar muss sein, dass die Modellbildung von der ersten Sekunde an einsetzt und dass ein Therapeut alle Informationsebenen, die er vom Klienten erhält, aufgrund seines Wissens und mit Hilfe verfügbarer Heuristiken nutzt (vgl. Becker & Sachse, 1998; Sachse, 2017b).

Der Therapeut sollte möglichst schnell erste Hypothesen bilden und diese Hypothesen dann prüfen und abstützen und zwar darüber,

- was das *Anliegen* des Klienten ist, ob der Klient einen *Arbeitsauftrag* aufweist und wenn ja, welchen;
- welches die *zentralen Beziehungsmotive* des Klienten sind mit allen konkreten Operationalisierungen;
- welches die zentralen *Selbst- und Beziehungsschemata* des Klienten sind;
- ob der Klient in höherem Maße *Images und Appelle* sendet, und zwar welche;
- ob der Klient versucht, den Therapeuten zu *manipulieren* und zu verstricken und zwar mit welchen Strategien und mit welchen Zielen;
- welches die *interaktionellen Ziele* des Klienten auf der Spielebene sind.

Der Therapeut sollte auch – aufgrund dieser Informationen und aufgrund weiterer Störungskriterien – eine Persönlichkeitsstörungsdiagnose stellen: Diese stellt dann wieder Such-Heuristiken bereit, an denen sich der Therapeut weiter orientieren kann.

### 5.2.9 Bestehen von Tests

Interaktionelle Tests werden von Klienten meist zu Beginn der Therapie realisiert. Daher treten die meisten Tests während der Therapiephase 1 auf. Und deshalb gehört es auch zu den Aufgaben von Therapeuten in dieser Phase, Tests zu bestehen.

Der Therapeut muss sich dabei immer klar machen,

- dass Tests, selbst wenn sie provokatives oder aggressives Verhalten auf Klientenseite beinhalten, nicht dazu dienen, den Therapeuten zu ärgern;
- dass Tests lediglich dazu dienen festzustellen, ob Therapeuten auch bei solchen Provokationen freundlich, zugewandt und verlässlich bleiben.

Daher sollte der Therapeut bei Tests

- immer freundlich zugewandt bleiben, sich klarmachen, dass er nicht persönlich gemeint ist, sondern dass es nun darum geht, weiterhin eine gute Beziehung anzubieten;
- sich bemühen zu verstehen, worum es dem Klienten wirklich geht, also den Klienten ernst nehmen, anbieten, mit dem Klienten zu klären, was jetzt gerade passiert;
- versuchen, mit dem Klienten zu erarbeiten, warum der Klient jetzt dieses Verhalten realisiert.

## 5.3 Ein besonderer Aspekt von Phase 1: Komplementäres Handeln zu zentralen Beziehungsmotiven

### 5.3.1 Was ist komplementäre Beziehungsgestaltung?

#### 5.3.1.1 Das Konzept

Das Konzept der „komplementären Beziehungsgestaltung“ wurde von Klaus Grawe und Franz Caspar entwickelt (Caspar, 1996; Caspar & Grawe, 1982; Grawe & Caspar, 1984): Es besagt, dass ein Therapeut sich zu den „interaktionellen Plänen“ eines Klienten komplementär, d.h. „bedürfnisbefriedigend“ verhalten soll. Das Konzept geht davon aus, dass Personen in ihrer Biographie interaktionelle Pläne (Caspar, 1996, 2019, 2022) oder interaktionelle Schemata lernen (Soygüt, Nelson & Safran, 2001), die sie als Klient „in die therapeutische Interaktion mitbringen“ und die das Beziehungsverhalten der Klienten dem Therapeuten gegenüber stark beeinflussen.

Ein Klient mit dem interaktionellen Plan „zeige dich kompetent“ wird sich im Therapieprozess sehr stark darum bemühen, sich dem Therapeuten gegenüber als kompetent zu zeigen und damit ein Verhalten realisieren, das in hohem Maße mit den therapeutischen Intentionen des Therapeuten interferiert: Lösungen vorschlagen, ausgeklügelte Theorien über seine Probleme vorstellen, versuchen, vom Therapeuten Lob und Anerkennung zu erhalten. Komplementäres Handeln des Therapeuten bedeutet dann, dem Klienten dieses Lob zu geben, den Klienten als kompetent anzuerkennen, um dem Klienten zu signalisieren:

- Ich, Therapeut, erkenne Deine Kompetenz fraglos an.
- Ich gebe Dir Lob und Anerkennung.
- Du musst nicht darum kämpfen.
- Du bekommst hier alles, was Du benötigst.

Dieses Handeln, so wird aufgrund motivationstheoretischer Konzepte (*nicht* lerntheoretischer!) angenommen, soll das Bedürfnis des Klienten *sättigen:* Dem Klienten deutlich machen, dass es nicht nötig ist, in der Beziehung zum Therapeuten um Anerkennung zu kämpfen, dass er alles bekommt, was er braucht, dass er zufrieden gestellt wird und daher seine diesbezüglichen Verhaltensweisen *reduziert*. Außerdem macht der Klient positive Erfahrungen mit dem Therapeuten, die zu einer Veränderung dysfunktionaler interaktioneller Schemata beitragen.

Sachse hat das Konzept der Komplementarität weiterentwickelt und es mit spezifischen, PD-relevanten, Beziehungsmotiven in Bezug gebracht.

#### 5.3.1.2 Zentrale Beziehungsmotive

Sachse (2001a, 2004a) hat angenommen, dass Personen grundlegende Beziehungsmotive aufweisen, die sie durch ihr Handeln zu befriedigen suchen. Diese Motive sind elementar und positiv. Sie zu befriedigen, wirkt sich auch im System des Klienten positiv aus: Der Klient wird zufrieden, fühlt sich gut behandelt und verstanden.

Wesentliche Beziehungsmotive (die im Folgenden genauer ausgeführt werden) sind:
- Anerkennung,
- Wichtigkeit,
- Verlässlichkeit,
- Solidarität,
- Autonomie,
- Grenzen.

*Nicht für alle Menschen sind alle diese Motive von gleicher Bedeutung:* Für manche ist Anerkennung zentral, für andere ist dies von weniger großer Bedeutung, für andere ist dagegen Autonomie extrem wichtig, für wieder andere Solidarität usw. So wird angenommen, dass Klienten mit unterschiedlichen PD unterschiedliche zentrale Beziehungsmotive aufweisen.

Therapeuten, die sich komplementär verhalten wollen, müssen somit zunächst herausfinden, welches Beziehungsmotiv für den jeweiligen Klienten von zentraler Bedeutung ist und müssen dann versuchen, sich komplementär zu *diesem* Beziehungsmotiv zu verhalten.

### 5.3.2 Anerkennung

#### 5.3.2.1 Das Motiv Anerkennung

Das Motiv nach Anerkennung impliziert das Bedürfnis, von anderen Personen *positive Rückmeldungen über die eigene Person zu erhalten.*

Es ist das Bedürfnis danach, dass
- eine andere Person,
- deren Meinung/Bewertung für mich von Bedeutung ist,
- etwas über mich als Person aussagt,
- das positiv ist, das ich als Bestätigung, Kompliment, positives Feedback auffassen kann.

Anerkennung bedeutet also, dass eine Person etwas über *mich* sagt, nicht über sich und auch nichts über ihre Beziehung zu mir, sondern etwas *über meine Person:* Etwas darüber, was ich bin, wie ich bin, was ich kann, welche Eigenschaften ich besitze, welche Fähigkeiten usw. Und: Anerkennung bedeutet, dass diese Aussagen positiv sind und von mir positiv aufgefasst werden können.

Dabei wird die Botschaft umso wichtiger, je kompetenter die Person (in meinen Augen) ist: Sagt jemand, ich sei fähig, dann wirkt das umso mehr, wenn ich annehme, dass die Person das kraft ihrer eigenen Kompetenz auch wirklich beurteilen kann. Dagegen ist die Beziehung, in der die Person zu mir steht, von geringerer Bedeutung: Sagt mir ein Professor, ich sei gut, dann wirkt das mehr als wenn ein Kollege sagt, ich sei gut, selbst wenn mir der Kollege sehr viel näher steht als der Professor.

Bei positiver Rückmeldung kann es sich prinzipiell um eine große Spannbreite von Aussagen handeln, Aussagen wie:
- „Du bist ok."
- „Du bist liebenswert."
- „Du hast einen guten Charakter."
- „Du hast gute Fähigkeiten."
- „Du bist attraktiv." o.ä.

Die Aussagen können auch spezifischer sein, wie:
- „Du hast Dich in Situation XY gut verhalten."
- „Du hast schnell reagiert."
- „Du hast die Krise gut gemeistert."
- „Du bist reaktionsschnell." o.ä.

Die Aussagen können auch indirekter sein, wie:
- „Das trauen wir Dir zu."
- „Du wirst das schon schaffen."
- „Das war nicht anders zu erwarten." o.ä.

### 5.3.2.2 Schemata

In der eigenen Biographie bekommt man nun von wichtigen Bezugspersonen Rückmeldungen im Hinblick auf ein wichtiges Beziehungsmotiv. Diese Rückmeldungen können nun
- positiv sein,
- eher neutral sein,
- negativ sein.

Je nach Art der erhaltenen Rückmeldungen bilden sich allmählich bestimmte Arten von Schemata heraus: Schemata, die Aussagen über die eigene Person enthalten (= Selbst-Schemata) wie z.B. „ich bin ok". Und Schemata, die Aussagen über Beziehungen enthalten (= Beziehungsschemata), wie z.B. „in Beziehungen wird man anerkannt".

Bekommt man in der eigenen Biographie als Kind und Jugendlicher positive Informationen konsistent zurückgemeldet, dann bilden sich positive Schemata, sowohl positive Selbst-Schemata als auch positive Beziehungsschemata.

Selbstschemata sind Schemata, die Aussagen über die eigene Person enthalten; positive Rückmeldungen in der Biographie führen zu Schemata wie:

- „Ich bin ok."
- „Ich bin liebenswert."
- „Ich habe die Fähigkeit XY."
- „Ich kann mich auf mich und meine Kompetenzen verlassen."

Aber auch Schemata wie:
- „Ich kann schwierige Situationen meistern."
- „Ich kann mich Herausforderungen stellen." o.ä.

Solche Schemata führen dazu, Zutrauen in sich selbst zu haben, davon auszugehen, dass man Anforderungen gewachsen ist, dass man in Situationen etwas bewirken kann; aufgrund solcher Schemata kann man sich Situationen stellen und Herausforderungen annehmen.

Beziehungsschemata sind solche, die Annahmen über Beziehungen enthalten, darüber, wie man in Beziehungen behandelt werden wird und was man erwarten kann und muss; bei positiven Rückmeldungen bilden sich hier Schemata wie:
- „In Beziehungen wird man anerkannt."
- „In Beziehungen werden positive Eigenschaften vom Partner wahrgenommen und geschätzt."
- „In Beziehungen werde ich gemocht."

Solche positiven Schemata haben zur Folge, dass man sich ohne Vorbehalte auf Beziehungen einlassen kann, dass man mit positiven Erwartungen in eine Beziehung gehen kann und nicht vorsichtig oder misstrauisch sein muss; man kann sich damit auch auf eine Bindung einlassen, d.h.: Positive Schemata sind eine wichtige Grundlage für eine sichere Bindung.

Macht man dagegen in der eigenen Biographie keine positiven Erfahrungen, sondern erhält man Rückmeldungen, die eigentlich noch nicht deutlich negativ sind, die aber Zweifel ausdrücken, wie:
- „Schaffst Du das wirklich?"
- „Können wir Dir das zutrauen?"
- „Wir zweifeln daran, dass Du die Schule schaffst!"
- „Du hast eine 2; wie viel Zweien gibt es denn noch in der Klasse?"
- „Was Du tust, ist doch nichts Besonderes!"

Dann bilden sich *keine* positiven Schemata. Vielmehr bilden sich Selbstschemata, die Zweifel enthalten:
- „Bin ich gut genug?"
- „Kann ich mir das wirklich zutrauen?"
- „Habe ich ausreichende Fähigkeiten?"

Und diese Schemata führen dann auch dazu, dass man zweifelt und zögert, wenn man vor Herausforderungen steht: Man traut es sich nicht wirklich zu, sich einer Aufgabe zu stellen, man glaubt nicht wirklich daran, ein Problem lösen zu können. Entscheidungsschwierigkeiten und lageorientiertes Grübeln sind hier die zu erwartenden Konsequenzen.

Diese Schemata haben natürlich auch Verhaltenskonsequenzen: Eine Person, die sich wenig zutraut und an ihren Fähigkeiten und daran zweifelt, in einer Situation wirklich etwas ausrichten zu können, stellt sich problematischen Situationen auch eher gar nicht, vermeidet Herausforderungen und wenn sie etwas unternimmt, zweifelt sie ständig daran, ob sie es schaffen kann.

Und es bilden sich auch entsprechende Beziehungsschemata:
- „In Beziehungen bekommt man kaum Anerkennung."
- „Partner zweifeln an einem."

Mit solchen Schemata wird man dann auch Schwierigkeiten haben, sich vorbehaltlos in Beziehungen begeben zu können: Man glaubt nicht wirklich, unterstützt zu werden oder emotional gefördert zu werden.

Noch gravierendere Effekte hat es aber, wenn eine Person in ihrer Biographie mehr oder weniger *negativen* Rückmeldungen ausgesetzt war (und das auch noch konsistent über längere Zeit). Wenn sie z. B. Feedback erhalten hat wie:
- „Du bist ein Versager."
- „Du scheiterst schon an einfachen Aufgaben."
- „Du blamierst unsere ganze Familie."
- „Was Du anfasst, geht schief." usw.

In diesem Fall bilden sich Selbstschemata wie:
- „Ich bin ein völliger Versager."
- „Ich habe gar keine Fähigkeiten."
- „Was immer ich anfange geht schief."
- „Ich bin nicht ok."
- „Ich bin nicht liebenswert."

Auch Beziehungsschemata werden massiv negativ sein, wie:
- „In Beziehungen wird man abgewertet."
- „Von Partnern wird man nur kritisiert."
- „Man wird ständig niedergemacht." usw.

Derartige Schemata wirken sich, wenn die Person es nicht schafft, ein kompensatorisches Verhalten zu entwickeln (wie bei der narzisstischen Persönlichkeitsstörung), auch im Verhalten sehr nachteilig aus: Man hat in Bezug auf das eigene Verhalten keine „Hoffnung auf Erfolg", sondern meidet alle Situationen, in denen man scheitern könnte (und das sind dem Schema nach viele); man resigniert schon, bevor man angefangen hat, man hat den Eindruck, dass man durch eigenes Handeln kaum etwas bewirken kann. Im Extremfall entwickelt man eine „pawn-Struktur" (DeCharms, 1968): Die Annahme, dass das eigene Verhalten überhaupt keinen „impact" hat, dass man nichts in der Umwelt bewirken, ausrichten kann, dass man die Figur ist, die von anderen herumgeschubst wird.

Und man hat auch große Vorbehalte Beziehungen gegenüber: Man muss ständig auf der Hut sein, etwas zu sagen, für das man kritisiert und abgewertet werden könnte (am besten, man „öffnet" sich gar nicht!); man muss sich ständig gegen Abwertungen wappnen und kann sich auf diese Weise so gut wie gar nicht auf eine Beziehung einlassen. Es entsteht keine sichere Bindung.

### 5.3.2.3 Komplementarität zum Motiv Anerkennung

#### 5.3.2.3.1 Arten der Komplementarität

Wenn Personen in ihrer Biographie bezüglich eines Beziehungsmotivs negative Erfahrungen machen, hat das in der Regel zwei Konsequenzen:

1. Das entsprechende Motiv wird frustriert und das nachhaltig: In der Biographie erhalten die Personen keine positiven Rückmeldungen und wenn sie (im Rahmen einer Persönlichkeitsstörung) Strategien entwickeln, Interaktionspartner mit Hilfe intransparenter Strategien dazu zu veranlassen, doch bestimmte interaktionelle Ziele zu befriedigen, dann führen Verarbeitungsprozesse dazu, dass dadurch die zentralen Motive auch nicht befriedigt werden (siehe dazu im Detail: Sachse, 2001a). Das entsprechende Motiv wird damit aber *durchweg nicht befriedigt*. Und das hat motivationstheoretisch zur Folge, dass das Motiv dominant bleibt: Das Motiv bleibt hoch in der Motivhierarchie und dominiert das Motivsystem (Kuhl, 1983). Personen, die negative Erfahrungen gemacht haben bezüglich ihres Anerkennungsmotivs, weisen damit nach wie vor ein extrem starkes Anerkennungsmotiv auf und zwar in allen interaktionellen Situationen. Komplementäres Handeln bedeutet damit, im Therapieprozess dieses Motiv so weit wie möglich zu befriedigen, sich so zu verhalten, dass das Motiv zumindest in der spezifischen Therapeut-Klient-Interaktion befriedigt wird.
2. Wie deutlich geworden ist, bedeutet aber eine negative Erfahrung im Hinblick auf ein Beziehungsmotiv immer auch, dass sich negative Selbstund Beziehungsschemata herausbilden. Und die Existenz negativer Schemata bedeutet z.B., dass die Klienten bestimmte *negative* Verhaltensweisen und Effekte in Beziehungen und damit auch in der Therapeut-Klient-Beziehung *erwarten*, und dass sie aufgrund ihrer Schemata auf entsprechendes Verhalten des Therapeuten, das sich auch nur ansatzweise als negativ interpretieren lässt, hoch allergisch reagieren.

So reagiert z.B. jemand mit einem Schema „in Beziehungen wird man abgewertet" auf alles, was nur leicht nach Kritik „riecht", massiv aggressiv; eine „harmlose" Frage des Therapeuten (z.B.: „Trauen Sie sich das zu?") triggert das Schema und führt zu entsprechend defensivem oder aggressivem Verhalten.

Aus diesem Grunde bedeutet „komplementäres Handeln" nicht nur, etwas zu tun, was das zentrale Beziehungsmotiv befriedigt; es bedeutet auch, solche Interventionen möglichst zu vermeiden, die negative Schemata triggern, zumindest während der Beziehungsaufbauphase der Therapie. „Möglichst" bedeutet, dass man wohl davon ausgehen muss, dass es einem Therapeuten nicht immer gelingen kann, solche Interventionen zu vermeiden: Wenn man den Klienten und seine Schemata kennt, kann man oft abschätzen, auf welche Interventionen der Klient wahrscheinlich „allergisch" reagieren wird und kann dann diese Interventionen unterlassen. Je weniger man jedoch den Klienten kennt, desto schlechter kann man abschätzen, wie ein Klient reagieren wird und, selbst wenn man den Klienten kennt, kann man „ins Fettnäpfchen treten". Daher ist es kein realistisches Ziel, das Auslösen negativer Schemata völlig vermeiden zu können, aber: Was man vermeiden kann, das sollte man vermeiden.

Dies kann aber natürlich nur für die erste Phase der Therapie (Beziehungsaufbau) gelten, denn in späteren Phasen muss es ja gerade darum gehen, Schemata zu bearbeiten, also muss der Therapeut die Schemata dann natürlich aktivieren; aber dann sollte er bereits über hinreichend „Beziehungskredit" verfügen!

#### 5.3.2.3.2 Positives Handeln

Komplementäres Handeln zum Beziehungsmotiv Anerkennung bedeutet im Wesentlichen, dem Klienten deutlich zu machen, *dass man positive Aspekte des Klienten wahrnehmen, erkennen und wertschätzen kann.*

Man signalisiert dem Klienten, dass man wahrnimmt,
- welche Fähigkeiten der Klient hat, was er kann, beherrscht, vermag;
- welches Wissen der Klient hat;
- welche Leistungen der Klient vollbracht hat und vollbringen kann;
- welche Ziele der Klient schon erreicht hat;
- welche Erfolge der Klient bereits errungen hat usw.

Und all dies, so macht man deutlich, erkennt man an; man macht deutlich, dass man dies für gut, für etwas Besonderes hält und dass man auch sieht, in welchem Ausmaß es den Klienten auszeichnet und charakterisiert. Man gibt dem Klienten damit explizit und deutlich positives Feedback.

Wichtig dabei ist jedoch, dass ein Therapeut das positive Feedback auch authentisch geben kann, also nicht versucht, dem Klienten etwas vorzumachen, denn das könnte der Klient bemerken und dann wäre die Beziehung nachhaltig gestört! Daher sollte ein Therapeut auch nur dann und an solchen Stellen positives Feedback geben, an denen er das auch wirklich von seiner Überzeugung her tun kann!

Um dies zu können, sollte sich der Therapeut klarmachen, dass der Klient ja wirklich etwas geleistet und erreicht hat, für das man ihn ja auch wirklich loben und anerkennen kann; dass ein Klient sich ja wirklich in seinem Leben angestrengt hat, dass er tatsächlich Erfolge errungen hat, die man würdigen kann usw. Der Klient hat in seinem Leben wirklich Ressourcen geschaffen: Alles, was er will, ist, dass ein Interaktionspartner dies auch wirklich anerkennt und ihm *explizit* positive Rückmeldungen gibt. Aus welchem Grund sollte man dem Klienten dies verweigern?

Man muss sich klarmachen, dass der Klient hoch depriviert ist: Deshalb braucht er Anerkennung auch für solche Aspekte, die man ansonsten vielleicht für selbstverständlich halten würde, deshalb braucht er besonders viel, besonders oft und besonders starke Anerkennung. Aber auch die kann man dem Klienten geben, einfach deshalb, weil einem klar ist, *wie* stark der Klient dies benötigt.

Erzählt der Klient dem Therapeuten z.B. eine Geschichte, in der deutlich wird, in welchem Ausmaß der Klient etwas für seine Firma getan hat, dann sollte der Therapeut jeden Aspekt aufgreifen und würdigen, z.B.:

- „Da haben Sie ein ganz großes Engagement gezeigt."
- „Das war ein besonders kluger Schachzug von Ihnen."
- „Da waren Sie viel umsichtiger als alle Ihre Kollegen."

Der Klient kann sich durch ein solches Verhalten des Therapeuten angenommen und gewertschätzt fühlen, er interpretiert die Handlungen und zieht Schlüsse wie:

- „Der Therapeut erkennt meine positiven Seiten."
- „Der Therapeut akzeptiert und wertschätzt mich."
- „Ich muss nicht mehr um die Akzeptanz des Therapeuten kämpfen."

Der Therapeut erwirkt auf diese Weise einen hohen Beziehungskredit, und der Klient, der erkennt, dass er vom Therapeuten das bekommt, was er möchte, muss nicht mehr um Akzeptanz kämpfen; er kann dann allmählich damit aufhören, dem Therapeuten zu erzählen, was er alles Tolles gemacht hat.

Komplementäres Handeln bedeutet auch, dass der Therapeut dem Klienten deutlich macht,

- dass er ihm im Therapieprozess viel zutraut;
- dass er Zutrauen auch in die Änderungskompetenz des Klienten hat;
- dass er dem Klienten auch schwierige Fragen stellt, weil er glaubt, dass der Klient diese beantworten kann;
- dass er weiß, dass es nicht einfach ist, ein bestimmtes Problem zu lösen, dass er es aber gerade dem Klienten zutraut, dass der das schaffen wird.

Auch diese Rückmeldungen stärken den Klienten *und* stärken das Vertrauen des Klienten in den Therapeuten.

#### 5.3.2.3.3 Vermeidung negativen Handelns

Komplementarität bedeutet auch, Abwertungen zu vermeiden. Vor allem ist es wichtig zu vermeiden, den Klienten als „defizitär" zu definieren. Klienten mit negativem Selbstschema und der Annahme „in Beziehungen wird man abgewertet" haben leicht die Erwartung, dass Interaktionspartner sie für „problematisch" oder für durchweg defizitär halten, wenn sie nur ein einziges Problem zugeben: Wenn man annimmt, dass andere eher negativ über einen denken, dann nimmt man auch an, dass das Zugeben minimaler Probleme schon zu massiver Abwertung führen kann. Daher ist es wichtig, wenn ein Klient Problemaspekte nennt, dass ein Therapeut

- diese Aspekte immer als bewältigbar, lösbar, bearbeitbar kennzeichnet *und nicht* als gewaltig, schwierig oder hoch problematisch;
- dass ein Therapeut immer betont, dass diese Probleme ja gemessen an den Fähigkeiten und Ressourcen des Klienten eher marginal sind;
- dass ein Therapeut immer normalisiert und nie pathologisiert.

Dem Klienten muss immer klar werden,
- der Therapeut nimmt mein Problem ernst,
- aber er hält es für bearbeitbar und lösbar,
- und er hält es nicht für etwas, was mich in irgendeiner Weise abwerten könnte,
- sondern für etwas, was gemessen an allen positiven Aspekten randständig ist,
- und der Therapeut verliert aufgrund der Probleme die positiven Aspekte nie aus dem Blick.

## 5.3.3 Wichtigkeit

### 5.3.3.1 Das Beziehungsmotiv Wichtigkeit

Das Motiv *„Wichtigkeit“* impliziert das Bedürfnis, *im Leben einer anderen Person eine bedeutende Rolle zu spielen,* Signale zu erhalten, die besagen, für eine andere Person eine Bereicherung zu sein. Wichtigkeit bedeutet, dass man *für eine andere Person bedeutsam ist,* dass die andere Person Wert auf Kontakt legt, Wert auf Beziehung u. a.

Wichtigkeit bedeutet somit *nicht* wie Anerkennung, dass man (nur) eine Information über die eigene Person erhält („Du bist toll.“), sondern dass man eine Information über die *Beziehung* erhält, die die andere Person zu einem selbst hat: Man braucht Rückmeldungen wie „ich brauche Dich“, „Du bist eine Bereicherung für mein Leben“ u. ä. Wichtigkeit bedeutet also, dass man nicht nur positive Eigenschaften *hat,* sondern dass eine andere Person diese Eigenschaften *braucht,* dass man *für eine andere Person einen Wert hat.*

Positive Rückmeldungen in Bezug auf Wichtigkeit sind:
- „Ich brauche Dich.“
- „Ich bin gerne mit Dir zusammen.“
- „Ich verbringe gerne Zeit mit Dir.“
- „Du bereicherst mein Leben.“
- „Ohne Dich ist es öde.“
- „Das Leben macht mit Dir Spaß.“

Signale von Wichtigkeit sind aber auch:
- „Ich schenke Dir Aufmerksamkeit.“
- „Ich höre Dir zu.“
- „Ich nehme Dich ernst.“
- „Ich respektiere Dich.“

Wichtigkeit drückt sich auch aus in Signalen wie:
- „Du gehörst zu mir.“
- „Ich gehöre zu Dir.“
- „Ich beziehe Dich ein.“
- „Wir bilden eine Einheit.“

### 5.3.3.2 Schemata

In der Biographie kann man als Kind oder Jugendlicher nun wieder positive Signale erhalten wie:
- „Ich bin für Dich da!"
- „Ich spiele gerne mit Dir."
- „Es macht Spaß, mit Dir zusammen zu sein."
- „Seit Du da bist, ist mein Leben reicher."
- „Du bist eine Freude für mich." u.a.

Positive Signale sind auch,
- dem Kind aufmerksam zuzuhören, wenn es etwas erzählen will;
- das Kind ernst zu nehmen und sich mit ihm auseinanderzusetzen;
- das Kind als Person mit Respekt zu behandeln;
- sich Zeit zu nehmen, wenn es Probleme gibt.

Viele dieser Signale sind sicher nonverbal: Man signalisiert Interesse durch Mimik und Gestik, durch Zuwendung des Körpers, durch Lächeln und freundliche Sprache und Stimmlage usw. Wichtigkeit wird ausgedrückt durch die ganze Art, wie man mit einem Kind umgeht und spricht, nicht nur dadurch, was man sagt. Deshalb ist es ja auch so schwierig, Eltern, die ihr Kind missachten, beizubringen, was genau sie tun sollen.

Denn implizite, nonverbale Signale hängen stark von der Einstellung ab, die man hat: Man verhält sich nur dann wirklich zugewandt, wenn man das Kind *tatsächlich* schätzt, wenn einem das Kind tatsächlich wichtig ist.

Macht man in der Biographie derart positive Erfahrungen, dann entwickelt man positive Selbstschemata der Art:
- „Ich bin für andere wichtig."
- „Ich habe anderen etwas zu bieten."
- „Ich habe positive Eigenschaften, die von anderen geschätzt werden." u.ä.

Und man entwickelt positive Beziehungsschemata der Art:
- „In Beziehungen erhält man Aufmerksamkeit."
- „In Beziehungen wird man respektiert."
- „Partner hören einem zu."

Derartige Schemata implizieren die Annahme, dass man *als Person* über Wichtigkeit verfügt und man deshalb nichts Spezielles tun muss, um sich wichtig zu machen: Man muss seine Bedeutung für andere auch nicht in Zweifel ziehen, man ist sich ihrer vielmehr gewiss. Man muss nicht ständig um Wichtigkeit kämpfen, nichts Besonderes veranstalten, um Aufmerksamkeit zu bekommen. Und man hat auch die Erwartung, dass Interaktionspartner einen respektvoll behandeln werden; also muss man weder misstrauisch „auf der Lauer liegen", noch um Respekt kämpfen. Man kann sich vielmehr entspannt auf Beziehungen einlassen.

In der Biographie kann man es aber weniger gut treffen und als Kind und Jugendlicher eher „neutrale" Rückmeldungen erhalten, wie:

- Die Eltern haben (aus welchen Gründen auch immer) kaum Zeit.
- Die Eltern spielen kaum mit dem Kind.
- Die Eltern hören dem Kind wenig zu, das Kind wird schnell „abgewürgt“.
- Es gibt keine Signale an das Kind, für die Eltern bedeutsam zu sein.

Die Eltern senden zwar keine explizit negativen Signale, sie senden aber auch keine explizit positiven Signale.

Dann bilden sich sehr wahrscheinlich bereits negative Schemata, z. B. Selbstschemata wie:
- „Bin ich wichtig?“
- „Habe ich anderen etwas zu bieten?“
- „Ich bin nicht wirklich wichtig.“
- „Ich muss etwas tun, um mich wichtig zu machen.“

Und wahrscheinlich bilden sich auch Beziehungsschemata der Art:
- „In Beziehungen wird man kaum wahrgenommen.“
- „Keiner nimmt sich Zeit.“
- „Keiner hört einem zu.“
- „Man wird nicht respektvoll behandelt.“

Mit diesen Schemata kann man sich aber nicht entspannt auf Beziehungen einlassen; man zweifelt ständig an der eigenen Wichtigkeit und dann logischerweise auch daran, ob der Partner nicht irgendwann das Interesse an einem verlieren könnte; folgerichtig hält man die Beziehung auch für unsicher. Und man geht nicht davon aus, dass der Partner einen ernst nimmt, sich Zeit nimmt, wenn man ein Anliegen hat, einem aufmerksam zuhört; also ist man entweder eher resigniert und verzichtet oder man ist kämpferisch und veranlasst den Partner (oft im Übermaß), sich um einen zu kümmern.

Ganz ungünstig ist es aber, in der Biographie massiv negative Rückmeldungen zu erhalten als Rückmeldungen von „negativer Wichtigkeit“, wie:
- „Seit Du da bist, bin ich krank.“
- „Wenn Du nicht wärst, hätte ich Karriere machen können.“
- „Leider haben wir verpasst, Dich abtreiben zu lassen.“ (Habe ich schon von einigen Klienten gehört!)

Man gibt dem Kind auch Rückmeldungen der Art:
- Wenn das Kind kommt, um Aufmerksamkeit zu erhalten, dann reagieren die Eltern ungehalten und machen deutlich, dass sie sich gestört fühlen.
- Wenn das Kind ein Anliegen hat, wird es nicht ernst genommen („Du immer mit Deinem Gejammer.“).
- Wenn das Kind sich verletzt hat, bekommt es zu hören: „Jetzt muss ich mich auch noch um den Mist kümmern!“ usw.

Durch derartige Rückmeldungen entwickelt man Selbstschemata der Art:
- „Ich störe andere.“

- „Ich bin toxisch für andere."
- „Ich bin eine Zumutung für andere."
- „Ich habe negative Eigenschaften, die andere stören oder beeinträchtigen."

Es entstehen Beziehungsschemata der Art:
- „In Beziehungen wird man ausgegrenzt."
- „Partner respektieren einen gar nicht."
- „Niemand hört mir zu oder nimmt mich ernst."

Es ist klar, dass man aufgrund solcher Schemata große Schwierigkeiten in allen Arten von Beziehungen hat. Man wird sich nie ohne massive Vorbehalte auf Beziehungen einlassen können, man wird auch immer wachsam sein, weil man wieder mit Abwertungen rechnet. Und man wird wahrscheinlich „hyperallergisch" auf alle Verhaltensweisen von Interaktionspartnern reagieren, die auch nur ansatzweise nach „Respektlosigkeit", „ignoriert werden" o. a. „riechen". In Folge dessen ist man in Beziehungen auch nie entspannt, kann sich nicht „fallenlassen" und sich nicht sicher und geborgen fühlen.

### 5.3.3.3 Komplementarität

#### 5.3.3.3.1 Positives Verhalten

Komplementäres Handeln zur Motivebene bedeutet bei Wichtigkeit,
- dem Klienten ganz besonders, auch durch nonverbale Signale zu zeigen, dass man sich für die Person und die thematisierten Inhalte interessiert;
- zu signalisieren, dass man alles spannend findet und dass man dem Klienten sehr aufmerksam zuhört;
- zu signalisieren, dass man alles, was der Klient sagt, sehr ernst nimmt und sich damit auseinandersetzt;
- zu signalisieren, dass man sich stark bemüht, den Klienten zu verstehen, nachzuvollziehen, was er meint, und es auch nachvollziehen kann.

Natürlich sollte man dies alles auch hier nur tun, *wenn man es authentisch tun kann;* hilfreich ist es, sich klarzumachen, dass ein Klient auch Aufmerksamkeit und Respekt fordert und dass es ok ist, einem Klienten, der dies auch in *erhöhtem* Ausmaß braucht, auch in erhöhtem Ausmaß zu geben.

Viele Aspekte sind hier nonverbal:
- Ein Therapeut, der sich für einen Klienten interessiert, wendet sich auch von der Körperhaltung her dem Klienten zu.
- Er schaut den Klienten an, hält Blickkontakt.
- Er zeigt auch durch Mimik, dass er mit dem Klienten mitgeht, durch Tempo, Stimmlage usw., dass er sich auf den Klienten einstellt.
- Er konzentriert sich voll auf den Klienten.

Auch inhaltlich versucht er zu erfassen, was der Klient sagt:

- Schildert ein Klient ein Problem als besonders furchtbar, dann macht der Therapeut deutlich, dass er versteht, in welchem Ausmaß der Klient daran leidet.
- Schildert der Klient ein Ereignis sehr dramatisch, dann macht der Therapeut deutlich, dass er versteht, wie sehr es den Klienten aufwühlt.

Kurz: Der Therapeut „holt den Klienten da ab, wo er ist". Er macht deutlich, dass er versteht, wie der Klient sich fühlt, wie es ihm geht, wie schrecklich er ein Problem empfindet usw.

Komplementarität bedeutet dabei *nicht,* dass der Therapeut die Sichtweise des Klienten *bestätigt*. Der Therapeut sagt, „Ihnen geht es furchtbar.", und nicht, „Das ist furchtbar."; er sagt, „Sie leiden sehr unter den Reaktionen Ihres Mannes.", und nicht, „Ihr Mann verhielt sich furchtbar." Der Therapeut greift auf, was *der Klient* empfindet und versteht es, er bestätigt aber nicht die Interpretationen des Klienten und er solidarisiert sich auch nicht mit dem Klienten gegen Dritte!

### 5.3.3.3.2 Vermeidung negativen Verhaltens

Es ist wichtig, bestimmte Handlungen zu vermeiden, wenn man sich als Therapeut komplementär verhalten will: So sollte man alles vermeiden, was der Klient als „Ignorieren seiner Person", als „Respektlosigkeit" oder als „Interesselosigkeit" empfinden kann. So stellt man z. B. eine Uhr so auf, dass man sie neben dem Kopf des Klienten sehen kann; auf diese Weise kann man die Zeit im Blick behalten, ohne erkennbar „auf die Uhr zu schauen": Denn schaut man auf die Uhr, kann der Klient annehmen, dass man sich gedanklich mit anderen Aspekten (z. B. dem nächsten Termin) beschäftigt und man ihm daher nicht die volle Aufmerksamkeit gibt.

Schildert der Klient den Namen eines Partners, dann merkt man sich den, denn wenn man ihn nicht mehr weiß, dann nimmt der Klient an, dass man sich nicht für den Klienten interessiert.

Schildert der Klient etwas als dramatisch, dann wiegelt man nicht ab, denn der Klient könnte sich dadurch nicht ernst genommen fühlen. Außerdem sollte man

- es vermeiden, zu spät zu kommen;
- während des Gesprächs zu telefonieren;
- mitzuschreiben;
- unkonzentriert zu sein und abgelenkt zu wirken, u. ä.

Will man als Therapeut Informationen protokollieren, dann sollte man eine Phase explizit einführen, z. B.: „Ich benötige Informationen für den Kassenantrag und möchte deshalb einige Informationen mitschreiben." Ansonsten sollte man *nicht* mitschreiben, weil Klienten den Eindruck haben können, es geht dem Therapeuten um die Inhalte und um Information, nicht um die Person des Klienten (Beachte, dass die Klienten hochgradig *beziehungs*-motiviert sind!).

Braucht man viele Informationen, kann man eine Anamnese-Sitzung explizit einführen und dem Klienten dies erläutern. Unserer Erfahrung nach akzeptieren Klienten dies.

## 5.3.4 Verlässlichkeit

### 5.3.4.1 Das Beziehungsmotiv Verlässlichkeit

Das Motiv nach verlässlicher Beziehung ist das Bedürfnis, Signale zu erhalten, *dass eine Beziehung beständig, andauernd und berechenbar ist*. Es sind Signale, die bedeuten:

- „Ich bleibe bei Dir."
- „Darauf kannst Du Dich verlassen."

Es sind außerdem Signale, die zeigen,

- dass eine Beziehung *belastbar* ist: Es gibt Krisen, aber diese stellen die Beziehung nicht in Frage;
- dass eine Beziehung Streit verkraftet: Man kann streiten, Konflikte haben, sich auseinandersetzen, aber die Beziehung wird dennoch nicht in Frage gestellt.

### 5.3.4.2 Schemata

Positive Botschaften in der Biographie werden wahrscheinlich gar nicht so stark verbal vermittelt, sondern eher durch Handlungen, z. B.:

- Die Eltern kritisieren das Kind, machen aber deutlich, dass mit der Kritik keine Ablehnung verbunden ist: Die Beziehung ist dadurch gar nicht tangiert, bleibt stabil, fest und verlässlich, wird auch durch nichts in Frage gestellt.
- Die Eltern sind auch schon mal richtig sauer, aber es ist klar, dass man deshalb nicht ausgegrenzt wird: Die Beziehung wird nicht tangiert.
- Man streitet sich, hat offene Konflikte, aber es ist klar, das hat keinen Einfluss auf die Beziehung: Die Beziehung wird überhaupt nicht in Frage gestellt.

Auch Modelle spielen hier wohl eine Rolle, z. B. dass die Eltern auch (heftig) streiten können, aber dennoch keiner die Beziehung deshalb grundlegend in Frage stellt; nach Streits kann man sich wieder vertragen, kann reden und Konflikte aushandeln.

Positive Erfahrungen führen wiederum zu positiven Schemata, insbesondere zu Beziehungsschemata wie:

- „Beziehungen sind verlässlich."
- „Beziehungen sind tragfähig."
- „Beziehungen sind belastbar."
- „In Beziehungen kann man sich streiten und Konflikte haben, ohne dass das die Beziehung in Frage stellt."

Solche Schemata bedeuten, dass man sich auf Beziehung einlassen kann, denn man geht nur dann eine Bindung ein, wenn eine Beziehung eine Zukunft hat; vor allem bedeutet das positive Schema aber, dass man sich *in* Beziehungen auf Konflikte einlassen und eine „Streitkultur" entwickeln kann, ohne Angst haben zu müssen, die Beziehung damit sofort in Frage zu stellen.

Natürlich sind Beziehungen nie absolut verlässlich: Natürlich kann man verlassen werden und natürlich brechen Beziehungen manchmal auseinander. Personen machen sich oft auch Illusionen über die Verlässlichkeit von Beziehungen („Bis dass der Tod uns scheidet."); dennoch ist es für ein „sich-einlassen" auf Beziehungen wichtig, dass man die Beziehung für (potentiell) stabil und zuverlässig hält, ansonsten kann man sich wohl gar nicht auf eine Beziehung einlassen. Und etwas Illusion kann wohl auch nicht wirklich schaden.

Negative Erfahrungen implizieren, dass die Beziehung zu wesentlichen Bezugspersonen in der Biographie immer wieder in Frage gestellt wurde, z. B.

- durch Aktionen wie „Liebesentzug": Wenn man etwas Falsches tut, redet Mama nicht mehr mit einem, grenzt das Kind deutlich aus, signalisiert, dass das „Fehlverhalten" sich massiv auf die Beziehung auswirkt;
- wenn man etwas Falsches tut, sagt Papa: „Wenn das noch mal passiert, dann ist der Ofen aus!" (was vage genug ist, um Ängste auszulösen!);
- oder man bekommt gesagt: „Wenn Du damit nicht aufhörst, kommst Du in ein Heim."

Derartige Rückmeldungen, vor allem, wenn sie sich konsistent wiederholen, führen zu negativen Beziehungsschemata, wie:

- „Beziehungen sind nicht verlässlich."
- „Beziehungen können jederzeit ‚gekündigt' werden."
- „Man kann immer verlassen werden."
- „Wenn man sich falsch verhält, wird man verlassen."
- „Streit und Konflikte bedrohen die Beziehung."

Solche Schemata führen dazu, dass man ständig in „Alarmbereitschaft" ist: Man muss jederzeit mit dem Ende einer Beziehung rechnen. Und dann lässt man sich entweder gar nicht richtig auf Beziehungen ein, oder man versucht, durch besondere Strategien Beziehungen verlässlich zu machen (wie Klienten mit dependenter Persönlichkeitsstörung).

Eine weitere Konsequenz ist, dass man allen Konflikten aus dem Weg geht und sich nicht mehr traut, eine eigene Meinung zu vertreten, aus Angst, das könnte zu Streit führen und Streit könnte die Beziehung bedrohen. Dies hat dann zur Folge, dass man Konflikte nicht mehr austragen kann, dass man nicht mehr über Kompromisse verhandeln kann und dass man folgerichtig auch eigene Bedürfnisse nicht mehr vertreten kann.

### 5.3.4.3 Komplementarität

#### 5.3.4.3.1 Positives Handeln

*Verlässlich zu sein, bedeutet, in der Beziehung zu sein und in der Beziehung zu bleiben.*

Will der Therapeut Verlässlichkeit signalisieren, dann gibt er Botschaften wie:

- „Ich, Therapeut, biete Ihnen, Klient, eine Beziehung an, in der Sie alles äußern und bearbeiten können."

- „Ich bleibe in der Beziehung, völlig unabhängig davon, welche Inhalte Sie thematisieren, ob die Inhalte peinlich, bedrohlich, pervers o. a. sind."
- „Ich bleibe auch in der Beziehung, wenn Sie jammern, sich beklagen, mich kritisieren oder (wie bei Borderline-Klienten) mich angreifen und beleidigen."
- „Ich demonstriere, dass die Beziehung belastbar ist, dass sie Konflikte aushält und Krisen und dass sie dennoch nicht in Frage gestellt wird."

Verlässlichkeit zu zeigen bedeutet auch, dass ein Therapeut sich nicht zurückzieht (und somit auch nicht im Sessel zurückrutscht!), wenn der Klient etwas Peinliches thematisiert; es bedeutet auch, dass der Therapeut nicht verstummt, wenn der Klient unangenehme, traumatisierende Erfahrungen berichtet, sondern dass er zugewandt bleibt, deutlich macht, die Beziehung wird durch all diese Aspekte gar nicht tangiert.

Komplementarität zur Motivebene impliziert aber auch hier, dass Verlässlichkeit nur innerhalb der therapeutischen Regeln gilt: Der Therapeut steht dem Klienten nicht „rund um die Uhr zur Verfügung".

#### 5.3.4.3.2 Vermeidung von negativem Handeln

Ein Therapeut sollte alles vermeiden, was der Klient interpretieren kann als „der Therapeut stellt die Beziehung in Frage".

Verlässlichkeit bedeutet natürlich auch, dass ein Therapeut die Therapie nicht von sich aus beendet; dass er wirklich nur dann einen Termin absagt, wenn es gar nicht anders geht und es dem Klienten dann auch gut begründet.

## 5.3.5 Solidarität

### 5.3.5.1 Das Beziehungsmotiv Solidarität

Das Motiv nach solidarischer Beziehung ist ein Bedürfnis danach, *Hilfe und Unterstützung zu bekommen, wenn man sie benötigt.* Es ist das Bedürfnis,

- dass sich jemand um einen kümmert, wenn man krank ist;
- dass man Hilfe bekommt, wenn man in Schwierigkeiten ist;
- dass man Beistand bekommt, wenn man bedroht wird;
- dass man Schutz bekommt, wenn man angegriffen wird;
- dass man sich in all diesen Aspekten auf die Hilfe eines Partners verlassen kann.

### 5.3.5.2 Schemata

Auch hier machen sich positive Erfahrungen in der Biographie nicht so sehr durch verbale Informationen deutlich, sondern durch Handeln, z. B.:

- Das Kind ist krank und die Eltern kümmern sich.

- Das Kind kommt ins Krankenhaus und Papa sagt Termine ab, um das Kind zu begleiten.
- Die Lehrer kritisieren das Kind und Papa setzt sich mit den Lehrern auseinander.
- Das Kind wird verprügelt und Papa droht den Prüglern.

Die Eltern signalisieren, dass sie „auf der Seite des Kindes stehen“, dass sie das Kind nicht „im Stich lassen“, dass sie sich nicht mit Dritten gegen das Kind verbünden.

- Positive Erfahrungen führen zu positiven Beziehungsschemata wie:
- Wenn man bedroht wird, bekommt man von seinem Partner Schutz.
- Man wird nicht im Stich gelassen.
- Man kann sich darauf verlassen, dass der Partner da ist, wenn man ihn braucht. Ganz allgemein bildet sich eine Überzeugung wie: „Wenn ich den Partner brauche, ist er da.“ Oder: „Wenn ich Dich rufe, dann kommst Du.“

Solche Schemata verleihen einer Person in Beziehungen das Gefühl von Sicherheit und Geborgenheit: Man erhält Schutz, man erhält Hilfe, es kann einem nichts passieren! Und dies führt dazu, dass man sich auf eine Beziehung einlassen kann und einem eine Beziehung wichtig wird.

Negative Erfahrungen in Bezug auf Solidarität sind z. B.:

- Die Jugendliche bricht sich das Bein beim Sport und die Eltern besuchen sie nicht im Krankenhaus, weil sie schon immer gegen den Sport waren (die Tochter hat sich das schließlich selbst zuzuschreiben und soll nun mal die Konsequenzen spüren).
- Eine Nachbarin bezichtigt das Kind, etwas Schlimmes getan zu haben, und die Mutter verhängt eine Strafe, ohne das Kind auch nur anzuhören.
- Kritisieren Lehrer das Kind, dann stehen die Eltern sofort auf der Seite der Lehrer.
- Wird das Kind krank, dann muss es sich selbst versorgen, weil Papa und Mama ihren Jobs nachgehen müssen.

Solche Erfahrungen führen zu negativen Beziehungsschemata, wie:

- Wenn ich jemanden brauche, ist keiner für mich da.
- In Beziehungen erhält man keine Unterstützung.
- Man kann sich nur auf sich selbst verlassen.
- Wenn man Schwierigkeiten hat, wird man im Stich gelassen oder sogar: Partner verraten einen.
- Der Partner solidarisiert sich mit dem Angreifer.

Personen mit solchen Schemata werden sich in Beziehungen nicht sicher und geborgen fühlen können; sie haben nie das Gefühl, sich auf die Hilfe von anderen verlassen zu können. Also müssen sie selbst immer stark sein, immer gewappnet, u. U. auch immer vorbereitet und „auf der Hut“ sein.

### 5.3.5.3 Komplementarität

#### 5.3.5.3.1 Positives Handeln

Solidarität kann im Sinne von zwei Aspekten verstanden werden:
- Sich mit dem Klienten *gegen* andere zu solidarisieren.
- Mit dem Klienten loyal zu sein.

Im Therapieprozess kann immer nur der zweite Aspekt gemeint sein: Man kann sich auf gar keinen Fall mit dem Klienten gegen eine andere Person solidarisieren; denn zum einen kennt man immer nur die subjektive Sichtweise des Klienten und nie „die Realität“, also kann man auch nie die Sichtweise des Klienten als „real“ bestätigen, was man bei einer solchen Solidarisierung aber täte. Und zum anderen soll der Klient ja immer *seinen* Anteil an einem Problem und auch an einem Interaktionsproblem klären; bestätigt man aber seine Sichtweise, dann *senkt* man seine Motivation, sich mit eigenen Anteilen auseinanderzusetzen. Und zum dritten kann man sich nicht „in das System des Klienten verwickeln lassen“, indem man für den Klienten Position bezieht.

Loyalität bedeutet ganz allgemein, dass der Therapeut in der Therapie und im Rahmen der therapeutischen Regeln auf der Seite des Klienten steht, den Klienten unterstützt und das Ziel hat, *dem Klienten* zu helfen, seine Probleme zu lösen, *dem Klienten* zu helfen, besser zurechtzukommen (und nicht: anderen zu helfen).

Der Therapeut versucht somit
- den *Klienten* und seine Sichtweise zu verstehen;
- dem *Klienten* zu helfen, seine Probleme besser zu verstehen;
- dem *Klienten* zu helfen, seine Schemata umzustrukturieren;
- dem *Klienten* zu helfen, sein Verhalten zu verändern.

Der Therapeut
- unterstützt den Klienten, eigene Ressourcen zu aktivieren;
- vermittelt dem Klienten, wie er seine Interessen besser vertreten und sich durchsetzen kann;
- trainiert den Klienten darin, sich besser abzugrenzen und sich zu schützen u. a.

Der Therapeut signalisiert dem Klienten,
- dass er ihn nicht mit seinem Problem allein lässt;
- dass er ihm hilft, Aspekte seines Problems besser zu definieren;
- dass er ihn darin unterstützt, eigene Entscheidungen zu treffen und umzusetzen u. a. Der Therapeut ist somit der „Unterstützer“ des Klienten, der im Interesse des Klienten handelt und dem Klienten hilft, besser als bisher mit seinen Problemen umzugehen.

Und all dies macht er dem Klienten bei komplementärem Handeln auch klar: Er signalisiert dem Klienten deutlich, dass er im Interesse des Klienten zu handeln gedenkt, dass er nichts tun wird, was dem Klienten schadet, dass er den Klienten unterstützt und dass es ihm wichtig ist, dass der Klient Fortschritte macht usw.

Loyalität bedeutet aber *auch,* dass der Therapeut
- den Klienten mit unangenehmen Wahrheiten *konfrontieren* kann, *damit* der Klient erkennt, was er tut und welche Konsequenzen sein Handeln hat;
- dass der Therapeut dem Klienten deutlich macht, dass er nicht nur „Opfer anderer Personen" ist, sondern auch Handelnder in einem Interaktionssystem, und dass er deshalb einen *Anteil* an dem Problem hat und dass er, wenn er dies erkennt, seinen Anteil ändern kann.

„Auf der Seite des Klienten zu sein" bedeutet nicht, den Klienten immer zu bestätigen, sondern kann auch bedeuten, *Aspekte des Klienten in Frage zu stellen.* Es kann auch bedeuten, den Klienten zu konfrontieren und dem Klienten Dinge zu sagen, die er nicht gerne hört. All das tut der Therapeut aber nicht, weil er *gegen* den Klienten ist, sondern im Gegenteil, gerade *weil* er den Klienten unterstützen und ihm aus seinen Problemen heraushelfen will. Loyal sein bedeutet damit aber *keineswegs,* den Klienten in allem zu bestätigen, dem Klienten alles zu glauben und den Klienten in allem zu folgen: Loyal sein kann auch heißen, die Aussagen des Klienten in Zweifel zu ziehen, Konstruktionen zu hinterfragen, den Klienten auf Aspekte aufmerksam zu machen, die er gar nicht so gerne betrachten möchte.

Sollte der Therapeut dies tun, dann sollte er aber in ganz hohem Maße deutlich machen, dass er dies *nicht* tut, um den Klienten zu ärgern oder weil er etwas gegen den Klienten hat, sondern ausschließlich, weil er will, dass der Klient valide erkennt, welche Schemata er hat, warum er so handelt, wie er handelt und damit er, wenn er dies verstanden hat, sich entscheiden kann, anders zu handeln.

#### 5.3.5.3.2 Vermeidung negativen Handelns

Negatives Handeln wäre Solidarisieren in dem Sinne, dass der Therapeut alles, was der Klient sagt, „absegnet": Damit stabilisiert der Therapeut aber das dysfunktionale System des Klienten und senkt die Motivation, sich kritisch mit den eigenen Annahmen auseinanderzusetzen. Negatives Handeln bedeutet aber auch, gegen den Klienten Partei zu ergreifen. Dies kann passieren, wenn der Therapeut Aufträge von außen annimmt, z. B. von Eltern, von Gerichten, von Partnern: Aufträge, den Klienten zu ändern oder zu beeinflussen, ohne dass klar ist, dass der Klient das selbst auch will: In diesem Fall ist man mit einer dritten Partei gegen den Klienten solidarisch.

## 5.3.6 Autonomie

### 5.3.6.1 Das Beziehungsmotiv Autonomie

Das Motiv nach Autonomie ist das Bedürfnis (auch *in* Beziehungen) noch als eigenständige Person existieren zu können und zu dürfen, eigene Entscheidungen treffen zu können und zu dürfen und eigene Lebensbereiche haben zu können und zu dürfen. Autonomie bedeutet in Beziehungen z. B.

- Bereiche zu haben, die man selbst verwalten darf und in denen man selbst bestimmen darf;
- selbst Entscheidungen über bestimmte Bereiche treffen zu können, z. B. darüber, was man anziehen will, wie man sein Zimmer einrichtet u. a.;
- selbst zu entscheiden, welche Freunde man hat und zu wem man Kontakt unterhält;
- selbst zu entscheiden, wie man Teile seiner Freizeit verbringen will usw.

Positive Erfahrungen mit Autonomie in der eigenen Biographie macht man, wenn Eltern *altersangemessene Autonomie gewähren,* d. h. wenn sie dem Kind in solchen Lebensbereichen Autonomie gewähren, in dem das Kind Entscheidungen schon selbst treffen kann und treffen will.

Positive Erfahrungen zu vermitteln bedeutet somit, das Kind weder zu unterfordern noch zu überfordern (was zugegebenermaßen nicht ganz einfach ist!). So räumt man dem Kind das Recht ein, Freunde selbst zu bestimmen, wenn es das will und man annehmen kann, dass es das auch kann, wobei man bedenken muss, dass das Kind natürlich Fehler machen kann und machen wird; aber es kann und wird aus diesen Fehlern lernen (müssen). Man kann ein Kind nicht davor bewahren zu lernen, eigene Entscheidungen zu treffen und damit auch *falsche* Entscheidungen zu treffen; auch die muss man dem Kind „gönnen". Wenn das Kind entscheiden will, was es anziehen will, sollte man Autonomie (in Grenzen) akzeptieren; überschreitet es diese Grenzen, muss man verhandeln und Kompromisse machen.

Autonomie zu gewähren, bedeutet, dass man Grenzen setzt, wo Grenzen nötig sind, aber dem Kind dort Freiheiten gewährt, wo es Freiheiten braucht und wo es lernen muss, eigene Entscheidungen zu treffen *und* lernen muss, dass eigene Entscheidungen auch (manchmal negative) Konsequenzen haben. Autonomie zu gewähren, heißt aber auch, das Kind nicht zu zwingen, in Bereichen selbständig zu sein, in denen es das noch gar nicht kann und in denen es durch ein Selbständigsein völlig überfordert wäre.

### 5.3.6.2 Schemata

Positive Erfahrungen mit Autonomie führen zu positiven Beziehungsschemata, wie:
- „In Beziehungen darf man eine eigenständige Person bleiben."
- „Ich darf eigene Bereiche haben."
- „Ich darf in bestimmten Bereichen eigene Entscheidungen treffen."

Es entwickeln sich aber auch positive Selbstschemata wie:
- „Ich *kann* eigene Entscheidungen treffen."
- „Ich *bin* eine eigenständige Person."

Personen mit positiven Schemata gehen dann als eigenständige Personen Beziehungen ein, sie werden nicht abhängig, müssen aber auch nicht um jeden Zentimeter Autonomie kämpfen, d. h. sie können auch kompromissbereit sein.

Negative Erfahrungen resultieren vor allem aus Einschränkungen:

- So berichtete eine Klientin, dass sie mit 12 Jahren mit ihrer Mutter und ihrer Oma Kleider kaufen musste und Mama und Oma ihr vorgeschrieben haben, was sie anziehen muss, selbst, wenn sie das scheußlich fand.
- Ein Klient berichtete, dass seine Mutter, als er 7 Jahre alt war, geäußert hat, er könne nicht allein auf die Straße, weil er überfahren werde und er durfte daraufhin nur (unter Aufsicht) im Hof spielen.

Negative Erfahrungen kommen vor allem durch eine Haltung von „Over-protectiveness“ zustande, die Annahme, man müsse und könne das Kind vor Fehlern schützen. Man traut dem Kind nichts zu und muss es deshalb (angeblich zu seinem eigenen Besten) bevormunden. Durch eine solche Haltung schränkt man das Kind nicht nur ein, man signalisiert ihm auch, dass man ihm nichts zutraut, man gibt damit immer auch Signale mangelnder Anerkennung.

Negative Erfahrungen führen zu negativen Beziehungsschemata wie:
- In Beziehungen wird man eingeschränkt.
- In Beziehungen wird man kontrolliert.
- Beziehungen sind eng.

Aber es kommt auch zu negativen Selbstschemata wie:
- „Ich kann keine eigenen Entscheidungen treffen.“
- „Ich kann nicht über mein Leben bestimmen.“

Mit solchen Schemata wird man dann entweder ein „abhängiges Weichei“ oder ein glühender Verfechter für Autonomie: Jemand, der sich gar nicht auf Beziehungen einlässt und auf jede noch so geringe Einschränkung von Autonomie heftig aggressiv reagiert.

Jedoch führt nicht nur „Over-protectiveness“, also eine Einschränkung von Autonomie zu negativen Erfahrungen, man kann ein Kind auch überfordern. Dies ist z.B. der Fall, wenn eine alleinerziehende, berufstätige Mutter einem 7-jährigen Kind einen Schlüssel gibt, mit dem Auftrag, sich nach der Schule selbst zu versorgen und bis 17 Uhr seine Zeit selbst zu gestalten. Mit diesem Auftrag kann das Kind völlig überfordert sein und es könnten Schemata entstehen, wie:
- In Beziehungen muss man eigenständig sein.
- Ohne eigenständig zu sein kommt man nicht klar.
- Man muss sich auf sich selbst verlassen können.
- Man muss stark sein.

### 5.3.6.3 Komplementarität

#### 5.3.6.3.1 Positives Handeln

Autonomie zu gewähren, heißt im Therapieprozess, dem Klienten immer wieder deutlich zumachen, dass er selbst immer entscheiden kann, ob er kooperieren will. Der Therapeut macht dem Klienten deutlich,

- dass jede Intervention ein Angebot an den Klienten ist und dass der Klient sich dafür entscheiden kann, es nicht anzunehmen („Widerspruchsermöglichung" im Sinne von Fiedler, 1981);
- dass der Klient sich entscheiden kann, an der Veränderung seiner Schemata zu arbeiten oder auch nicht;
- dass der Klient sich entscheiden kann, ob er im Alltag sein Verhalten verändern will oder nicht.

Der Therapeut macht Angebote, Vorschläge, er gibt Anregungen, Hinweise und Ratschläge; es ist aber immer der Klient, der „letzt-instanzlich" entscheidet, ob er kooperieren will, ob er Vorschläge umsetzen will oder nicht.

Natürlich muss der Klient mit der Entscheidung auch Verantwortung übernehmen: Setzt er Vorschläge des Therapeuten nicht um, dann kann das bedeuten, dass die Therapie nicht erfolgreich ist und dafür muss dann *der Klient* die Verantwortung übernehmen (und *nicht* der Therapeut!).

Komplementäres Handeln bedeutet hier nun, dass der Therapeut immer wieder *explizit betont,*

- dass der Klient entscheiden kann;
- dass er Vorschläge machen muss, weil das seiner Aufgabe als Therapeut entspricht, dass er damit aber nicht die Autonomie des Klienten einschränken will, sondern dass der Klient immer prüfen soll, ob er den Vorschlägen folgen will;
- dass der Klient selbstverständlich sich auch gegen Kooperation entscheiden kann;
- dass der Klient sich z. B. dafür entscheiden kann, eine ganze Stunde zu schweigen, Fragen nicht zu beantworten usw., ohne dass das Konsequenzen für die Beziehung hat;
- dass der Klient sogar natürlich das Recht hat zu entscheiden, seine Probleme unangetastet zu behalten.

Der Therapeut macht dem Klienten hier also *sehr deutlich* klar,

- dass der Klient Freiheitsgrade hat;
- dass er nicht unter Druck steht;
- dass seine Entscheidungen durch den Therapeuten überhaupt nicht eingeschränkt werden sollen.

### 5.3.6.3.2 Vermeidung negativen Handelns

Eine Person mit starkem Autonomiemotiv *und* negativen Schemata kann sehr bis extrem *reaktanzempfindlich* sein, d. h. sie reagiert auf alle Handlungen des Therapeuten, die sie als Einschränkungen oder Kontrollen empfindet, mit starker bis massiver Reaktanz. Da ein Therapeut im Therapieprozess aber dringend Compliance braucht und keine Reaktanz, sollte ein Therapeut versuchen zu antizipieren, welche Interventionen der Klient als Einschränkungen erleben könnte und dann alles *transparent* machen:

- Warum er (z. B.) diese Frage stellt.
- Was er damit will und nicht will.
- Dass er es fragt, weil er denkt, den Klienten damit unterstützen zu können.
- Dass er es nicht fragt, um den Klienten zu ärgern usw.

Auf keinen Fall sollte er aber „riskante“ Interventionen einfach ausführen; tut er das, kann er den Klienten verärgern und so die Beziehung beeinträchtigen.

*In gar keinem Fall* darf ein Therapeut hier *Druck* auf den Klienten ausüben in dem Sinne:
- „Das müssen Sie tun!“
- „Nur so können Sie Fortschritte machen!“
- „Da müssen Sie durch!“ o. ä.

Der Therapeut muss sich klar machen, dass nicht er, der Therapeut, entscheidet, wann der Klient etwas tun sollte und auch nicht, ob und dass ein Klient sich ändern muss, sondern dass das immer der Klient entscheidet. Daher hat der Therapeut nur dann das Recht, Druck auszuüben, wenn der Klient Druck braucht und Druck akzeptiert, ansonsten muss er den Klienten das Tempo bestimmen lassen!

## 5.3.7 Grenzen

### 5.3.7.1 Das Beziehungsmotiv Grenzen

Das Motiv nach sicheren Grenzen ist das Bedürfnis, *ein eigenes Territorium zu definieren, das sichere Grenzen hat und man selbst bestimmen kann, wer dieses Territorium betreten darf und wer nicht!*

Es ist das Bedürfnis, einen *eigenen Bereich* zu definieren, der nur einem selbst gehört, in dem man zu sagen hat, den man durchaus auch mit andere teilen kann, aber nur dann, wenn man das auch will. Es ist auch das Bedürfnis, dass andere Personen diese Grenzen wahrnehmen und respektieren und diese Grenzen nicht ohne Genehmigung überschreiten.

Grenzen beziehen sich zunächst einmal elementar auf eigene Körper-Grenzen: Niemand hat das Recht, sexuelle Übergriffe zu unternehmen oder den eigenen Körper auch nur ohne Erlaubnis anzufassen; niemand hat das Recht, den eigenen Körper zu schlagen oder zu verletzen (und solche Grenzüberschreitungen wirken demnach auch *extrem* traumatisierend!). Grenzen und Territorien können sich aber auch auf alles andere beziehen:
- „Dies ist *meine* Post, keiner hat das Recht, sie zu öffnen.“
- „Dies ist *mein* Tagebuch, keiner hat das Recht es zu lesen.“
- „Dies ist *mein* Schreibtisch, keiner hat das Recht, ihn aufzuräumen.“
- „Dies ist *mein* Zimmer, keiner hat das Recht, es zu durchsuchen.“

### 5.3.7.2 Schemata

Positive Erfahrungen resultieren daraus, dass Eltern oder primäre Bezugspersonen respektvoll mit Grenzen umgehen, z. B.:
- Sie beachten schon beim Säugling genau, ob dieser Ruhe haben oder unterhalten werden will und lassen ihn in Ruhe, wenn er Entsprechendes signalisiert.

- Sie beachten genau, wie viel Körperkontakt ein Kind will und drängen dem Kind nichts auf.
- Sie lesen niemals das Tagebuch des Kindes.
- Hat ein Kind Besuch, klopfen sie an, bevor sie das Zimmer betreten.
- Sie werden nie etwas wegwerfen, das dem Kind gehört, ohne dessen Zustimmung einzuholen.

Eltern lassen das Kind auch im Zimmer allein, damit es in aller Ruhe Dinge tun kann, die es braucht, z. B. ohne Aufsicht masturbieren kann. Sie lassen den Jugendlichen auch die dazu erforderlichen Pornohefte verstecken und respektieren die geheimen Orte als *seinen* Bereich.

Solche positiven Erfahrungen führen wiederum zu positiven Beziehungsschemata wie:
- „In Beziehungen werden meine Grenzen beachtet."
- „In Beziehungen werden meine Grenzen respektiert."
- „Grenzen werden auch dann respektiert, wenn ich nicht extra darauf hinweise."

Mit solchen Schemata hat eine Person den Eindruck, nicht um Grenzen kämpfen zu müssen; sie geht vor allem aber davon aus, dass ihre Grenzen auch nicht *bedroht* sind; also muss sie nicht hyper-vigilant sein und ständig Grenzen überwachen oder Verletzungen befürchten.

Negative Erfahrungen sind z. B.:
- Eltern und Geschwister lesen intime Tagebücher (obwohl sie abgeschlossen und versteckt sind).
- Mutter durchsucht das Zimmer eines Jungen auf verbotene Pornohefte; und sie wertet den Jungen massiv ab, sobald sie welche findet.
- Mutter beschließt am ersten Schultag der Tochter, dass diese nun zu alt für Stofftiere sei und wirft in Abwesenheit der Tochter alle Stofftiere weg (was bei der Tochter zu einem Schock führt).
- Oma nimmt das Kind in den Arm, obwohl es das ganz offensichtlich nicht will.
- Vater kommt ins Badezimmer, obwohl die Tochter duscht.
- Mutter kommt unangemeldet ins Zimmer oder ins Bad um zu kontrollieren, ob ihr Sohn masturbiert usw.

Grenzüberschreitungen können überaus massive Formen annehmen, wie z. B. die ganze Wohnung zu verspiegeln, um den Sohn immer überwachen zu können, Schlafanzüge zu kontrollieren, ob sie nach Samenflüssigkeit riechen, einen 10-jährigen Jungen an den Genitalien zu waschen usw.

Derartige Erfahrungen erzeugen in der Regel besonders dysfunktionale Beziehungsschemata wie:
- „Keiner respektiert meine Grenzen."
- „In Beziehungen wird man kontrolliert."
- „Man kann in Beziehungen keinen eigenen Bereich haben."

Und es entstehen dysfunktionale Selbstschemata wie:
- „Ich kann meine Grenzen nicht schützen."
- „Wenn man seine Grenzen verteidigt, provoziert man massive Konflikte."

Da Kinder Grenzverletzungen meist als besonders aversiv erleben und die Grenzverletzungen oft mit massiven Abwertungen verbunden sind (Mutter liest das Tagebuch und sagt: „Du bist ein Schwein!") *und* da Kinder oft sehr hilflos sind und solche Verletzungen meist nicht wirksam verhindern können, entstehen durch Grenzverletzungserfahrungen besonders hyperallergische Schemata: Erwachsene mit solchen Schemata reagieren oft auf erneute Grenzverletzungen extrem aggressiv, sind schon bei minimalen Verletzungen massiv getriggert und regen sich auf.

### 5.3.7.3 Komplementarität

Klienten, die negative Schemata haben, sind z. T. extrem *grenzverletzungsempfindlich:* Sie können schon auf „harmlose" Fragen des Therapeuten „hoch allergisch" reagieren, weil sie diese schon als grenzüberschreitend empfinden. Daher ist in diesem Bereich „positives Handeln" oft identisch mit der Vermeidung negativen Handelns.

Ein Therapeut sollte einem Klienten, der grenzverletzungsempfindlich ist, explizit deutlich machen:
- „Ich, Therapeut, brauche, um Sie zu verstehen und um Sie bei der Lösung von Problemen zu unterstützen, Informationen von Ihnen."
- „Aus dem Grunde werde ich Ihnen Fragen stellen müssen."
- „Um Sie zu unterstützen, muss ich Ihnen Vorschläge machen, wie Sie Ihre Probleme analysieren und betrachten könnten."
- „Es kann sein, dass Sie diese Fragen und Vorschläge manchmal als zu weitgehend, als grenzüberschreitend empfinden."
- „Dann bitte ich Sie, mir nachzusehen, dass es nicht meine Absicht ist, Ihre Grenzen zu verletzen, sondern nur, wichtige Aspekte zu klären."
- „Ansonsten werde ich mich auch bemühen, Ihre Grenzen zu respektieren."
- „Es kann aber sein, dass ich durch Fragen oder Vorschläge mal zu weit gehe, ohne es zu wollen oder es zu merken."
- „Dann bitte ich Sie, mich darauf aufmerksam zu machen, ich werde es dann sofort berücksichtigen."

Der Therapeut sollte bei Klienten mit einer solchen Problematik auch versuchen, die Grenzen des Klienten nicht auf andere Weise zu verletzen, indem er z. B. dem Klienten „nicht zu nahe rückt", nicht einfach fragt, weil er neugierig ist, auch beim Abholen des Klienten aus dem Wartezimmer den Klienten respektvoll behandelt u. a.

Auch hier kann und sollte der Therapeut mit Interventionen vorsichtig sein; aber auch hier kann ein Therapeut niemals völlig vermeiden, mal eine Intervention zu realisieren, die der Klient als grenzüberschreitend empfinden kann; wenn der Klient dann aggressiv wird (und das kann leicht passieren), sollte der Therapeut sich entschuldigen und die Frage zurückziehen. Der Therapeut sollte dann für die Reaktion des Klienten Verständnis aufbringen, denn sie geht auf seine Schemata zurück. Auf keinen Fall sollte er ebenfalls aggressiv reagieren, sich zurückziehen, beleidigt sein o. ä. Der Therapeut bleibt vielmehr zugewandt, macht die Gründe seiner Frage transparent und nimmt die Intervention zurück, wenn der Klient sich nicht akzeptiert. Außerdem bittet er den Klienten zu klären, was den Klienten nun so wütend macht, warum der Klient so reagiert, wie er reagiert.

## 5.4 Phase 2: Entwicklung eines Arbeitsauftrages

Persönlichkeitsstörungen müssen als *ich-syntone Störungen* aufgefasst werden (und das Modell der doppelten Handlungsregulation macht auch deutlich, warum); damit sind sie Störungen, die die Person, die sie hat, nicht stören, die von der Person nicht als problematisch oder als zu ändern eingeschätzt werden. Damit sind die Klienten, die mit Persönlichkeitsstörungen in Therapie kommen, aber im Hinblick auf ihre Persönlichkeitsstörung auch nicht änderungsmotiviert und sie haben infolgedessen im Hinblick auf diese Störung *auch keinen Arbeitsauftrag:* Sie wollen nicht an der Veränderung der Persönlichkeitsstörung arbeiten und sie weisen bei entsprechenden Interventionen des Therapeuten auch keine Kooperation auf. Ohne Arbeitsauftrag kann ein Therapeut aber gar nicht an der Veränderung einer Störung arbeiten: *Ohne Arbeitsauftrag gibt es keine sinnvolle Therapie.*

Wichtig ist hier auch, zwischen Therapie-Motivation und Änderungsmotivation zu unterscheiden. *Therapie-Motivation* entsteht, wenn ein Klient *Kosten* wahrnimmt, die er nicht will (Interaktionskosten, Gesundheitskosten usw.). Daraus entsteht ein „Leidensdruck", der dazu führt, einen Therapeuten aufzusuchen.

Der Klient kann aber den Therapeuten mit ganz unterschiedlichen Intentionen aufsuchen: Er kann lediglich eine „gute Beziehung" wollen, vom Therapeuten Bestätigung wollen, wollen, dass der Therapeut die Probleme für ihn löst. Damit sind Klienten aber noch in gar keiner Weise änderungsmotiviert!

*Änderungsmotivation* impliziert darüber hinaus,

- dass der Klient nicht nur Kosten erkennt, sondern dass er erkennt, *dass er selbst die Kosten erzeugt,*
- dass er also Verantwortung für seine Probleme übernimmt,
- dass er aufgrunddessen erkennt, dass er nur selbst etwas ändern kann und ändern muss,
- dass er *sich dafür entscheidet,* das auch zu tun, also bereit ist, sich anzustrengen, Risiken einzugehen, sich Problemen zu stellen u. a.

Bei Klienten mit PD liegt eine solche Änderungsmotivation aber zu Therapiebeginn gerade *nicht* vor. Deshalb muss sie im Therapieprozess unter Steuerung des Therapeuten *entwickelt* werden.

> *Daher gilt: Soll an einer Veränderung der Persönlichkeitsstörung gearbeitet werden, muss zunächst ein Arbeitsauftrag (eine Änderungsmotivation) geschaffen werden!*

Wenn Klienten sich der Mühe (und es ist eine!) unterziehen wollen und sollen, ihr System zu klären und zu modifizieren, dann müssen sie dringend einen Arbeitsauftrag entwickeln, d.h. *sie müssen eine Änderungsmotivation im Hinblick auf Aspekte der Persönlichkeitsstörung aufbauen.*

> Eine Änderungsmotivation aufzubauen bedeutet aber, dass Klienten erkennen,
> - dass sie hohe Kosten haben, insbesondere hohe interaktionelle Kosten
> - dass sie diese Kosten wirklich nicht wollen, dass sie wichtigen Motiven massiv widersprechen
> - dass sie diese Kosten durch ihr Handeln und letztlich durch eigene Ziele, Annahmen und Strategien *selbst erzeugen*
> - dass sie ihre Kosten massiv senken können, wenn sie diese Ziele, Annahmen und Strategien ändern
> - dass sie dies mit Hilfe des Therapeuten tun können.

Genau dies erkennen Klienten mit Persönlichkeitsstörungen aber nicht von sich aus (wie das Modell der doppelten Handlungsregulation deutlich macht), sondern *diese Erkenntnis muss ihnen aktiv durch den Therapeuten vermittelt werden:* Damit ist ein Arbeitsauftrag auch keine Voraussetzung für eine Therapie, sondern es ist das zweite Therapieziel (das erste ist Aufbau von Beziehungskredit). Und zur Erreichung dieses zweiten Therapieziels dient die zweite Phase der Therapie.

### 5.4.1 Konfrontation

Der Klient muss somit in dieser Phase durch Interventionen des Therapeuten eine Änderungsmotivation aufbauen und einen Arbeitsauftrag entwickeln.

Dazu muss der Therapeut dem Klienten durch entsprechende Interventionen *deutlich machen,*
- dass er Kosten *hat;*
- dass er diese Kosten *nicht will;*
- dass er diese Kosten durch Schemata usw. *selbst erzeugt;*
- dass er die Kosten reduzieren kann, wenn er diese Schemata usw. verändert,
- und dass er dies in der Therapie mit dem Therapeuten tun kann.

> All dies *muss aber der Therapeut dem Klienten deutlich machen,* denn der Klient wird dies kaum selbst erkennen können: *Bei Klienten mit Persönlichkeitsstörungen entstehen Arbeitsaufträge nicht „von selbst", sondern nur durch gezieltes Vorgehen des Therapeuten!* Klienten mit Persönlichkeitsstörungen erkennen allenfalls, dass sie Kosten *haben,* aber dass sie Kosten *selbst erzeugen,* erkennen sie aufgrund der Ich-Syntonität der Störung so gut wie gar nicht.

Damit wird aber sehr deutlich, *dass es die Aufgabe des Therapeuten ist, dem Klienten diese Einsichten zu vermitteln,* dass es somit von den Interventionen des Therapeuten entscheidend abhängt, ob ein Klient eine Änderungsmotivation und einen Arbeitsauftrag entwickelt oder nicht! Der Therapeut muss somit den Klienten *darauf aufmerksam machen,* dass er Kosten hat, dass er diese Kosten nicht will, dass er die Kosten selbst verursacht und dass er durch Veränderung seines Systems die Kosten wirksam reduzieren will.

Wenn man diese Aufgaben des Therapeuten betrachtet, dann wird deutlich, dass der Therapeut bei all diesen Interventionen den Klienten auf Aspekte aufmerksam machen muss, *die der Klient nicht erkennt und die er (nach dem Modell der doppelten Handlungsregulation) auch nicht erkennen will, die er sogar massiv vermeiden will.*

Damit wird aber deutlich, dass alle Interventionen, die ein Therapeut hier realisieren kann, per definitionem *konfrontative Interventionen sind und damit buchen all diese Interventionen Beziehungskredit ab:* Ein Therapeut, der solche konfrontativen Interventionen realisiert, muss über ausreichend Beziehungskredit verfügen, um sich solche Strategien überhaupt leisten zu können! Macht er solche Interventionen ohne ausreichenden Beziehungskredit, dann kann er die Therapeut-Klient-Beziehung hochgradig gefährden.

Schon den Klienten auf Kosten aufmerksam zu machen, kann konfrontativ sein; dem Klienten aber klar zu machen, dass er durch eigenes Handeln, insbesondere durch eigenes *manipulatives* Handeln Kosten erzeugt, ist sehr wahrscheinlich hoch konfrontativ: Denn Klienten wollen in der Regel gerade an diesem Punkt auf keinen Fall durchschaut werden und reagieren meist hoch allergisch darauf, wenn jemand das thematisiert!

> *Alle Interventionen und Strategien, die dazu dienen, die Störung ich-dyston zu machen und Änderungsmotivation zu schaffen, sind mit hoher Wahrscheinlichkeit konfrontativ.*
>
> *Konfrontative Interventionen sind notwendig: Ohne solche Interventionen wird die Störung nicht ich-dyston und Klienten entwickeln keine Änderungsmotivation.*
>
> *Daher kann sich eine Therapie auch nicht darauf beschränken, Beziehungskredit zu schaffen: Sie muss den Beziehungskredit immer auch nutzen, um konfrontative Interventionen zu realisieren.*
>
> *Konfrontative Interventionen sind das zweite wesentliche Therapie-Element in der Therapie mit PD-Klienten.*

Deshalb können solche Strategien auch erst in Phase 2 realisiert werden, also erst dann, wenn ein Therapeut durch komplementäres Handeln *ausreichend Beziehungskredit* beim Klienten geschaffen hat! Und deshalb muss komplementäres Handeln des Therapeuten auch in Phase 2 fortgesetzt werden, damit der Therapeut, der durch konfrontative Interventionen „Beziehungskredit abgebucht hat", immer wieder neuen Beziehungskredit schaffen kann!

Ob eine Intervention konfrontativ wirkt oder nicht, entscheidet natürlich immer der Klient: Ob und wie stark konfrontativ eine Intervention wirkt, hängt davon ab, in welchem Ausmaß sie *gegen die Intention des Klienten „verstößt":* Konfrontiert man den Klienten mit Aspekten, die er schon sieht oder die er nicht stark vermeidet, dann wirkt die Intervention nur schwach konfrontativ. Macht man den Klienten jedoch auf Aspekte aufmerksam, die er nicht wahrhaben will, dann wirkt dies stark konfrontativ.

Damit kann man verschiedene „Härtegrade" von Konfrontationen unterscheiden:
- „Weiche" Konfrontationen sind solche, die Klienten auf Aspekte aufmerksam machen, die nicht sehr unangenehm sind oder auf Aspekte, die der Klient schon erkannt hat: Diese Interventionen wirken nur schwach gegen die Intention des Klienten und buchen damit nicht viel Beziehungskredit ab.
- „Harte" Konfrontationen sind dagegen solche, die den Klienten auf Aspekte aufmerksam machen, die ihm sehr unangenehm sind, die er gar nicht sehen und gar nicht wahrhaben will; damit wirken diese Interventionen sehr stark gegen Intentionen und buchen viel bis sehr viel Beziehungskredit ab.

## 5.4.2 Umgang mit Defensivität

„Defensivität" soll bedeuten, dass ein Klient stark vermeidet, also sich bestimmten Problemaspekten nicht stellen will und auch Images und Appelle an den Therapeuten sendet, bestimmte Fragen nicht zu stellen, bestimmte Themen nicht zu vertiefen usw.

Therapeuten müssen mit derartigem defensivem und aggressivem Verhalten von Klienten umgehen können, denn es ist recht wahrscheinlich, wenn der Klient eine Konfrontation als heftig gegen seine Intentionen gerichtet erlebt.

Der Therapeut sollte deshalb
- die Konfrontation so freundlich wie möglich (auf keinen Fall vorwurfsvoll!) formulieren und sie als Angebot formulieren, es gäbe einen Aspekt, der dem Therapeuten aufgefallen sei und über den es sich zu sprechen lohnen könnte;
- reagiert der Klient aggressiv oder defensiv, dann macht der Therapeut deutlich,
  - dass ihm dieser Aspekt aufgefallen ist, dass er sich jedoch auch täuschen kann (was tatsächlich der Fall ist);
  - dass er deshalb den Aspekt jetzt mal so stehen lassen will;
  - dass er aber auch vom Klienten nicht erwartet, dass dieser sich nun damit auseinandersetzt.

Gegebenenfalls macht er noch mal deutlich, was er gemeint und was er nicht gemeint hat. Dann lässt er den Klienten weitermachen und bei nächster Gelegenheit konfrontiert er den Klienten erneut usw.: Der Therapeut setzt hier also wieder *Marker*, er macht wieder und wieder deutlich, dass er etwas sieht und dass er den Klienten *einlädt* (*nicht* zwingt!!!), über diese Aspekte zu sprechen.

*Zwischen den Konfrontationen sollte der Therapeut sich um Komplementarität bemühen,* um wieder Beziehungskredit zu erlangen und besonders, um dem Klienten sehr deutlich zu machen, dass er ihn *nicht* konfrontiert, um ihn zu ärgern oder um ihn bloßzustellen o. a., sondern dass er ihn nur deshalb konfrontiert, damit bestimmte Aspekte *geklärt* und verstanden werden können.

### 5.4.3 Wirkung von Konfrontationen

In dieser Therapiephase sind konfrontative Interventionen bedeutsam durch ihre Wirkungen, und die treten ein, obwohl Therapeuten im Allgemeinen nicht viele davon realisieren: Meist verwenden Therapeuten pro Sitzung 1 bis 2 „harte" Konfrontationen und 3 bis 4 „weiche" Konfrontationen: Gut platziert wirken sie jedoch sehr stark.

In der Regel gelingt es Klienten kaum, zutreffende Konfrontationen zu ignorieren: Daher gibt es im Wesentlichen nur drei Reaktionen:
1. Die ignorierende Reaktion,
2. die defensiv-aggressive Reaktion,
3. die betroffen-nachdenkliche Reaktion.

Meist beginnen Klienten mit der ersten oder der zweiten Reaktion: Sie reagieren gar nicht, sie machen deutlich, dass der Therapeut sich irrt, dass er den Klienten missversteht und oft auch dass er den Klienten ständig missversteht, sich eh nicht um den Klienten kümmert, dem Klienten Sachen „unterstellen" will usw. Geht der Therapeut damit um indem er, wie oben geschildert, freundlich zugewandt bleibt, erläutert, dass es seine Sichtweise ist und dass er sich irren kann, seine Auffassung jedoch stehen lässt, also nicht „widerruft", den Klienten nicht zwingt, sich damit auseinander zu setzen und den Klienten dann „laufen" lässt, dauert die „Beziehungskrise" im Allgemeinen nur wenige Minuten (natürlich vorausgesetzt, der Therapeut hatte vorher ausreichend Beziehungskredit!). Handelt der Therapeut dann wieder komplementär, dann konfrontiert er den Klienten nach einiger Zeit bei neuem Anlass erneut: Wieder mit der gleichen Strategie.

Jedes Mal, wenn der Therapeut dies macht, setzt er einen *Marker:* Er macht den Klienten auf etwas aufmerksam und je häufiger der Therapeut dies aufgrund verschiedener Situationen macht, desto weniger kann der Klient ignorieren, dass der Therapeut Recht hat.

Und je häufiger der Therapeut freundlich zugewandt konfrontiert, erläutert, deutlich macht, dass er den Klienten nicht ärgern will usw., desto weniger kann der Klient ignorieren, dass der Therapeut die Konfrontation nur macht, weil er den Klienten wirklich auf etwas Wichtiges aufmerksam machen will, das vielleicht wirklich problematisch (= kostenintensiv) sein könnte und womit man sich wirklich mal gründlich beschäftigen sollte.

Auf diese Weise wirken die immer wieder in dieser Weise realisierten Konfrontationen *kumulativ:* Der Klient hat immer weniger Grund, defensiv zu sein und erkennt immer stärker, dass der Therapeut Recht haben könnte. Und damit geht der Klient irgendwann zu Reaktion 3 über: Er fängt an, zunächst vielleicht noch „zähneknirschend", sich mit den Inhalten zu befassen.

Es gibt natürlich auch Klienten und Konfrontationen, bei denen die erste Reaktion erst gar nicht vorkommt, die sofort kooperativ reagieren: Das ist jedoch nach unserer Erfahrung die Ausnahme: Konfrontationen *führen meist durch Krisen in der Beziehung,* die ein Therapeut meistern und durchstehen muss, bevor eine konstruktive Bearbeitung der Inhalte stattfinden kann.

Die dritte Reaktion bedeutet, dass der Klient sich nun fragt, ob der Therapeut Recht haben könnte und der Klient beginnt, sich – Schritt für Schritt – mit den Inhalten der Konfrontation zu beschäftigen: Zunächst ist ihm das alles noch unangenehm und er vermeidet es „vorzupreschen“: Der Therapeut sollte hier dem Klienten Zeit lassen, deutlich machen, dass er die Inhalte, z. B. dass der Klient manipulativ ist, akzeptiert, dass er sie gut verstehen kann, dass er auch nach wie vor den Klienten in hohem Maße akzeptiert usw.

Es ist eine *sensible Phase:* Der Klient tastet sich hier in Inhalte vor, die ihm (vor dem Therapeuten, aber auch vor sich selbst!) hochgradig peinlich sind und er benötigt hier vom Therapeuten behutsame Steuerung. Der Therapeut hält ihn an „heißen“ Inhalten, übt aber sonst nur wenig Druck aus: Er verbalisiert viel, um Verstehen und Akzeptieren deutlich zu machen und fragt ab und zu, um den Klienten am Prozess zu halten.

Was hier passieren kann sind Selbstanschuldigungen des Klienten, die sofort therapeutisch bearbeitet werden müssen: Der Klient hat ein „schlechtes Gewissen“ wegen der Manipulation; oder ein Klient versteht nun, dass er durch sein dysfunktionales Handeln andere verschreckt hat und denkt „ich habe mein Leben ruiniert“ o. a. Hier ist es ganz wichtig, dass der Klient versteht, dass er diese Handlungsweisen in seiner Biographie gelernt hat (siehe biographische Arbeit), dass er sie als Lösungen für schwierige Situationen gelernt hat und dass er sie sich nicht freiwillig ausgesucht hat: Folglich ist er dafür auch nur in geringem Maße verantwortlich. Natürlich hat er Fehler gemacht und vielleicht wirklich andere verschreckt: Aber nun gilt es, diese Fehler in Zukunft zu korrigieren. Manchmal kann es nötig sein, auch Fehler und negative Konsequenzen durch Trauerarbeit zu bewältigen (vgl. Sachse, 2003a).

Wird dem Klienten durch diese Arbeit deutlich, wie genau er handelt und in welchem Ausmaß er durch sein Handeln seine Kosten selbst erzeugt, hat das in aller Regel eine *starke Änderungsmotivation* (einen „ersten Motivationsschub“) zur Folge: Klienten bemerken, dass sie etwas tun müssen, dass sie aktiv etwas ändern müssen, um ihre Kosten wirksam zu reduzieren.

Hier sollte der Therapeut ihnen dann auch sofort positive Wege aufzeigen: Er sollte deutlich machen,

- dass Klienten ihre Handlungen, Schemata usw. konstruktiv ändern *können* und damit ihre Lebensqualität signifikant steigern können,
- wenn sie zusammen mit dem Therapeuten ihre Schemata usw. im ersten Schritt gründlich klären und verstehen,
- und wenn sie dann diese Schemata zusammen mit dem Therapeuten gründlich bearbeiten.

Der Therapeut macht hier also zweierlei deutlich:

- Klienten können ihre Kosten wirksam reduzieren,
- vorausgesetzt, dass sie nun (mit dem Therapeuten) *aktiv* an einer Veränderung arbeiten!

Unsere Erfahrung mit Konfrontationen ist, dass Klienten im Prozess in immer stärkerem Ausmaß lernen, dass der Therapeut „es gut meint“ und wenn sie das völlig verstanden haben, dann tritt eine neue Qualität in der Therapeut-Klient-Beziehung ein:

Der Therapeut kann den Klienten mit *allem* konfrontieren, ohne dass der Klient auch nur im mindesten „getriggert" wird. Konfrontationen buchen dann überhaupt gar keinen Beziehungskredit mehr ab, sondern werden zu völlig „normalen" Interventionen: Dann ist eine Phase erreicht, in der äußerst konstruktive Arbeit mit dem Klienten möglich wird!

### 5.4.4 Beziehungskonto wieder füllen!

Ein Therapeut, der durch die Realisation von Konfrontationen, insbesondere von solchen, die so viel Beziehungskredit abbuchen, dass sie zu aktuellen Beziehungskrisen führen, das „Beziehungskonto strapaziert", muss auf der anderen Seite immer wieder dafür sorgen, Beziehungskredit zu bekommen. Daher müssen Therapeuten in dieser Therapiephase weiterhin in hohem Maße eine komplementäre Beziehungsgestaltung realisieren. Gerade nach Konfrontationen sollte ein Therapeut stark zugewandt sein und dem Klienten stark signalisieren,

- dass er den Klienten als Person akzeptiert und wertschätzt,
- dass er den Klienten keineswegs wegen der Inhalte der Konfrontation in irgendeiner Weise abwertet,
- dass er weiterhin die Ressourcen, Fähigkeiten, Leistungen usw. des Klienten wahrnimmt,
- dass er den Klienten ernst nimmt, wichtig nimmt usw.

### 5.4.5 Klären

Klärungsprozesse spielen in Phase 2 eine zunehmend größere Rolle: Der Therapeut steuert den Klienten weiter auf konkrete Situationen hin, versucht weiterhin die Perspektive des Klienten zu internalisieren und dies gelingt in der Regel zunehmend besser. Daher ist es oft schon möglich, erste Schema-Elemente mit den Klienten zu klären: Zu klären, dass Klienten „allergisch" darauf reagieren, wenn sie nicht ernst genommen werden, zu klären, dass sie empfindlich auf Kritik reagieren u.a. und damit auch schon ansatzweise zu klären, dass sie negative Annahmen über sich selbst haben und wie diese heißen. Klienten verstehen häufig schon, dass sie Annahmen haben von „ich bin nicht wichtig" oder von „ich bin nicht ok" o.a.

### 5.4.6 Biographische Arbeit

Diese ersten Erkenntnisse über Schemata ermöglichen es manchmal schon in dieser Phase, in eine „biographische Arbeit" einzusteigen: Damit ist *nicht* gemeint, dass Klienten hier „ihre Biographie erzählen" sollen oder dass man „Erlebnisse früher Kindheit aufarbeitet" o.ä. Damit ist vielmehr gemeint, dass Therapeuten ihre Klienten gezielt und stark gesteuert anleiten, die Entstehung und Entwicklung bestimmter Schemata in ihrer Biographie zu verstehen.

Biographische Arbeit beginnt somit erst dann, wenn Therapeut und Klient aus *aktuellen* Situationen und aktuellen Verarbeitungsprozessen des Klienten eine erste Schemaannahme valide herauskristallisiert haben, eine Annahme wie z.B.: „Ich bin ein Versager." *Dann „schickt" der Therapeut den Klienten mit einem ganz konkreten und ganz differenzierten Suchauftrag in die Biographie:* Nämlich herauszufinden, wie, durch welche Rückmeldungen von wem und durch welche Interpretationen der Klient dieses Schema gebildet hat.

Der Therapeut tut dies *nicht,* weil er sich davon schon Änderungen im Schema verspricht, sondern er tut das, um bestimmte Prozesse beim Klienten in Gang zu setzen:

- Der Klient soll erkennen, dass das Schema durch konkrete Rückmeldungen und Interpretationen in konkreten, historischen Situationen zustande gekommen ist.
- Der Klient soll damit erkennen, dass er selbst nichts für dieses Schema kann und er sich das Schema nicht „ausgesucht" hat.
- Der Klient soll auch erkennen, dass die Inhalte des Schemas auf bestimmte Personen und Kontexte zurückgehen, denen er mehr oder weniger ausgeliefert war: Damit sind die Inhalte nicht „wahr" oder „zutreffend", sondern sind von bestimmten Personen und Kontexten abhängig.
- Der Klient soll erkennen, dass er, diesen Personen und Kontexten ausgesetzt, die vermittelten Inhalte geglaubt und übernommen hat, dass diese Inhalte aber in gar keiner Weise zwingend sind.
- Der Klient soll erkennen, dass sich Schemata deshalb hinterfragen, relativieren und verändern lassen. Was er geglaubt hat, kann er anzweifeln, was ihm vermittelt wurde, kann er ändern.

Damit schafft diese Art von biographischer Arbeit eine wesentliche *Voraussetzung dafür, dass ein Klient sich dafür entscheiden kann, aktiv gegen seine Schemata anzugehen:* Es schafft damit eine wesentliche Basis für Änderungsmotivation!

In ganz ähnlicher Weise kann man auch mit anderen Aspekten umgehen, z.B. mit manipulativem Handeln des Klienten: Auch hier kann der Klient erkennen, dass er dieses Handeln entwickelt hat als Lösung für Dilemmata, die die Situation mit sich gebracht hat. Er ist und war aber für diese Situationen nicht verantwortlich und er kann erkennen, dass er gar keine andere Wahl hatte, als diese Lösungen zu entwickeln. Also ist es nicht notwendig, dass er sich dafür beschuldigt. Allerdings ist auch klar, dass dieses manipulative Handeln ihm *aktuell* viele Probleme bereitet und dass es *daher* wichtig ist und bleibt, es zu verändern!

### 5.4.7 Arbeit mit Vermeidung

Der aktive Umgang mit Vermeidung spielt in der zweiten Therapiephase ebenfalls eine große Rolle: Hier wendet der Therapeut wieder die Technik des Gegensteuerns an. Darüber hinaus kann er den Klienten aber auch mit Vermeidung *konfrontieren:* Er macht den Klienten auf eine Vermeidungsstrategie aufmerksam und bietet ihm an, daran zu arbeiten, warum es für den Klienten wichtig ist, dieses Thema nicht zu bearbeiten bzw. was es dem Klienten schwer macht, bei diesem Thema zu bleiben.

## 5.5 Phase 3: Klärung

### 5.5.1 Klärung von Schemata

In dieser Phase ist die *Klärung von Schemata zentral: Es geht darum, dass Therapeut und Klient eine valide Repräsentation der problemrelevanten, dysfunktionalen Schemata erarbeiten.*

Das Klären (von Schemata und Motiven) ist der dritte zentrale Aspekt der Therapie mit PD-Klienten. Diese Klärung dysfunktionaler Schemata geschieht dabei nach den Regeln und Strategien der *Klärungsorientierten Psychotherapie* (siehe zu den Details der Vorgehensweisen: Sachse, Breil & Fasbender, 2009).

Bei dieser Klärung arbeiten Therapeuten mit dem Klienten systematisch heraus,
- welche aktuellen Verarbeitungsprozesse (Kognitionen, Interpretationen, Affekte, Emotionen, Wünsche, Handlungsimpulse) der Klient in problemrelevanten Situationen (aufgrund seiner Schemata) vollzieht
- und anhand dieses Materials rekonstruieren sie Schritt für Schritt die zugrundeliegenden Schemata.

Dabei realisieren die Therapeuten Interventionen,
- die relevante Schemata aktivieren, wodurch die aktuellen Verarbeitungsprozesse überhaupt erst ausgelöst werden,
- die dazu führen, dass Klienten ihre Perspektive internalisieren und so diese Prozesse repräsentieren können,
- die Fragestellungen aufwerfen und verfolgen, die auf relevante Schemata hinführen,
- die Klienten am Klärungsprozess halten,
- die Klienten aktiv bei der kognitiven Repräsentation, also der Umsetzung der Schemata in Kognitionen bzw. in Sprache helfen.

Da die Aspekte der Schemaklärung in anderen Publikationen schon explizit und ausführlich herausgearbeitet worden sind, soll dies hier nicht wiederholt werden.[5]

### 5.5.2 Klärung von Motiven: Alienation

Ein weiterer wichtiger Aspekt von Klärung bezieht sich auf Alienation (Entfremdung von eigenen Motivund Bedürfnissystem): Man muss davon ausgehen, dass es viele Klienten mit Persönlichkeitsstörungen gibt, die einen relativ schlechten Zugang zu ihrem Motivsystem (ihrem „impliziten“ Motivsystem!) aufweisen und deshalb in wesentlichen Lebensbereichen nicht wissen, was sie wirklich möchten und was ihnen wirklich gut tut (Sachse, 2020a).

> *Da Klienten mit PD oft eine Alienation, eine Entfremdung von ihrem eigenen Motivsystem aufweisen, ist therapeutisch oft eine Klärung relevanter Motive notwendig.*

Alienation ist ein von Kuhl geprägter Begriff (Kuhl & Beckmann, 1994). Nach Kuhl unterscheiden sich Personen darin, wie gut ihr Zugang zum eigenen Motivoder Bedürfnissystem ist: Es gibt Personen, die einen guten Zugang zu ihrem Motiv-System aufweisen und die demzufolge auch eine gute (bewusste) Repräsentation ihrer Motive und Präferenzen aufweisen. Es gibt aber auch Personen, deren Zugang schlecht ist und die kaum Repräsentationen aufweisen. Diese Personen weisen eine hohe Alienation auf, eine Entfremdung von ihrem Motiv-System. Eine hohe Alienation hat zur Folge,

- dass die Person nicht weiß, was sie eigentlich wirklich will, was gut für sie ist, was sie nicht will;
- dass die Person dadurch mit hoher Wahrscheinlichkeit Entscheidungen trifft, Normen verfolgt usw., die an ihren eigentlichen Motiven vorbeigehen, was dazu führt, dass zentrale Motive nicht befriedigt werden (Kuhl & Beckmann, 1994) und das über lange Zeit;
- was dazu führt, dass die Person eine massive Unzufriedenheit aufbaut, ohne dass ihr die Gründe ihrer Unzufriedenheit bewusst sind (Brunstein, 1993, 2001; Brunstein & Maier, 2002; Brunstein & Schultheiß, 1996; Brunstein et al., 1995, 1998; Schultheiß & Brunstein, 2001);
- weshalb sie auch nicht gezielt etwas gegen diese Unzufriedenheit tun kann; meist tut sie „mehr desselben“, was die Alienation aber noch steigert und die Unzufriedenheit noch weiter erhöht (Brunstein et al., 1995);
- folgt sie dabei Motiven, die ihren tatsächlichen Motiven massiv widersprechen, dann bildet sie ein stark internales Konfliktsystem aus, das so massiv belastend ist, dass die Person psychische Störungen entwickelt (Kuhl & Koole, 2005).

Weitere Konsequenzen der Alienation sind (Kuhl & Beckmann, 1994):

- Die Person hat keine internalen Standards, an denen sie sich orientieren kann;
- dies führt in Entscheidungssituationen zu hoher Lageorientierung und Entscheidungsschwäche;
- es führt weiterhin dazu, dass sich die Person an externalen Standards orientiert (an Regeln, Normen oder an Erwartungen anderer);
- wobei sie sog. „Intrusionsfehler“ macht: Sie kann übernommene externale Standards nach kurzer Zeit nicht mehr von eigenen Entscheidungen aufgrund eigener

Motive unterscheiden, sie hält damit externale Normen für *eigene* Präferenzen (was die Alienation weiter steigert).

*Personen mit Persönlichkeitsstörungen weisen durchweg ein erhöhtes Niveau von Alienation auf.* Dabei zeigen Klienten mit narzisstischer Störung im Durchschnitt (!) ein eher mittleres Ausmaß, Klienten mit dependenter Störung ein hohes und Klienten mit zwanghafter Störung ein extremes Ausmaß an Alienation.

*Aus diesem Grund sollte bei allen Klienten mit Persönlichkeitsstörungen an der Verminderung der Alienation gearbeitet werden;* bei den Störungen mit geringerer Alienation genügt oft schon die Strategie der Explizierung der Beziehungsmotive oder es genügen die Klärungsprozesse: Sie machen zentrale Motive salient, fördern die internale Perspektive und vermindern so die Alienation. Bei Klienten mit massiver Alienation sollten jedoch spezielle Trainings durchgeführt werden. Diese Trainings müssen aktiv vom Therapeuten eingeführt werden: Denn die Klienten bemerken selbst kaum etwas von ihrer Alienation, deshalb muss der Therapeut dies als Problem definieren und als Problem bewusst machen und dem Klienten ein entsprechendes Training vorschlagen (Sachse, 2020a).

Bei einem solchen Training geht der Therapeut mit dem Klienten eine Reihe von Situationen systematisch durch aus den Feldern
- Beziehung,
- Freizeit,
- Beruf,
- Lebensziele.

Zu jeder der Situationen geht der Therapeut mit dem Klienten systematisch bestimmte Fragen durch, z.B.:
- Was möchte ich?
- Was tut mir gut?
- Was ist mir wichtig?
- Was möchte ich in der Situation?
- Was möchte ich von der anderen Person?
- Welches Verhalten von ihr würde mir gut tun?
- Welche Aspekte der Situation kann ich genießen?
- Was würde ich vermissen, wenn es nicht mehr da wäre?
- Was will ich in der Situation nicht?
- Welche Aspekte tun mir nicht gut, stören mich, ärgern mich?
- Welches Verhalten von anderen stört mich, belästigt mich, belastet mich?
- Über welche Veränderungen der Situation würde ich mich freuen?

Der Klient kann auch angeleitet werden, bestimmte Situationen als Hausaufgaben genau zu beobachten und festzustellen, welche Aspekte davon ihm gut tun und welche nicht. Dadurch kann Stück für Stück eine Repräsentation von Motiven und Bedürfnissen erarbeitet werden. Dies
- erhöht die Orientierung an eigenen, internalen Standards;
- erhöht die Selbstregulation;

- senkt die Unzufriedenheit;
- steigert die Entscheidungsfähigkeit;
- senkt die Lageorientierung.

## 5.6 Phase 4: Bearbeitung von Schemata

Sind die relevanten Schemata valide kognitiv repräsentiert, dann kann ein systematischer Prozess der Schemabearbeitung erfolgen: Die problemrelevanten Schemata werden hinterfragt, widerlegt und es werden alternative Schemata bzw. bei affektiven, dysfunktionalen Schemata alternative Affekte entwickelt (Sachse, 1983, 2000b, 2006f). Die Aspekte der Schemabearbeitung im Ein-Personen-Rollenspiel sind ausführlich dargestellt bei: Sachse, Püschel, Fasbender & Breil, 2008; Breil & Sachse, 2009; Sachse, 2013c, 2015; Sachse, Fasbender, Breil & Sachse, 2011.

## 5.7 Phase 5: Transfer

Klienten müssen davon ausgehen, dass die dysfunktionalen Schemata ebenso wie die manipulativen Strategien hoch automatisiert sind: Selbst wenn den Klienten klar ist, was sie tun, selbst wenn sie sich entschieden haben, sich nicht mehr in dieser Weise zu verhalten bzw. ihre Schemata aktiv zu „bekämpfen“ und selbst wenn sie in der Therapie alternative Handlungen und alternative Schemata aufgebaut haben, werden sie diese nicht ohne Weiteres im Alltag umsetzen können, da die alten Strukturen immer wieder „durchbrechen“. Daher müssen Klienten die neuen Handlungen und Schemata eine Zeit lang *aktiv* im Alltag üben, sie müssen eine Zeit lang *aktiv* alte Handlungen und aus alten Schemata resultierende Verarbeitungen hemmen, *aktiv* dagegen angehen und sie bewusst und intentional durch neue ersetzen: *Das heißt sie müssen neue Handlungen und Schemata im Alltag aktiv trainieren!*

Theoretisch muss man wohl davon ausgehen, dass einmal erworbene Schemata nicht „gelöscht“ werden, sondern im Therapieprozess nur „gehemmt“ werden können: Sie können so weit gehemmt werden, dass sie durch Situationen, durch die sie früher sehr schnell und sehr zuverlässig aktiviert wurden, so gut wie gar nicht mehr oder nur noch sehr viel schwächer aktiviert werden. Außerdem werden stattdessen alternative Schemata aktiviert, die zu anderen Verarbeitungsprozessen beim Klienten und damit zu anderem Denken, Fühlen und Handeln führen. Damit ist die Relevanz der alten, dysfunktionalen Schemata deutlich reduziert.

Eine wesentliche Konsequenz der Hemmungsannahme ist, dass sich eine Hemmung dysfunktionaler Schemata langsam aufbaut; genauso baut sich eine leichte Aktivierbarkeit neuer funktionaler Schemata langsam auf. Und Hemmung und Aufbau geschehen nicht von selbst, *sondern erfordern ein hohes Ausmaß an Training.*

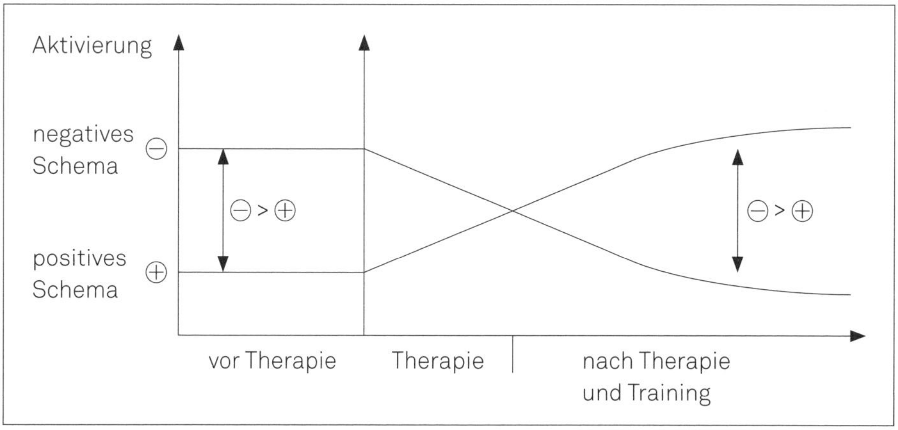


**Abbildung 2:** Verlauf der Aktivierungsstärke positiver und negativer Schemata

Zu Therapiebeginn ist das dysfunktionale Schema leicht aktivierbar: Es ist sehr gut trainiert und besitzt damit ein extrem hohes Aktivierungspotential; dagegen ist ein positives Schema, falls es überhaupt schon existiert, sehr schwach; das negative Schema ist stärker als das positive (siehe Abbildung 2).

Während der Therapie wird systematisch an der Hemmung des dysfunktionalen Schemas gearbeitet: Damit sinkt sein Aktivierungspotential langsam ab. Ein neues Schema wird aufgebaut oder ein schwaches, bereits existierendes Schema wird systematisch trainiert und baut damit langsam Aktivierungspotential auf. Man muss davon ausgehen, dass die Therapiezeit meist nicht ausreichen wird, um ein dysfunktionales Schema so weit zu hemmen, dass es „still" ist und wohl auch nicht ausreicht, ein funktionales Schema so weit zu stärken, dass es wirklich „dominant" wird: Sehr wahrscheinlich wird der Klient daher auch nach der Therapie (und schon während der Therapiephase) sehr aktiv *im Alltag trainieren* müssen. Er muss lange (wahrscheinlich ein halbes bis ein Jahr) immer wieder bewusst gegen das alte Schema angehen, es „bekämpfen", kontrollieren, disputieren und er muss aktiv und bewusst das neue Schema fördern, salient machen, sich dessen Inhalte deutlich machen usw.

*Das heißt, der Klient muss neue Schemata im Alltag trainieren! Er muss in Realsituationen gegen alte Schemata angehen und neue bewusst fördern und das eine ganze Zeit lang!*

Damit wird erneut deutlich, wie wichtig eine hohe Motivation des Klienten ist.

Irgendwann hat sich die Situation dann weitgehend stabilisiert, sodass dann das neue Schema deutlich leichter und schneller aktiviert wird, als das alte. Dann befindet sich der Klient in einem neuen Modus der *Selbstregulation:* Er wird durch alte Schemata nicht mehr behelligt und sein Denken, Fühlen und Handeln funktioniert automatisiert auf einem neuen Niveau. Deutlich wird daher auch:

*Den Zustand einer neuen, funktionalen Selbstregulation kann der Klient nur erreichen, wenn er durch eine Phase der „Selbstkontrolle", der aktiven Auseinandersetzung mit dem Schema, hindurch geht!*

## 5.8 Fazit

- Es ist wichtig zu sehen, dass man die Therapie mit persönlichkeitsgestörten Klienten in Phasen einteilen kann: Jede Phase hat bestimmte therapeutische Ziele und in jeder Phase hat ein Therapeut bestimmte therapeutische Aufgaben. Die Ziele einer Phase müssen erreicht sein, damit ein Therapeut in die nächste Phase übergehen kann, also bevor er neue Ziele anstreben und weitere therapeutische Maßnahmen sinnvoll ansetzen kann.
- Die Phasen werden nicht linear, sondern oft rekursiv durchlaufen: Es kann z. B. sein, dass beim Transfer deutlich wird, dass ein Verhalten vom Klienten nicht im Alltag umgesetzt werden kann. Dann ist es erforderlich, noch einmal zu klären, wo das Problem liegt. Unter Umständen müssen dann Schemata nochmals im Ein-Personen-Rollenspiel bearbeitet werden. Daher kann es durchaus sein, dass Phasen *mehrmals* durchlaufen werden müssen, Therapeuten also in „frühere" Phasen zurückkehren müssen.
- Es ist möglich, dass sich eine Therapie im Hinblick auf verschiedene Themen in verschiedenen Phasen befindet: Thema X ist schon geklärt und die dazugehörigen Schemata werden schon im Ein-Personen-Rollenspiel bearbeitet, während man mit Thema Y noch in der Phase der Entwicklung von Änderungsmotivation „steckt".
- Da das, was ein Therapeut jeweils tun kann und jeweils tun sollte, stark davon abhängt, in welcher Phase der Therapie sich der Klient befindet, ist es essentiell bedeutsam, dass ein Therapeut immer genau weiß, in welcher Phase er sich befindet: Denn damit weiß er, was er tun kann und was er auf keinen Fall tun sollte!
- Damit sind die therapeutischen Maßnahmen nicht nur hochgradig störungsspezifisch, sondern auch hochgradig phasenspezifisch!

# 6 Das Transparent-Machen manipulativen Verhaltens: Konfrontative Interventionen

*Konfrontative Interventionen sind in der Therapie von Klienten mit Persönlichkeitsstörungen extrem wichtig, sie sind häufig jedoch für Therapeuten – gerade für Anfänger – recht schwierig. Aus diesem Grund wollen wir uns hier noch etwas ausführlicher damit beschäftigen.*

## 6.1 Was sind konfrontative Interventionen?

Konfrontative Interventionen kann man *definieren* als Interventionen, die aus Sicht des Therapeuten dazu dienen, den Klienten auf Inhalte oder Aspekte (seines Problems, seiner Konstruktionen, seines Handelns, u. ä.) aufmerksam zu machen, die der Klient im Augenblick nicht wahrnimmt oder die er nicht wahrnehmen möchte.

Dabei geht der Therapeut aber davon aus, dass der Klient sie wahrnehmen *sollte:* Denn der Therapeut nimmt (aufgrund seines Klienten-Modells) an, dass diese Aspekte für ein Verständnis des Problems wesentlich sind und dass man das Problem nur dann (hinreichend) lösen kann, wenn man diese Aspekte berücksichtigt. Der Therapeut geht damit davon aus, dass der Klient, solange er diese Aspekte nicht wahrnimmt und nicht bei seiner Problemdefinition berücksichtigt, sein Problem auch nicht angemessen lösen kann.

Daraus leitet sich für den Therapeuten eine Notwendigkeit ab, den Klienten mit diesen Aspekten zu konfrontieren: Denn täte er dies nicht, würde er dem Klienten eine konstruktive Problemlösung nicht ermöglichen: Aufgrund seiner Rolle als Prozessexperte hat der Therapeut daher eine *Verantwortung zur Konfrontation.*

## 6.2 Sinn konfrontierender Interventionen

Konfrontative Interventionen sind also Interventionen, die auf eine Verbesserung der *Problembearbeitung* durch den Klienten abzielen: Es sind somit Interventionen *auf der Bearbeitungsebene.*

> *Der Sinn konfrontativer Interventionen ist somit immer, den Klienten auf Aspekte aufmerksam zu machen und ihn dazu zu veranlassen, sich mit diesen Aspekten auseinanderzusetzen, sie wahrzunehmen, sie auf Relevanz zu prüfen, sie zu verstehen und sie gegebenenfalls bei der Problemdefinition zu berücksichtigen.*

Und Therapeuten konfrontieren somit die Klienten immer dann, wenn sie den Eindruck haben, *dass ein Klient bestimmte relevante Aspekte nicht (genügend) berücksichtigt:* Wenn er z.B. die Kosten seines Handelns nicht wahrnimmt, wenn er nicht wahrnimmt, dass er die Kosten durch sein eigenes Handeln erst *erzeugt,* wenn er nicht sieht, was sein Handeln bei Interaktionspartnern bewirkt, wenn er Widersprüche in seinen Konstruktionen nicht erkennt usw.

Dieser Fall tritt unserer Erfahrung nach recht häufig ein, weil Klienten oft bestimmte Aspekte, z.B. aufgrund ihrer Schemata, gar nicht wahrnehmen können oder weil sie aufgrund der Aversivität der Erkenntnis auch bestimmte Aspekte nicht wahrhaben *wollen*. In solchen Fällen ist *gar nicht* damit zu rechnen, dass Klienten *von selbst darauf kommen:* Sie vermeiden die Wahrnehmung der Aspekte schon sehr lange und haben gar keine Veranlassung, damit jetzt aufzuhören (Klienten, das zeigen alle empirischen Befunde, „aktualisieren nicht von sich aus"; Sachse & Sachse, 2009): Damit gibt es nur zwei Alternativen: Entweder der Therapeut konfrontiert nicht, dann ist es sehr wahrscheinlich, dass sich beim Klienten auch nichts ändert, oder der Therapeut konfrontiert den Klienten und der Klient setzt sich irgendwann mit den Aspekten auseinander und ändert (mit Hilfe des Therapeuten) sein System!

## 6.3 Beziehungskredit

Konfrontative Interventionen sind, so wurde deutlich, solche, die Klienten auf etwas aufmerksam machen, das sie nicht wahrnehmen oder sogar nicht wahrnehmen wollen:

Damit wird aber klar, dass ein Therapeut immer dann, wenn er konfrontative Interventionen realisiert, mit sehr hoher Wahrscheinlichkeit *Interventionen macht, die gegen die augenblickliche Intention des Klienten gerichtet sind*. Und wenn er dies tut, dann, so kann man sicher annehmen, *„bucht er Beziehungskredit"* ab: Der Klient wird nicht positiv auf diese Interventionen reagieren, er wird, je nachdem, in welchem Ausmaß die Intervention gegen die augenblickliche Klienten-Intention „verstößt", sogar ärgerlich bis sehr ärgerlich reagieren!

> *Daher gilt ganz allgemein: Konfrontative Interventionen buchen Beziehungskredit ab!*

Daraus resultiert auch: *Therapeuten sollten im Therapieprozess erst dann konfrontative Interventionen realisieren, wenn sie sich relativ sicher sind, dass sie über ausreichenden Be-*

*ziehungskredit verfügen* (d.h. wenn sie sicher sind, dass die Therapeut-Klient-Beziehung die Konfrontation trägt).

In der Regel wird dies in den Anfangsstunden der Therapie noch nicht der Fall sein: Deshalb kann man als Therapeut hier noch nicht konfrontieren, *auch dann nicht,* wenn es sehr gute Anlässe für Konfrontationen gäbe! „Überzieht" ein Therapeut sein „Beziehungskonto" durch Konfrontationen, kann die Therapeut-Klient-Beziehung dauerhaft geschädigt werden, ja ein Klient kann sogar die Therapie beenden!

Eine weitere Folgerung ist: Realisiert ein Therapeut Konfrontationen, dann „räumt er sein Beziehungskonto ab" und das bedeutet dann zwingenderweise, dass er zunächst einmal wieder Interventionen realisieren muss, *die Beziehungskredit „aufbauen"*: Dies sind in der Regel Interventionen der allgemeinen und insbesondere der komplementären Beziehungsgestaltung! Ein Therapeut kann daher nicht ständig oder nicht nur konfrontative Interventionen realisieren! Macht ein Therapeut konfrontative Interventionen, dann muss er durch komplementäres Handeln auch dafür sorgen, dass er erneut genügend Beziehungskredit schafft.

*Daher gilt: Konfrontative und komplementäre Interventionen müssen sich abwechseln!*

Damit ist es aber auch nicht sinnvoll, mehrere konfrontative Interventionen direkt hintereinander zu realisieren, sondern „dazwischen" immer erst wieder empathische, Beziehungskredit schaffende Interventionen!

## 6.4 Anlässe von Konfrontationen

Anlässe für Therapeuten, konfrontative Interventionen zu realisieren, sind im Wesentlichen Diskrepanzen. Hier lassen sich drei Arten von relevanten Diskrepanzen unterscheiden:

1. *Inhaltliche Diskrepanzen:* Der Klient realisiert Widersprüche im Text: Er sagt etwas und behauptet kurze Zeit später etwas, was sich mit der ersten Aussage nicht vereinbaren lässt: Der Therapeut nimmt diese Diskrepanz wahr und kann sie aufgrund seines bisherigen Klienten-Modells nicht auflösen. Somit konfrontiert er den Klienten mit dem Widerspruch: „Sie haben gerade vorhin X gesagt und Sie sagen nun Y. Ich verstehe nicht, wie das zusammenpasst?"
2. *Diskrepanzen zwischen den Kommunikationskanälen:* Der Klient realisiert Widersprüche zwischen Informationen, die er auf der verbalen Ebene „sendet" und Informationen, die er auf der para-verbalen oder der nonverbalen Ebene „sendet", z.B.: Der Klient sagt, dass er von der Reaktion einer Person gar nicht betroffen sei, lässt aber nonverbal Ärger und Anspannung erkennen.
   Der Therapeut kann den Klienten damit konfrontieren: „Sie sagen, Sie ärgern sich nicht über X, aber ich spüre deutlich Ihren Ärger, wenn Sie das berichten."

3. *Diskrepanz zwischen der Einschätzung des Klienten und der Einschätzung des Therapeuten:* Der Klient stellt eine bestimmte Einschätzung dar (seines Handelns, der Handlungseffekte, seiner Person u.ä.) und der Therapeut kommt aufgrund seines Klientenmodells zu einer deutlich anderen Einschätzung des Sachverhalts. So kann ein Klient sich z.B. als schwach, hilflos, anderen ausgeliefert darstellen; der Therapeut hat aber den Eindruck, dass der Klient tatsächlich sehr stark und gar nicht hilflos ist, dass er sogar andere stark kontrolliert, u.U. sogar genau durch dieses Verhalten (das in hohem Maße Images und Appelle enthält).
Dann kann er dem Eindruck des Klienten seinen eigenen Eindruck entgegensetzen: „Sie sagen, Sie fühlen sich in Situation X sehr hilflos. Wenn ich mir aber anschaue, was Sie tun und wie Sie auftreten, dann wirken Sie auf mich ganz und gar nicht hilflos."

Dieser dritte Fall, der Therapeut konfrontiert den Klienten mit seinem Eindruck, *ist der wichtigste Fall für konfrontative Interventionen* bei Klienten mit Persönlichkeitsstörung: Denn er tritt immer dann ein, wenn Therapeuten den Klienten mit Aspekten der Spielebene konfrontieren wollen.

## 6.5 Stufen von Konfrontationen

Man kann verschiedene Stufen von Konfrontationen unterscheiden, die ein Klient „durchlaufen" kann: Er beginnt in der Regel mit Stufe 1 und realisiert dann zunehmend (je nach Beziehungskredit) „massivere" Konfrontationen.

*1. Stufe: Konfrontation mit Kosten*

Hier macht ein Therapeut den Klienten darauf aufmerksam, welche Kosten er im Augenblick hat: z.B. Ärger mit der Partnerin, Ärger mit Arbeitskollegen, Schlafstörungen, gesundheitliche Probleme, wenig Freizeit usw.

Damit will der Therapeut die *Kosten salient machen:* Der Klient soll sich den Kosten stellen, sie nicht ignorieren, sie nicht schönreden, nicht bagatellisieren.

In aller Regel wirkt diese Strategie noch nicht sehr konfrontativ: Zwar ist es dem Klienten unangenehm, sich mit den Kosten zu konfrontieren, aber in der Regel ist dem Klienten dies ohnehin weitgehend klar.

*2. Stufe: Kosten relevant machen*

Der Klient sollte, um änderungsmotiviert zu werden, nicht nur erkennen, dass er Kosten *hat,* sondern auch, dass er sie gar nicht will. Daher sollte der Therapeut deutlich machen,

- gegen welche Ziele, Motive oder Bedürfnisse diese Kosten „verstoßen";
- dass die Kosten dem Klienten unangenehm sind, den Klienten behindern, ihn belästigen;

- dass die Kosten sich nicht von selbst reduzieren werden und ihn deshalb auch weiterhin behindern und belästigen werden;
- dass die Kosten sich nicht noch verschlimmern (und sich im Laufe der Zeit ja auch schon verschlimmert haben).

Diese Strategien sind dem Klienten meist unangenehm, da sie ziemlich wirksam verhindern, dass der Klient sich sein System „schönrechnet"; sie wirken daher in der Regel konfrontativer als Strategien der Stufe 1.

*3. Stufe: Klient verursacht Kosten*

Hier konfrontiert der Therapeut den Klienten damit, dass die Kosten, die der Klient hat, durch Handlungen des Klienten zustande kommen und diese wiederum auf Schemata, Ziele, Regeln usw. zurückgehen. Zum Beispiel macht der Therapeut deutlich, dass die Konflikte mit dem Partner zum großen Teil darauf zurückgehen, dass der Partner allergisch auf bestimmte *Handlungen* des Klienten reagiert, der Klient aber dennoch nicht damit aufhört.

Oder der Therapeut macht deutlich, dass Kosten dadurch entstehen, dass der Klient selbst allergisch auf Handlungen anderer reagiert und sich dadurch Ärger, Unruhe, Grübeln, Schlaflosigkeit usw. erzeugt; und der Therapeut macht deutlich, dass der Klient aufgrund bestimmter Annahmen und Schemata allergisch reagiert, dass der Grund dafür also *bei ihm* und nicht beim Partner liegt. Oder der Therapeut macht deutlich, dass Arbeitskollegen deshalb sauer auf ihn reagieren und ihm Stress machen, weil er massive Erwartungen hat, die er auch arrogant einfordert: Er selbst *erzeugt* erst die Konsequenzen, unter denen er leidet.

Diese Strategie ist besonders wichtig, denn hier erst erkennt der Klient, *dass er durch sein eigenes System,* durch eigenes Handeln, eigene Regeln, Annahmen, Ziele usw. Kosten *aktiv erzeugt,* dass also *die Ursachen der Kosten in ihm selbst liegen* und nicht in anderen, den „Situationen" oder den „Umständen". *Diese internale Attribution ist die entscheidende Voraussetzung für jede Änderungsmotivation.*

Wie stark konfrontativ diese Strategien wirken, hängt davon ab, wie weit der Klient schon Zusammenhänge erahnt oder erkannt hat und davon, wie unangenehm ihm die Erkenntnis ist: Man muss aber damit rechnen, dass diese Strategien sehr konfrontativ wirken *können.*

*4. Stufe: Konfrontationen mit Aspekten der Spielebene*

Ganz wesentlich ist es auch für eine Therapie von Klienten mit Persönlichkeitsstörungen, dass diese erkennen, dass sie dysfunktionale Ziele auf der Spielebene aufweisen, dass sie manipulative, intransparente Handlungen ausführen und dass diese massiv zu Kosten und Problemen beitragen! Die Klienten sollten auch verstehen, warum sie all dies tun, dass sie in ihrer Biographie gute Gründe hatten, diese Strategien zu entwickeln, dass ihnen aber *heute* diese Strategien hohe Kosten bereiten und dass sie deshalb diese Strategien prüfen und funktionale Alternativen dazu entwickeln sollten.

In der Regel erkennen Klienten nur ganz ansatzweise, dass sie manipulieren und wenn, dann finden sie es meist völlig in Ordnung: Sie erkennen nur sehr selten, dass die Ebene der Spiele der Hauptkostenfaktor des gesamten Systems ist: *Und deshalb ist es von zentraler Wichtigkeit, dass Therapeuten ihre Klienten mit Aspekten der Spielebene konfrontieren!* Meist sind dies aber die heikelsten Konfrontationen, denn viele Klienten haben sich große Mühe gegeben, ihre Manipulationen zu verschleiern und auch selbst zu leugnen.

Ein Therapeut kann z. B. eine Klientin damit konfrontieren,
- dass sie (auf der Spielebene) das interaktionelle Ziel hat: „Ich muss die Wichtigste sein!";
- dass sie daraus die Regel ableitet: „Alle haben mich wie die Wichtigste zu behandeln.";
- dass sie diese Regel von allen aktiv einfordert;
- dass sie sauer wird und andere aktiv straft, wenn sie der Regel nicht folgen;
- und dass sie damit alle Interaktionspartner sauer macht. Der Therapeut kann einen Klienten damit konfrontieren,
- dass er ständig Images sendet, wie toll, großartig usw. er ist;
- dass er Appelle sendet, dass man ihn loben, toll finden, bestätigen soll;
- dass er solche Images und Appelle immer in allen Situationen sendet;
- dass er sauer wird, wenn andere das nicht tun;
- dass er auf die Dauer damit alle nervt und das Gegenteil von dem erreicht, was er will.

Man kann einen Klienten auch damit konfrontieren, dass er Angst produziert, damit seine Partnerin zu Hause bleibt und sich kümmert; oder damit, dass man dem Partner alles abnimmt und sich unterwirft, nicht, weil man so altruistisch ist, sondern weil man hofft, den Partner damit an sich binden zu können.

Man kann Klienten auch damit konfrontieren, dass sie Regeln setzen, wie andere mit ihnen umzugehen haben und dass sie sich selbst das Recht zusprechen, andere zu bestrafen, wenn sie sich nicht an die Regeln halten; und man kann sie damit konfrontieren, dass diese Regel sich aus nichts ableiten lässt, die Klienten sie frei erfunden haben, aber dennoch an ihre Autorität glauben.

Alle diese Konfrontationen sind extrem wichtig: Denn sobald die Klienten bereit sind, sich mit den Inhalten auseinander zu setzen, erkennen sie schnell, dass sie sich dysfunktional verhalten und dass sie sich mit diesem Handeln hohe Kosten „einfahren"; damit sind sie auch bereit dazu, dem Therapeuten zuzuhören, wenn er ihnen anbietet, Handlungsalternativen zu entwickeln, die ähnliche Ziele mit viel weniger Kosten verfolgen können.

Alle diese Konfrontationen wirken aber in aller Regel heftig konfrontativ, d. h. der Klient reagiert zunächst einmal ärgerlich, defensiv, uneinsichtig: Er weist „den Vorwurf" weit von sich und greift den Therapeuten an: Wie man ihm etwas Derartiges unterstellen könne? Der Therapeut verstehe ihn ja überhaupt nicht u. ä.

## 6.6 Die Realisation von Konfrontationen

Realisiert ein Therapeut eine Konfrontation, dann ist es sein *Ziel,* den Klienten auf etwas *aufmerksam* zu machen, von dem der Therapeut glaubt, dass es sich um einen relevanten Inhalt handelt: Der Therapeut möchte, dass der Klient diesen Inhalt in den Fokus seiner Aufmerksamkeit nimmt und ihn analysiert.

Das Ziel des Therapeuten bei Konfrontationen ist aber eindeutig *nicht:*
- dem Klienten (explizit oder implizit) „Vorwürfe" zu machen: Vorwürfe, dass der Klient solche Inhalte glaubt oder denkt oder Vorwürfe, dass der Klient diese Inhalte nicht wahrnimmt,
- dem Klienten zu vermitteln, er dürfe nicht widersprüchlich sein oder Widersprüche seien nicht ok (Widersprüche sind völlig normal (!!) und eine wichtige Informationsquelle!),
- dem Klienten zu vermitteln, er „verärgere" den Therapeuten, z. B. dadurch, dass er nicht ausreichend „mitarbeite" oder den Therapeuten „sabotiere".

Aus diesen Gründen ist es von sehr großer Bedeutung, dass Therapeuten alle konfrontativen Interventionen so gestalten, dass deutlich wird,
- dass der Therapeut die Diskrepanz akzeptiert und nicht wertet,
- dass der Therapeut die Diskrepanz aber interessant findet und für eine wichtige Informationsquelle hält,
- dass der Therapeut den Klienten dazu *einlädt,* sich ebenfalls mit bestimmten Aspekten zu befassen,
- dass der Therapeut den Klienten auch mit der konfrontativen Intervention respektiert und wertschätzt!

> *Es ist damit von extrem großer Bedeutung, dass ein Therapeut eine Konfrontation* auf gar keinen Fall *nach dem Motto realisiert: „Hab ich Dich erwischt, Du Schweinehund!" Denn dann reagiert der Klient* mit Sicherheit reaktant *und da hat er auch jedes Recht zu!*

Man muss aber sehen, dass Klienten trotz sehr respektvoller Formulierung von Konfrontationen hoch allergisch auf Konfrontationen reagieren können: Realisiert der Therapeut diese aber respektvoll, dann hat er zumindest von seiner Seite aus alles getan, um die Beziehung so weit wie möglich zu fördern.

## 6.7 Wirkungen von Konfrontationen

Ob eine Intervention konfrontativ wirkt oder nicht, *entscheidet immer der Klient:* Sie wirkt dann konfrontativ, wenn sie aktuell tatsächlich gegen eine Intention des Klienten verstößt und *sie wirkt aktuell umso konfrontativer, je stärker sie gegen eine Intention verstößt.*

Widerspricht jedoch eine Intervention aktuell keiner Intention (weil z. B. gerade keine Intention aktualisiert ist), dann wirkt sie auch nicht konfrontativ.

Daraus resultieren zwei Erkenntnisse:
1. Die gleiche Intervention kann zu einem Zeitpunkt konfrontativ wirken und zu einem anderen nicht, denn zu einem Zeitpunkt können bestimmte Intentionen aktiv sein, gegen die dann die Intervention verstößt und zu einem anderen Zeitpunkt nicht.
2. Der Therapeut kann sich hinsichtlich der konfrontativen Wirkung einer Intervention täuschen: Er kann (aufgrund seines Modells) annehmen, eine bestimmte Intervention müsse konfrontativ wirken, wirkt aber gar nicht konfrontativ. Ebenso kann er glauben, eine Intervention sei „harmlos", wirkt tatsächlich aber (hoch) konfrontativ.

## 6.8 Harte und weiche Konfrontationen

Will ein Therapeut einen Klienten auf Aspekte aufmerksam machen, dann kann er das prinzipiell immer auf verschiedene Weise tun: Er kann wählen, *auf welche Aspekte* er eingehen will, er kann wählen, wie stark er das mit seinem eigenen Eindruck *kontrastiert* und er kann wählen, wie deutlich oder wie euphemistisch er die Intervention formuliert. Damit kann ein Therapeut zwischen unterschiedlichen *Härtegraden* von Konfrontationen wählen: Eine Konfrontation kann die zentralen Aspekte ansprechen, das ganze Ausmaß der Diskrepanz zwischen Klientenund Therapeuten-Eindruck enthalten und das alles „knallig auf den Punkt bringen": Dann ist eine Konfrontation „hart". Die Intervention kann aber auch eher periphere Aspekte thematisieren, nur leichte Diskrepanzen ansprechen und das Ganze mit vielen „Weichspülern" formulieren: Dann ist die Konfrontation „weich".

Natürlich ist damit zu rechnen, dass „harte" Konfrontationen mehr Beziehungskredit abbuchen als „weiche" Konfrontationen. Und deshalb sollte ein Therapeut auch die Entscheidung von der Einschätzung des Beziehungskredits abhängig machen, den er beim Klienten hat: Nur wenn er hohen Beziehungskredit hat, kann er sich harte Konfrontationen erlauben!

## 6.9 Die Spielebene von Persönlichkeitsstörungen und therapeutische Konfrontationen

Es ist insbesondere die Spielebene, die bei Klienten mit Persönlichkeitsstörungen schlecht repräsentiert ist:
- Klienten nehmen meist wahr, dass ihr Verhalten Kosten hat, aber sie nehmen oft nicht wahr, dass sie selbst diese Kosten *erzeugen*.

- Klienten attribuieren die negativen Rückmeldungen von Partnern, die häufigen Beziehungskonflikte und Beziehungsabbrüche nicht auf ihr Handeln, ihre Ziele und Annahmen.
- Klienten halten oft ihr manipulatives Handeln für unproblematisch oder gar für „sozial verträglich".
- Klienten erkennen nicht, dass absolut formulierte Ziele wie „ich muss die Wichtigste sein" mit extrem hoher Wahrscheinlichkeit zu starken interaktionellen Konflikten führen.
- Klienten ist oft nicht deutlich, dass ihr Regelsetzer-Verhalten zu Verärgerungen bei Interaktionspartnern führt und damit massive interaktionelle Probleme zur Folge hat.
- Klienten können oft nicht antizipieren, wie manipulatives Handeln auf Partner wirkt und verstehen nicht, wieso Interaktionspartner langsam verärgert werden.
- Klienten verstehen nicht, dass die interaktionellen Ziele auf der Spielebene „Vermeidungsziele" sind und verstehen auch nicht, was das bewirkt.

Klienten mit Persönlichkeitsstörung weisen meist, wenn überhaupt, nur eine ganz rudimentäre Repräsentation davon auf, was sie genau auf dieser Ebene tun, warum sie es tun und welche Effekte das hat: Und macht man sie nicht aufmerksam, dann kommen sie selbst auch nicht darauf.

Aber nur, wenn sie verstehen,
- was sie genau tun,
- welche negativen Effekte ihr Handeln hat,
- dass sie die Kosten selbst erzeugen,
- warum sie es tun,
- welche Auswirkungen ihre Ziele und Interpretationen im System haben und
- dass sie ihr System mit therapeutischer Hilfe ändern können und
- dass eine Veränderung sowohl Kosten reduziert als auch neue Chancen eröffnet, dann sind sie bereit, an einer Klärung und Veränderung der Spielebene mit dem Therapeuten zu arbeiten.

> *Damit kann ein Therapeut aber in gar keiner Weise vermeiden, Klienten mit Aspekten der Spielstruktur zu konfrontieren: Ohne Konfrontationen schafft der Klient hier keine Repräsentationen und ohne Repräsentationen entsteht keine Änderungsmotivation und es entsteht kein Ansatzpunkt für eine konstruktive Änderung.*

Letztlich, so kann man sagen, ist das Ziel von Konfrontationen, aus der ich-syntonen eine ich-dystone Störung zu machen: Der Klient muss erkennen, dass seine Strategien zwar in der Biographie passende Lösungen gewesen sind, dass sie heute aber extrem ungünstig sind und dass der Klient diese Strategien heute durch Geeignetere ersetzen sollte und auch ersetzen kann!

## 6.10 Prinzipielles Vorgehen bei konfrontativen Interventionen

Will ein Therapeut eine konfrontative Intervention oder eine konfrontative Strategie realisieren, ist es gut, wenn er dabei einige Regeln beherzigt.

*Regel 1: Stelle die Voraussetzungen für Konfrontationen fest!*

Das erste, was ein Therapeut tun sollte, wenn er eine Konfrontation beabsichtigt, ist abzuschätzen, wie hoch sein Beziehungskredit beim Klienten ist: Ist die Beziehung so vertrauensvoll, dass sie eine Belastung aushalten kann? Glaubt der Klient dem Therapeuten, dass dieser auf seiner Seite steht und ihm „nichts will"? Fühlt sich der Klient beim Therapeuten sicher und aufgehoben?

> *Nur wenn der Therapeut den Eindruck hat, dass der Klient ihm „Beziehungskredit einräumt", kommen Konfrontationen überhaupt in Frage.*

Die zweite Einschätzung, die ein Therapeut vornehmen sollte, ist zu antizipieren, wie eine bestimmte Konfrontation wahrscheinlich auf den Klienten wirken wird: Wird sie schwach oder stark gegen Intentionen des Klienten „verstoßen"? Wird der Klient verständnisvoll oder „sauer" darauf reagieren? usw.

Der Therapeut hat ja ein Modell über den Klienten gebildet und auf der Grundlage dieses Modells kann der Therapeut (meist sogar recht gut) abschätzen, welche Schemata „getriggert" werden könnten, wo die „allergischen Punkte" des Klienten sind, welche Intentionen der Klient hat (z. B. die Intention, ein bestimmtes Image auf alle Fälle aufrecht zu erhalten). Dieses Wissen kann der Therapeut nutzen um abzuschätzen, „wie viel Beziehungskredit ihn die Konfrontation wahrscheinlich kosten wird".

Schließlich muss der Therapeut abschätzen, ob er sich eine Konfrontation (bzw. eine ganz spezielle Konfrontation) überhaupt „leisten" kann.

*Regel 2: Stelle die inhaltlichen Grundbedingungen für eine Konfrontation her!*

Zu konfrontieren bedeutet, dass der Therapeut der Sichtweise des Klienten seine Sichtweise gegenüberstellt und den Klienten veranlasst, seine (des Therapeuten) Sichtweise zu bedenken. Das macht aber erkennbar nur Sinn, wenn

- der Therapeut die Sichtweise des Klienten korrekt verstanden hat und wenn
- der Therapeut seine Sichtweise so gut begründen kann, dass der Klient sie nachvollziehen kann.

Daher muss ein Therapeut vor einer Konfrontation sicherstellen, dass er die Sichtweise, die Auffassung des Klienten, *korrekt verstanden hat;* ist dies unklar, dann kann der Therapeut noch einmal genau mit dem Klienten herausarbeiten, wie er sich selbst, sein Handeln, die Handlungseffekte u. ä. genau einschätzt. Denn hat der Therapeut hier ein falsches Modell und konfrontiert er den Klienten damit, dann „verpufft" die Konfrontation, weil sie den Kern gar nicht trifft!

Der Klient kann sich aber auch nur dann mit der Konfrontation des Therapeuten befassen, wenn er verstehen kann, was der Therapeut meint und wenn er nachvollziehen kann, worauf der Therapeut sich bezieht. Daher sollte ein Therapeut den Klienten nur dann mit seinem Eindruck konfrontieren, wenn er genau definieren kann, *was* sein Eindruck ist (wenn er also seinen Eindruck klar und verständlich formulieren kann) *und* wenn er dem Klienten *belegen* kann, worauf sein Endruck basiert: Denn der Therapeut hat den Eindruck ja aufgrund von *Daten,* von Belegen gewonnen (ansonsten wäre es eine reine Spekulation!) und diese Daten und Belege sollte er dem Klienten mitteilen können, damit der Klient weiß, worauf der Therapeut sich bezieht. Dies dient *nicht* dazu, den Klienten *zu überführen,* denn der Eindruck des Therapeuten ist eine *Hypothese* und das sollte der Therapeut auch *immer* deutlich machen: *Der Therapeut sollte nur deshalb seinen Eindruck belegen, um deutlich zu machen, dass er dem Klienten nichts unterstellen will,* sondern dass seine Konfrontation auf realen Beobachtungen basiert *und dass es deshalb gute Gründe gibt, sich mit dem Eindruck des Therapeuten einmal - zumindest probeweise - zu befassen!* Therapeuten sollten den Klienten deshalb *niemals* mit Spekulationen konfrontieren und auch möglichst nicht mit diffusen, nicht genau spezifizierten Eindrücken!

*Regel 3: Führe eine Konfrontation möglichst so ein, dass eine hohe Wahrscheinlichkeit dafür besteht, dass der Klient sie akzeptieren kann!*

Eine Möglichkeit, eine Konfrontation einzuleiten, ist, mit einer komplementären Intervention zu beginnen: Der Therapeut lobt den Klienten für bestimmte Aspekte, streicht Ressourcen heraus, gibt dem Klienten besondere Aufmerksamkeit u. ä.

Dies dient dazu, vor der Konfrontation noch einmal bestimmte Aspekte der Therapeut-Klient-Beziehung salient zu machen, z. B. dazu, deutlich zu machen,

- dass der Therapeut den Klienten schätzt,
- dass der Therapeut den Klienten respektiert,
- dass der Therapeut dem Klienten gegenüber loyal ist
- und dass der Therapeut dem Klienten deshalb „nichts will", dass es *nicht* darum geht, den Klienten „bloßzustellen", „zu tadelt", „abzuwerten" o. ä.,
- sondern dass die Konfrontation wirklich nur dazu dienen soll, den Klienten auf wichtige Aspekte aufmerksam zu machen und ihn dazu zu veranlassen, sich einmal - zumindest probeweise - mit diesen Aspekten zu beschäftigen.

Therapeuten können Konfrontationen auch mit einer Transparenz-Intervention einleiten: Sie machen damit *vor* der Konfrontation deutlich, was sie jetzt tun werden und warum sie dies tun werden. Zum Beispiel kann ein Therapeut sagen: „Ich möchte Sie mal auf etwas aufmerksam machen, das mir auffällt. Ich möchte dies tun, damit wir mal prüfen, ob es wichtig ist. Ich möchte Sie damit in keiner Weise kritisieren, ich denke nur, es könnte wichtig sein."

Auch diese Interventionen dienen dazu zu verhindern, dass Klienten Konfrontationen missverstehen als Kritik, Ablehnung, Tadel o. ä.

*Regel 4: Gestalte eine Konfrontation möglichst so, dass ein Klient sie möglichst gut akzeptieren kann!*

*Therapeuten sollten Konfrontationen immer akzeptierend, empathisch und respektvoll formulieren:* So, dass schon durch die Formulierung deutlich wird, dass der Therapeut dem Klienten „nichts will“, sondern dass es dem Therapeuten nur um die Klärung und Lösung von Problemen geht.

Therapeuten sollten auch in ihrer Formulierung erkennen lassen, dass ihre Schlussfolgerungen zwar bedeutsam sein können (und dass es sich deshalb lohnt, sich damit zu befassen), dass ihre Schlussfolgerungen aber dennoch immer *nur Hypothesen* sind: Auch der Therapeut kann sich irren! Daher formuliert der Therapeut seine Konfrontation auch immer als „seinen Eindruck“ und *nicht* als „Tatsache“; er macht deutlich, dass es sich um seine Sichtweise handelt, nicht um „die Realität“!

Therapeuten benutzen damit Formulierungen wie:
- „Mein Eindruck ist (aber) ...“
- „Mir erscheint Ihr Verhalten aber ...“
- „Korrigieren Sie mich, wenn ich mich irre, aber ich finde, dass ...“

*Regel 5: Konfrontiere den Klienten so hart wie möglich und so weich wie nötig.*

Bei Konfrontationen befindet sich der Therapeut immer in einem Spannungsfeld: Er sollte dem Klienten seinen Eindruck so deutlich wie möglich machen, ihn so gut belegen, wie er kann und sich so präzise wie möglich ausdrücken, dass der Klient auch wirklich unmissverständlich auf Aspekte aufmerksam wird und genau versteht, worum es geht: Dies spricht für „harte“ Konfrontationen, in denen der Therapeut seine Eindrücke deutlich, präzise, ohne Euphemismen formuliert.

Auf der anderen Seite muss der Therapeut aber immer auch die Beziehung im Auge behalten und berücksichtigen, ob er sich eine „harte“ Konfrontation „leisten“ kann: Kann er dies nicht, ist er gezwungen, diese „abzumildern“, sodass sie vom Klienten noch akzeptiert werden kann: Dies spricht dann eher für „weiche“ Konfrontationen.

Um beide Aspekte gegeneinander abzuwägen, sollte ein Therapeut somit eine Konfrontation nur so weich formulieren, wie es vom Beziehungskredit her nötig ist, ansonsten aber den Spielraum für „harte“ Konfrontationen nutzen: Denn Klienten setzen sich umso mehr mit Konfrontationen auseinander, je deutlicher sie formuliert sind!

*Regel 6: Zwinge den Klienten nicht, sich mit Konfrontationen auseinanderzusetzen!*

Klienten haben nun verschiedene Möglichkeiten, wie sie auf Konfrontationen von Therapeuten reagieren: Und je nachdem, wie sie reagieren, sollte ein Therapeut unterschiedlich damit umgehen. Ganz wichtig ist es aber, dass ein Therapeut einen Klienten niemals zwingt, sich mit einer Konfrontation auseinanderzusetzen; denn täte er dies, bestände eine große Gefahr, dass der Klient stark reaktant reagiert und das würde den Therapieprozess dann sehr stark behindern!

Therapeuten sollten Konfrontationen daher immer als eine Art von *Test-Interventionen* auffassen: Man prüft, ob der Klient schon bereit ist, sich damit auseinanderzusetzen; falls ja, tut man dies. Falls nein, zwingt man den Klienten auf keinen Fall, dies zu tun. Im letzteren Fall allerdings wiederholt man den Test nach einiger Zeit immer wieder, um zu sehen, ob der Klient nun bereit ist für eine Auseinandersetzung.

Im Grunde kann ein Klient auf eine Konfrontation in dreifacher Weise reagieren:

1. Der Klient nimmt die Konfrontation an, konstatiert, dass sie stimmt oder stimmen könnte und *setzt sich damit auseinander:* In diesem Fall klärt der Therapeut mit dem Klienten zusammen, welche Aspekte der Klient akzeptiert, was das bedeutet, zu welchen Erkenntnissen dies führt und welche Konsequenzen dies hat. In diesem Fall sind Konfrontationen „der Beginn eines wundervollen Klärungsprozesses“!
2. Der Klient ignoriert die Konfrontation und lehnt sie ab: In diesem Fall muss der Therapeut immer auch prinzipiell in Betracht ziehen, dass er sich geirrt haben könnte; also beharrt der Therapeut nicht auf seinem Eindruck, sondern „lässt ihn stehen“, indem er z. B. dem Klienten sagt: „Wenn Sie sagen, mein Eindruck stimmt nicht, dann akzeptiere ich das; vielleicht habe ich mich geirrt. Ich lasse meinen Eindruck erst mal so stehen.“ Und dann lässt der Therapeut den Klienten die Fortsetzung des Gesprächs bestimmen.
   Aufgabe des Therapeuten ist es nun aber zu prüfen, ob sein Eindruck richtig ist und ob er neue Belege dafür findet: Tut er dies, dann wiederholt er seine Konfrontation: Nun kann er dem Klienten auch deutlich machen, was die Grundlage seines Eindrucks ist. Akzeptiert der Klient die Konfrontation wiederum nicht, dann lässt der Therapeut seinen Eindruck erneut stehen und geht vor wie eben.
   Auf diese Weise wird der Klient erneut und erneut und erneut mit dem Eindruck des Therapeuten konfrontiert und der Therapeut kann immer wieder begründen, wie er darauf kommt. Unserer Erfahrung nach tritt dann irgendwann der Effekt ein, dass es dem Klienten nicht mehr gelingt, „sich zu drücken“, weil die Belege des Therapeuten so zwingend werden, dass er sie nicht mehr ignorieren kann. Und ist die Beziehung tragfähig, dann wird dem Klienten auch deutlich, dass er sie nicht länger ignorieren sollte!
3. Der Klient kann auf die Konfrontation des Therapeuten ausgesprochen ärgerlich reagieren, z. B. mit einem „Gegenangriff“: „Was unterstellen Sie mir hier? Das sagt mein Mann auch immer! Ich dachte, Sie verstehen mich und jetzt fangen Sie auch noch so an!“ o. ä.
   Hier muss der Therapeut ein Krisen-Management machen. Dazu kann der Therapeut folgender Strategie folgen, er sagt:
   - „Offenbar habe ich etwas gesagt, das Sie verärgert hat. Das war in gar keiner Weise meine Absicht; es tut mir auch leid, wenn Sie mich missverstanden haben sollten.“
   - „Ich wollte Ihnen nur meinen Eindruck mitteilen, um zu sehen, ob ich die Situation richtig einschätze, denn das könnte wichtig sein.“
   - „Wenn Sie sich missverstanden fühlen, habe ich mich vielleicht aber auch geirrt.“
   - „Ich würde aber gern erst mal verstehen, was genau Sie so verärgert hat.“

   Dann klärt er die ärgerliche Reaktion mit dem Klienten; hier kann der Therapeut manchmal auch herausarbeiten, dass der Klient ärgerlich ist, weil die Interpretation des Therapeuten im Grunde stimmt: Und dann geht dieser Fall in Fall 1 über.

Es kann aber auch sein, dass sich der Klient zwar wieder beruhigt, weil er erkennt, dass es der Therapeut nicht böse gemeint hat, er akzeptiert die Konfrontation aber dennoch nicht: Dann geht der Fall in Fall 2 über.

*Regel 7: Keine Angst vor Konflikten!*

Therapeuten müssen, wie gesagt, konfrontieren, denn ohne Konfrontationen lernen die Klienten mit Sicherheit nicht, ihre Spielebene in Frage zu stellen. Therapeuten müssen sich aber auch *trauen* zu konfrontieren, sie müssen sich trauen, Klienten auf respektvolle Weise unangenehme „Wahrheiten" zu sagen. Und damit dürfen sich Therapeuten auch nicht davon abschrecken lassen, dass Konfrontationen manchmal auch zu massiven interaktionellen Konflikten führen können: Dies ist Teil des Klientenproblems und dies ist Teil der Strategie, die die Klienten gelernt haben, mit solchen Rückmeldungen umzugehen! Lassen sich Therapeuten jedoch abschrecken, dann übernehmen die Klienten die Kontrolle über die Therapie und die Therapeuten verlieren ihren Status als Prozessexperten!

Kennt man als Therapeut solche interaktionellen Krisen, dann weiß man, dass man diese mit der oben beschriebenen Strategie gut meistern kann: Die Klienten beruhigen sich wieder und kehren in einen „normalen" Modus zurück.

Mehr noch: Meine (R.S.) Erfahrung aus 30 Jahren Psychotherapie, insbesondere mit narzisstischen und histrionischen Klienten (mit denen ich besonders viel Erfahrung habe) hat gezeigt, dass solche Krisen, wenn man sie als Therapeut gut bewältigt, die *Beziehung nachhaltig stärken*. Denn der Klient bemerkt mit jeder bewältigten Krise,

- dass der Therapeut trotzdem zugewandt, respektvoll und empathisch bleibt,
- dass der Therapeut offenbar verlässlich und loyal ist,
- dass der Therapeut es offenbar gut meint und es ihm nicht um Kritik, sondern um ein Fortkommen des Klienten geht!

> *Überstandene Krisen festigen daher eindeutig die Beziehung: Klienten vertrauen dem Therapeuten zunehmend mehr und werden Stück für Stück davon überzeugt, dass der Therapeut „ihnen nichts will"!*

Nach einiger Zeit tritt dann ein beachtliches Phänomen ein: Klienten vertrauen dem Therapeuten schließlich so weit, dass der Therapeut den Klienten mit jeder Härte konfrontieren kann, ohne dass der Klient sich auch nur im Mindesten aufregt; er setzt sich vielmehr unmittelbar mit den Konfrontationen auseinander! In diesem Zustand der Beziehung kann man mit den Klienten *höchst konstruktiv arbeiten!* Wir möchten diese Phase der Therapie die „Post-Konfrontationsphase" nennen.

# 7 Co-Morbiditäten

In diesem Kapitel soll auf Aspekte eingegangen werden, die damit zusammenhängen, dass viele Klienten nicht nur eine, sondern mehrere Persönlichkeitsstörungen gleichzeitig aufweisen. Dies hat wichtige therapeutische Konsequenzen.

## 7.1 Co-Morbiditäten sind häufig

Es zeigt sich in unseren Ambulanzdaten wie in Studien (vgl. Stuart et al., 1998), dass Klienten sehr häufig nicht nur eine, sondern mehrere Persönlichkeitsstörungen aufweisen: Klienten mit PD weisen ebenfalls häufig eine Komorbidität mit sogenannten „Achse-I-Störungen“ wie Ängsten, Depressionen usw. auf. Dieser Fall verkompliziert die therapeutische Situation. Zu einer ausführlichen Diskussion siehe: Sachse, 2020a, 2020b; Sachse & Kiszkenow-Bäker, 2020a, 2020b, 2020c, 2020d, 2020e; Sachse, Kiszkenow-Bäker & Schirm, 2016.

Im Fall von co-morbiden Störungen sind nur selten beide Störungen in gleichem Ausmaß ausgeprägt: Meist ist eine Störung deutlich stärker und stellt daher gewissermaßen die *„Leit-Störung“* dar und die andere die „Zweit-Störung“ bzw. die „DrittStörung“ (mehr als drei comorbide Störungen sind möglich, aber selten: Weisen Klienten mehr als drei Persönlichkeitsstörungen auf, dann sollte ein Therapeut die Möglichkeit prüfen, dass der Klient eine Borderline-Störung aufweist).

## 7.2 Kompatible und konflikthafte Co-Morbiditäten

Im Falle einer Kombination mehrerer Persönlichkeitsstörungen kann man zwei Fälle unterscheiden:

- Kompatible Co-Morbiditäten
- Konfligierende Co-Morbiditäten

Zwei Persönlichkeitsstörungen sind *kompatibel,* wenn beide Schemata, insbesondere kompensatorische Schemata aufweisen, die sich in ihren Zielen und Anforderungen nicht widersprechen, sondern sogar ergänzen. Ein typisches Beispiel sind narzisstische und histrionische Persönlichkeitsstörungen: Die Ziele, die aus Anerkennungsund Wichtigkeitsmotiv resultieren sind ähnlich, damit sind auch die kompensatorischen

Schemata ähnlich. Für das Erreichen narzisstischer Ziele kann es sogar recht hilfreich sein, auch über histrionische Strategien zu verfügen, also z. B. Vorträge mit einer histrionischen Dramatik zu „würzen“.

Kompatible Co-Morbiditäten erzeugen damit für die Person intern wenig Konflikte, dadurch ist die comorbide Störung nicht weniger ich-synton als die Einzelstörung; insgesamt muss die Kombination der beiden Störungen auch nicht notwendigerweise zu mehr Kosten führen, auch dann nicht, wenn beide Störungen eher leicht ausgeprägt sind. Sind dagegen beide Störungen stark ausgeprägt, dann führt das jedoch häufig dazu, dass die resultierenden interaktionellen Strategien (meist aufgrund starker Regelsetzer-Schemata) zu massiven interaktionellen Kosten führen: Klienten, die diese Konstellation aufweisen, sind dann oft für Interaktionspartner nur schwer zu ertragen.

Bei *konflikthaften* Co-Morbiditäten widersprechen sich die Ziele der kompensatorischen Schemata und/oder die resultierenden (manipulativen) Strategien, sodass die Person „sich selbst in hohem Maße im Wege steht“. Ein Beispiel ist die Kombination einer narzisstischen mit einer zwanghaften Persönlichkeitsstörung: Der Narzisst verfolgt große Ziele, delegiert, kümmert sich nicht um Details, legt ein hohes Tempo in der Entwicklung von Projekten an den Tag usw. Der Zwanghafte dagegen kümmert sich um jedes Detail, kann den großen Plan aus dem Blick verlieren, kann schlecht delegieren, kommt nur langsam voran usw. Hat man beide Komponenten, so behindert die Zwanghafte ständig die Narzisstische und die Narzisstische triggert ständig die Zwanghafte.

Die Folge solcher Co-Morbiditäten sind *ständig internale Konflikte:* Die Person verfolgt aufgrund von Komponente X Ziele, die den Anforderungen von Komponente Y widersprechen u. a.

Für die Person sind solche Co-Morbiditäten subjektiv stark unangenehm und belastend; der Vorteil für die Therapie ist, dass die Konflikte zur Folge haben, dass die Störung weniger ich-synton ist und die Klienten selbst wissen, dass sie sich stark selbst behindern.

Interaktionell haben konfligierende Co-Morbiditäten auch hohe interaktionelle Kosten, da die Klienten durch ihre widersprüchlichen Verhaltensweisen und widersprüchlichen Anforderungen an andere auch ständig signal-inkongruent sind: Interaktionspartner verstehen die Klienten nicht, wissen nicht, was sie tun sollen, empfangen double-binds u. a., was zu Verunsicherungen, Konflikten und Verärgerungen führt.

Die Ausführungen machen noch einmal deutlich, warum Co-Morbiditäten die therapeutische Situation komplizieren: Ein Therapeut muss entscheiden, mit welcher Störung er die Therapie beginnt (er sollte nie versuchen, mehrere Dinge gleichzeitig zu tun, weil das die Komplexität in aller Regel unbeherrschbar macht), auf welche Aspekte er im Therapieprozess reagiert, also worauf er seinen therapeutischen Fokus ausrichtet. Dazu werden hier zwei aus unserer therapeutischen und supervisorischen Erfahrung abgeleitete Regeln vorgeschlagen.

## 7.3 Therapeutische Konsequenzen

Die therapeutischen Konsequenzen werden von zwei Leitfragen bestimmt:
1. Welche Störung ist die Leitstörung?
2. In welchem Modus befindet der Klient sich im Augenblick?

### 7.3.1 Leitstörung

Wie ausgeführt ist bei Co-Morbiditäten in aller Regel eine Störung deutlicher ausgeprägt: Man kann sie deshalb als „Leitstörung" betrachten.

Therapeutisch ist es aus unserer Erfahrung sinnvoll, als Erstes an dieser Störung anzusetzen, also die Therapie mit einer Bearbeitung der Leitstörung zu beginnen. Weist ein Klient eine narzisstische Leitstörung und z. B. eine histrionische Co-Morbidität auf, sollte sich ein Therapeut vorrangig zum Anerkennungsmotiv, also zum zentralen Motiv der narzisstischen Störung komplementär verhalten und auch die entsprechenden Schemata vorrangig behandeln; erst wenn diese Bearbeitungen fortgeschritten sind, werden die histrionischen Komponenten bearbeitet.

### 7.3.2 Vorherrschender Modus

Nach unseren Analysen funktioniert eine Co-Morbidität zwischen zwei Störungen so, dass Klienten zwischen den beiden Störungen wie zwischen zwei „states of mind" oder zwei Verarbeitungsmodi hinund herwechseln; meist ist damit einer der beiden Modi dominant. Dabei ist die stärkere der beiden Störungen auch häufiger dominant, was die im vorigen Abschnitt beschriebene Regel, zuerst an der Leitstörung anzusetzen, rechtfertigt.

Leider gibt es dabei aber die Komplikation, dass bei einer Person, die eine narzisstische Leitstörung aufweist, es Phasen in der Therapie gibt, in der sie sich in einem „histrionischen Modus" befindet: Und dann wird z. B. deutlich, dass in dieser Phase eine therapeutische Komplementarität zum Anerkennungsmotiv nicht wirksam ist, wohl aber eine Komplementarität zum Motiv Wichtigkeit (dem Leitmotiv der histrionischen Störung).

Daraus muss man schließen, dass Therapeuten neben der Regel, die Leitstörung vorrangig zu therapieren, noch einer anderen Regel folgen sollten: *Sie sollten versuchen, sich im Therapieprozess flexibel an den jeweilig vorherrschenden Modus des Klienten anzupassen.*

„Wechselt" ein Klient im Prozess von einem narzisstischen in einen histrionischen Modus, dann sollte der Therapeut ihm folgen: Das bedeutet z. B., dass er sich nun stark zum Motiv Wichtigkeit (und weniger stark zum Motiv Anerkennung) komplementär verhalten muss. Dabei kann er weiterhin als übergreifendes Ziel die Bearbeitung des Narzissmus im Auge behalten, reagiert aber phasenweise flexibel auf „histrionische Phasen" des Klienten.

Es ist klar, dass dieses Vorgehen eine extrem große Expertise vom Therapeuten verlangt: Der Therapeut muss über das Wissen über Störungen verfügen, er muss in der Lage sein, den „Switch" zwischen den Modi (schnell!) zu erkennen, er muss in der Lage sein, sein Verhalten (schnell!) umzustellen und darf dabei übergreifende Ziele nicht aus dem Blick verlieren.

Wir glauben inzwischen, dass Persönlichkeitsstörungen so komplex sind, dass sie nur von Therapeuten mit hoher Expertise behandelt werden können: Therapeuten müssen nicht nur sehr differenziertes Wissen aufweisen, sie müssen sehr schnell verarbeiten und sehr schnell handeln können, sie müssen sowohl Ziele „straight", also direkt und stringent, verfolgen als auch flexibel sein können, sie müssen schwierigen Interaktionssituationen gewachsen sein usw. Ohne ein systematisches *Training* in der Ausbildung ist das alles nicht zu leisten.

## 7.4 Konflikte

Therapeutisch ist es auch sinnvoll, mit einem Klienten die internen und interaktionellen Konflikte zu bearbeiten, die sich aus konflikthaften Co-Morbiditäten ergeben.

Dem Klienten sollte *klar* werden,
- dass es Konflikte gibt,
- dass diese (hohe) Kosten erzeugen,
- dass er auch interaktionelle Kosten erzeugt und dass er diese so lange erzeugen wird, wie er nichts an sich ändern wird,
- auf welche Schemata und Strategien diese Konflikte zurückgehen,
- dass der Klient entscheiden muss, ob er die Kosten akzeptieren will,
- dass er die Aspekte der Persönlichkeitsstörung bearbeiten muss, falls er seine Kosten reduzieren will.

## 7.5 Fazit

- Co-Morbiditäten von Persönlichkeitsstörungen sind eher die Regel als die Ausnahme.
- Bei mehreren Persönlichkeitsstörungen ist meist eine am deutlichsten ausgeprägt und kann als „Leitstörung" betrachtet werden.
- Es gibt mehr oder weniger kompatible und konflikthafte Co-Morbiditäten.
- Therapeuten sollten die Leitstörung vorrangig bearbeiten.
- Trotzdem sollten sich Therapeuten im Therapieprozess flexibel auf einen „Wechsel der Modi" einstellen und flexibel darauf reagieren.

# 8 Diagnostische Konsequenzen aus dem Modell der Doppelten Handlungsregulation

*Aus dem Modell der Doppelten Handlungsregulation folgen auch diagnostische Konsequenzen; diese sollen im Folgenden erörtert werden.*

## 8.1 Einleitung

Wie wir gezeigt haben, lassen sich aus dem Modell der Doppelten Handlungsregulation *therapeutische Konsequenzen* ableiten: Aus dem allgemeinen Modell lassen sich allgemeine therapeutische Prinzipien ableiten und aus den spezifischen Modellen über jede Störung lassen sich spezifische Vorgehensweisen ableiten (vgl. Sachse, 1997a, 2001b, 2019a, 2019b, 2020a, 2020b, 2022c).

Das Modell hat jedoch auch, wie hier gezeigt werden soll, *diagnostische* Implikationen, die stark von der bisherigen Persönlichkeitsstörungsdiagnostik abweichen. Denn das Modell definiert eine Persönlichkeitsstörung (PD) nicht zentral durch direkt beobachtbare „Oberflächen-Merkmale" (wie bestimmte Verhaltensweisen), sondern durch *psychologische Funktionsmerkmale* wie Motive, Schemata oder Spiele. Das Modell nimmt an, dass es *diese* Merkmale sind, die eine PD im Allgemeinen definieren und dass es die spezifischen Ausprägungen dieser Merkmale sind, die eine spezifische PD definieren. Die *zentralen Aspekte* einer PD sind demnach nicht Oberflächenmerkmale (wie offenes Verhalten), sondern „Tiefenmerkmale" wie Motive und Schemata (Sachse, 2022c).

Wenn diese Merkmale aber für die Störung zentral sind, dann folgt daraus logisch zwingend, dass man auch *diese Merkmale für eine Diagnostik heranziehen sollte* und *dass Tiefenmerkmale wesentlicher und valider sind als Oberflächenmerkmale:* Denn logischerweise sollten die zentralen Merkmale eine Störung besser und valider erfassen als irgendwelche randständigen Merkmale (die sich, wie unten ausgeführt, auch noch mit den Merkmalen anderer Störungen überlappen). *Daher erscheint es wesentlich, eine Diagnostik primär nach Tiefenmerkmalen und erst sekundär nach den (natürlich auch vorhandenen) Oberflächenmerkmalen auszurichten!*

## 8.2 Oberflächen- und Tiefenmerkmale für die Diagnostik

Benutzt man (wie DSM oder ICD) Oberflächenmerkmale einer Störung zur Diagnostik, d.h. solche Merkmale, die nicht interne Verarbeitungsprozesse sondern deren *Folgen,* also beobachtbare Verhaltensweisen betreffen, dann hat das den Vorteil, dass man diese Daten relativ (!! s.u.) unmittelbar erfassen kann. Allerdings muss man auch hier, wie unten ausgeführt wird, die Daten noch interpretieren, wozu man auch eine diagnostische Expertise benötigt.

Bei Tiefenmerkmalen muss man Daten aus komplexen Prozessen *erschließen,* wozu man eine noch deutlich höhere Expertise benötigt als bei Oberflächenmerkmalen. Das stellt einen gewissen Nachteil von Tiefenmerkmalen als diagnostische Indikatoren dar. Wesentlich ist es deshalb, *letztlich beide Verfahren zu kombinieren* und sich so nicht allein auf Oberflächenmerkmale allein zu verlassen: Denn dazu gibt es sehr gute Gründe, die wir im Folgenden diskutieren wollen.

## 8.3 Die Oberflächenmerkmale von DSM und ICD sind unzureichend

Eine nur an Oberflächenmerkmalen orientierte Diagnostik, wie sie im DSM oder ICD und auch in der neuesten Version des ICD (ICD-11) – vorgenommen wird, ist aus verschiedenen Gründen unzureichend. Sie sollte daher unseres Erachtens nach nie allein für eine Diagnostik von Persönlichkeitsstörungen (PD) verwendet werden.

*1. Überlappungen von Indikatoren*

Aus den bei PD ablaufenden Verarbeitungsprozessen resultiert die Möglichkeit, dass unterschiedliche Tiefenmerkmale zu sehr ähnlichen Oberflächenmerkmalen führen (Sachse, 2006e, 2019a, 2020b): So zeigen z.B. Narzissten Angst vor Abwertung, die man leicht als paranoid (fehl-)einschätzen kann; Histrioniker zeigen manchmal Verhalten (Selbst-Verletzungen, Suiziddrohungen, Derealisationen u.a.), die man leicht mit Borderline-Handeln verwechseln kann, usw.

Tatsächlich überlappen sich die DSM und ICD-Definitionen von PD in hohem Maße, auch wenn man versucht, diese Tatsache sprachlich zu verschleiern (vgl. Fiedler, 2007). Betrachtet man Persönlichkeitsstörungen und ihre Tiefenstrukturen genauer (vgl. Sachse, 2001b), dann wird deutlich, dass verschiedene Störungen zu sehr ähnlichem Verhalten führen müssen; es ist daher auch nicht denkbar, auf einer Ebene das Verhalten sich ausschließender Kategorien zu definieren: Versucht man es, verzerrt man die Realität in hohem Maße. Man kann deshalb davon ausgehen, dass es wahrscheinlich sogar in der Regel auf der „Verhaltensoberfläche" von PD Überlappungen geben wird:

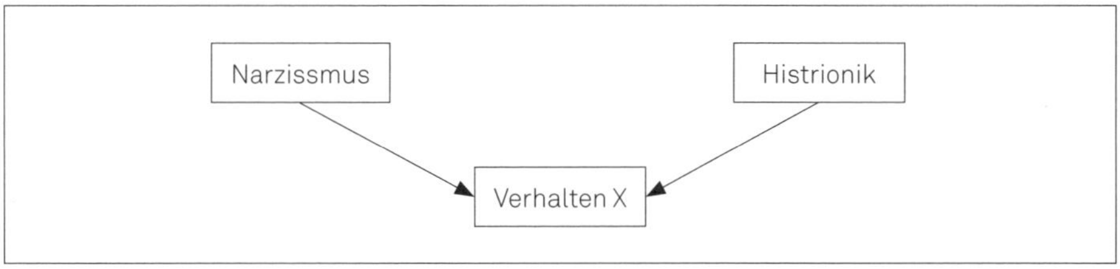


**Abbildung 3:** Unterschiedliche Störungen bedingen das gleiche Verhalten

Damit ist Verhalten X aber kein eindeutiger Indikator für eine der Störungen.

Betrachtet man die Kategorien-Definitionen von PD im DSM-5 oder ICD-10, dann wird deutlich, dass man zwar versucht, die Kategorien sprachlich zu trennen, dass dies aber in der Realität nicht funktioniert: Faktisch gibt es eine große Überlappung der PD-Kategorien (und nur wenn man die Systeme nicht in der Praxis anwendet, kann man sich von den sprachlichen Verschleierungen täuschen lassen). Die neue ICD-11 versucht, dieses Problem mit einem dimensionalen Modell zu lösen, wobei wir kritisch anmerken, dass es sich dabei wiederum um eine Charakterisierung anhand von Oberflächenmerkmalen handelt, und nicht um therapeutisch relevant Tiefenmerkmale.

Eine wesentliche Konsequenz aus diesen Überlappungen ist, dass man niemals aus isolierten Merkmalen eine valide Diagnose ableiten kann (was ICD und DSM ja auch berücksichtigen), sondern dass man nur aus *Mustern* Diagnosen ableiten kann; wir plädieren jedoch dafür, dazu nicht nur Muster von Oberflächen-Merkmalen zu verwenden, sondern Muster von Oberflächenmerkmalen mit Mustern von Tiefenmerkmalen zu kombinieren.

*2. Zentralität der Merkmale*

Nach dem Gesagten muss man psychologisch davon ausgehen, dass unterschiedliche Verarbeitungsprozesse zu sehr ähnlichen Verhaltensweisen führen können, also sehr ähnliche Oberflächenmerkmale hervorbringen können. Diese Merkmale sind damit auch nur die *Folge* zugrunde liegender Prozesse, also die letzte Stufe komplexer Vorgänge (Sachse, 2006e, 2022b).

Aus diesen Gründen können Oberflächenmerkmale in der Regel auch keine zentralen Aspekte einer PD und damit auch keine zentralen Indikatoren für eine Störung abgeben: Oberflächenmerkmale sind, systemtheoretisch gesprochen, periphere Aspekte der Störung. Das heißt allerdings nicht, dass die Indikatoren irrelevant sind: Natürlich haben sie damit immer noch einen Informationswert. Dieser muss jedoch als wesentlich geringer eingeschätzt werden, als bisher angenommen.

Sinnvoll wäre es aus unserer Sicht, wenn es gelänge, auch auf der Ebene von Oberflächenmerkmalen *zentrale* Aspekte zu definieren, z. B. „dramatisches Auftreten“ als zentrales Merkmal einer histrionischen Störung. Kombiniert man, wie oben vorgeschlagen, Oberflächenund Tiefenmerkmale, dann hat das den Vorteil, dass durch Tiefenmerkmale zentrale Aspekte, nämlich „typische“ Beziehungsmotive und Schemata definiert würden: Das Auffinden solcher typischen Merkmale würde dann die Bildung diagnostischer Hypothesen erleichtern.

*3. Repräsentativität der Merkmale*

Es ist sehr zweifelhaft, ob die im DSM oder ICD für die Definition einer PD herangezogenen Merkmale für die Störung wirklich repräsentativ (also paradigmatisch) sind: Dazu gibt es gar keine empirischen Studien. Empirische Studien zu Störungen, z.B. der narzisstischen Störung, zeigen auch, dass es viel mehr relevante Merkmale gibt, als im ICD oder DSM verzeichnet sind.

So gibt es allein für die narzisstische Störung mehr als 40 empirisch validierte Merkmale, also diagnostische Indikatoren, viel mehr als im DSM vorkommen. Und es bleibt unklar, wie repräsentativ jedes einzelne dieser Merkmale ist. Und *unklar* bleibt dabei,

- welche dieser Merkmale tatsächlich ausschließlich für die narzisstische Störung charakteristisch sind,
- welche Merkmale für die Störung *zentral* sind,
- ob es noch weitere, nicht beschriebene Merkmale gibt.

Diese Erörterungen führen dazu anzuraten, dass man für die Diagnostik einer Störung auch andere, empirisch fundierte Merkmale heranziehen sollte, selbst wenn diese (noch) nicht im DSM oder ICD auftauchen und damit die Diagnostik auf eine weitere empirische Basis stellen.

*4. Auch für DSM oder ICD-Diagnosen benötigt man Expertise*

Es ist keineswegs so, dass man Oberflächenmerkmale „einfach beobachten" und registrieren kann: Nach 30 Jahren als Therapie-Ausbilder ist mir (R.S.) völlig klar, dass man auch zur Anwendung von DSM und ICD eine hohe *Expertise* benötigt: Denn man muss die „Rohdaten", die man von Klienten erhält, *durch Wissen* auf die DSModer ICD-Kategorien beziehen! Denn das, was die Klienten tatsächlich tun, erklärt sich nicht von selbst, sondern man muss es aufgrund seines Wissens *interpretieren,* man muss also beobachtetes Handeln in DSModer ICD-Kategorien *übersetzen!* Und dies erweist sich als keineswegs einfach oder gar trivial: Es ist daher kein „Abbildungs-" oder ein „Verarbeitungs-Prozess"!

> Diagnosestellung setzt Training des Therapeuten voraus. Daher ist das Argument, Oberflächenmerkmale seien „direkt beobachtbar", Tiefenmerkmale dagegen nur „erschließbar", weitgehend Makulatur: *Alle* Merkmale werden erschlossen und für *alle* Verarbeitungsprozesse ist Expertise erforderlich!

Man muss allerdings (s.o.) tatsächlich sehen, dass ein Erschließen von Tiefenmerkmalen eine *höhere* Expertise erfordert, als das Erschließen von Oberflächenmerkmalen.

Der Unterschied ist allerdings „nur" graduell und nicht qualitativ!

*5. Stil und Störung*

Ein weiterer wesentlicher Nachteil von DSMund ICD-Diagnosen liegt darin, dass die Systeme eine dichotome Klassifikation erfordern: Erfüllt man die Kriterien, hat man die Störung, erfüllt man die Kriterien nicht, hat man die Störung nicht.

Aus Fragebogen-Untersuchungen (vgl. Kuhl & Kazén, 1997) wird aber deutlich, dass man „Eigenschaften von Persönlichkeitsstörungen" in kontinuierlichen Abstufungen haben kann: Man kann diese aufweisen von einem „leichten Stil" bis zu einer „schweren Störung" (Kuhl, 2001). Und es gibt gar keine empirischen Kriterien dafür, wann ein „Stil" in eine „Störung" übergeht. Die neue ICD-11 Klassifikation ist ein relativ gut gelungener Versuch, dieses Problem der Kontinuität zwischen Stil und Störung zu lösen, indem die Ausprägung der Persönlichkeitsstörung einzuschätzen ist (vgl. auch AMPD; Bach et al., 2022).

Auch aus therapeutischer Erfahrung wissen wir, dass Klienten alle Abstufungen und alle Kombinationen von Oberflächenmerkmalen aufweisen können.

*Und wir wissen, dass die Ausprägung einer Störung hoch therapeutisch relevant sein kann, selbst wenn sie die DSM oder ICD-Kriterien nicht erfüllt!*

Auch dann

- kann die vorhandene Ausprägung den Klienten hohe interaktionelle Kosten verursachen,
- kann es wesentlich sein, dass sich ein Therapeut komplementär und auch sonst nach den Regeln der PD-Therapie verhält,
- kann es sein, dass Klienten im Therapieprozess manipulatives Handeln realisieren.

*Daher kann es von extrem großer therapeutischer Bedeutung sein, dass Therapeuten PD-Merkmale diagnostizieren und damit auch therapeutisch berücksichtigen, selbst wenn diese die Schwelle einer DSModer ICD-Diagnose nicht überschreiten!*

Daher können sich unseres Erachtens nach Therapeuten nicht allein nach dem DSM richten, denn unserer Erfahrung nach führt das *zum Übersehen sehr vieler relevanter PD-Merkmale!*

## 8.4 SCID und Fragebogen-Verfahren sind unzureichend

Verwendet man strukturierte Interviews wie das SCID-5-PD (Beesdo-Baum, Zaudig & Wittchen, 2019) oder Fragebögen, dann macht man charakteristische Diagnose-Fehler. Daher ist unseres Erachtens nach eine SCID-Diagnose weitgehend ungeeignet und Fragebögen sollten nur als Zusatz-Instrumente zur Diagnostik eingesetzt werden.

Solche charakteristischen Diagnosefehler sind:

1. Die Verfahren gehen davon aus, dass die Klienten Fragen valide beantworten *können* (denn natürlich machen Fragen nur Sinn, wenn man von dieser Voraussetzung ausgeht!): Dazu müssen sie aber von ihrem Verhalten eine *valide Repräsentation* haben: Die Verfahren gehen somit implizit davon aus, dass Klienten ihr Verhalten aufmerksam beobachten und valide verarbeiten.
   Dies kann man wohl schon aus allgemeinen, psychologischen Gründen bezweifeln, insbesondere wenn es sich, wie hier, um hoch automatisiertes Handeln handelt.

Aus der Sicht des Modells der Doppelten Handlungsregulation ist die Annahme jedoch *höchst* fraglich: Denn Klienten, die Images und Appelle verwenden, *täuschen,* wie deutlich geworden ist, nicht nur andere, *sondern auch in hohem Maße sich selbst* (vgl. Mummendey, 1995; siehe Kapitel 3). Man muss daher annehmen, *dass Klienten in hohem Maße gar keine valide Repräsentation* von Oberflächenmerkmalen aufweisen. Wenn sie auf Fragen antworten, dann antworten sie so, wie sie *glauben,* dass sie handeln oder wie sie *glauben möchten* dass sie handeln!
Dabei kann man annehmen, dass nicht alle Aspekte verzerrt sind, einige könnten schon valide sein. Nur leider weiß man nicht a priori, welche valide sind und welche nicht!

2. Die Instrumente gehen auch davon aus, dass Klienten die Fragen *valide beantworten wollen.*
Es gibt tatsächlich „harmlose" Fragen, die wahrscheinlich eine „Tendenz zur sozialen Erwünschtheit" oder eine Tendenz zum Selbstwertschutz nur geringfügig triggern: Die Beantwortung dieser Fragen könnte damit durchaus valide sein.
Es gibt jedoch sehr viele Fragen (im SCID besonders!), von denen man annehmen muss, dass sie diese Tendenzen *in sehr hohem Maße erzeugen!* Diese Fragen können der Person selbst unangenehm sein, sodass sie sich selbst gegenüber gar nicht zugeben will, dass sie zutreffen; die Frage kann aber auch sozial unangenehm sein, sodass der Klient dem Diagnostiker gegenüber nicht angeben will, dass sie zutrifft. *Klienten mit PD haben aber mit der Tendenz zu Images eine extrem hohe Tendenz, Fragen nach ihren Images zu beantworten!* Und Images *sollen* über die tatsächlichen Verhältnisse täuschen! Also muss man gerade bei Klienten mit PD mit systematischen Aufwert-Verzerrungen rechnen!
Solche Tendenzen sollten besonders dann stark sein, wenn Diagnostiker, wie es in der Regel geschieht, den SCID zu Therapiebeginn, also ohne jeglichen Aufbau einer vertrauensvollen Arbeitsbeziehung, anwenden: In diesem Fall wird die Tendenz zu Images und Appellen extrem groß sein! Man muss annehmen, dass Validität hier nahezu ein Zufallsprodukt ist. Und das ganz besonders dann, wenn der Diagnostiker nur das verbale, explizite Antwortverhalten des Klienten berücksichtigt (und damit Images für bare Münze nimmt!) und nicht das implizite Interaktionsverhalten des Klienten mit berücksichtigt.
Aus diesen Gründen misstrauen wir der Validität des SCID in extremer Weise: Und unsere Erfahrungen sind auch, dass SCID-5-PD-Diagnosen ca. 60 % von PD übersehen!

Am ehesten kann man hier dem PSSI (Kuhl & Kazén, 1997) Validität zutrauen, weil es Kuhl gelungen ist, die Fragen so zu formulieren, dass defensive Tendenzen minimiert werden. Allerdings hat man auch hier das Problem der überlappenden Oberflächenmerkmale: Wir vermuten, dass z. B. Narzissten nicht nur die Narzissmus-Fragen, sondern auch andere bejahen werden u. a. Wahrscheinlich sind die Kategorien nicht wirklich trennscharf.

## 8.5 Persönlichkeitsstörungsmerkmale sind nur in Interaktionssituationen erschließbar

Das Modell der Doppelten Handlungsregulation macht deutlich, dass alle relevanten Funktionsmerkmale von PD *Beziehungsoder Interaktionsmerkmale* sind: Die Motive sind *Beziehungs*-Motive, die dysfunktionalen Schemata beziehen sich auf Beziehungen oder sie werden vorrangig von anderen Personen getriggert; die kompensatorischen Schemata sind Beziehungsschemata (Norm-Schemata) oder (bei Regel-Schemata) für ihre Realisation sind andere Personen wesentlich; Spielverhalten ist per definitionem ein Beziehungshandeln.

Das Modell macht somit deutlich,

- dass sich alle relevanten Merkmale auf Interaktionen beziehen,
- dass diese Merkmale nur oder vorrangig in Interaktionssituationen aktualisiert werden.

*Diagnostisch bedeutet das, dass man einen Klienten in eine relevante Interaktionssituation bringen muss, damit Motive, Schemata und Spielverhalten aktiviert werden:*

Will man Material haben, aus dem man Motive und Schemata erschließen kann und will man Spielverhalten beobachten, *dann ist es am besten, den Klienten in eine konkre te, relevante Interaktionssituation zu bringen!* Denn dann triggert diese Situation automatisch die entsprechenden Schemata und das Verhalten und damit prägen sich die Merkmale dann auch in beobachtbarem Verhalten aus: Und dann kann man sie auch valide aus diesem Verhalten erschließen!

In solchen Situationen wird es Klienten auch nur in Ansätzen und wenn, dann nur kurz gelingen, sich nach sozialer Erwünschtheit zu verhalten: Die automatisierten Verarbeitungsprozesse werden schnell dominant werden, wodurch es den Klienten nicht gelingt, sich lange nach „Erwartungen“ zu verhalten. Und in diesen Fällen führen Images und Appelle (und auch systematisch Selbsttäuschungen) nicht zu diagnostischen Fehlern, *weil sie ja Indikatoren der Störung sind:* Wenn man sie beobachtet, gehen sie als relevante Informationen in die Diagnose ein!

Eine Alternative dazu, Klienten mit einer realen Interaktionssituation zu konfrontieren, ist es, den Klienten über eine relevante Interaktionssituation berichten zu lassen: Versetzt der Klient sich in diese Situation, dann kann auch das relevante Motive und Schemata aktivieren, wodurch der Klient dann Material produziert, aus dem man diese erschließen kann. Und der Klient kann über sein Verhalten in diesen Situationen berichten, woraus man auf Spielhandeln schließen kann.

Nach dem Modell der Doppelten Handlungsregulation muss man annehmen, dass der Beginn einer *Therapie* dem ersten Fall entspricht: Klienten kommen mit/durch dem/den Therapeuten in eine reale Interaktionssituation, die mit hoher Wahrscheinlichkeit alle Funktionsmerkmale triggert: Beziehungsmotive werden aktiviert und prägen sich im Verhalten aus; Schemata werden aktiviert und Spiele werden „hochgefahren“: Damit entsteht aber gerade eine paradigmatische Diagnose-Situation! Erst wenn ein Therapeut in höherem Ausmaß Beziehungskredit geschaffen hat, sollten diese Merkmale in der realen Therapiebeziehung nicht mehr getriggert werden. Dann können Therapeuten das zweite Vorgehen anwenden, die Vorstellung von Interaktionssituationen, um z. B. Schemata zu klären.

## 8.6 Tiefenmerkmale müssen im Therapieprozess erschlossen werden

Wenn die obigen Überlegungen gelten, dann können Tiefenmerkmale nur *in* Interaktionssituationen erschlossen werden:

- Der Klient muss sich in einer relevanten Interaktionssituation befinden, die die Merkmale (Motive, Schemata, Spiele) aktiviert oder er muss bereit sein, sich gedanklich in eine solche Situation zu versetzen.
- Dadurch werden diese Aspekte aktiviert und der Klient produziert Material, aus dem sich auf diese Aspekte schließen lässt.
- Ein Therapeut muss wissen, um welche Aspekte es geht und muss wissen, in welchen beobachtbaren Indikatoren sie sich niederschlagen. Das heißt ein Therapeut muss über eine entsprechende Expertise verfügen.
- Der Therapeut muss dann im Interaktionsprozess eine systematische Informationsverarbeitung betreiben und aufgrund dieser muss er – Schritt für Schritt – die Tiefenmerkmale rekonstruieren.

Diese Überlegungen führen zu der Annahme, dass die „Standardvorgehensweisen" der PD-Diagnostik durch ein *Expertenvorgehen* ergänzt werden müssen: Therapeuten, die therapeutisch und diagnostisch durch langes und gezieltes Training zu Experten ausgebildet worden sind,

- realisieren mit Klienten eine therapeutische Beziehungsgestaltung, die für Klienten die Voraussetzung schafft, sich im Kontakt zum Therapeuten zu öffnen und sich sicher zu fühlen, sodass die Klienten sich auch selbst den unangenehmen Inhalten stellen können;
- realisieren eine Interaktionssituation, in der relevante Beziehungsmotive und Schemata aktiviert werden, sodass sie sowohl den Klienten direkt zugänglich sind, als auch dass sie Interaktionsverhalten erzeugen, das vor den Therapeuten beobachtet werden kann;
- rekonstruieren zusammen mit den Klienten relevante Beziehungsschemata und Motive sowie interaktionelle Spiele;
- beobachten und analysieren das Interaktionsverhalten der Klienten und ziehen daraus Schlüsse auf Images und Appelle, auf Schemata und Motive.

Dabei bilden die Therapeuten Schritt für Schritt ein systematisches Klientenmodell, das Angaben enthält über

- die bei diesem Klienten relevanten, in der Motivhierarchie zentralen *Beziehungsmotive;*
- über die zentralen *dysfunktionalen Schemata* und zwar sowohl Selbstschemata als auch Beziehungsschemata;

- über die relevanten *kompensatorischen Schemata* und zwar sowohl über normative, als auch über Regel-Schemata;
- über relevante *Images und Appelle* und über relevante manipulative Strategien.

Die Modellbildung des Therapeuten wird speziell unterstützt durch halbstandardisierte und standardisierte Analyseverfahren wie

- die *Imageund Appellanalyse,* die in diesem Band (Kapitel 3) vorgestellt werden;
- die Ratings der Bearbeitungsweise von Therapeuten und Bearbeitungsangebote von Therapeuten (vgl. Sachse, 1990; Sachse & Maus, 1991, 1987; Sachse & Takens, 2004), die Explizierungsprozesse abbilden;
- die Skalen zur Bearbeitung, Inhalte und Beziehung (BIBS; Sachse et al., 2015), die Aspekte der Therapeut-Klient-Beziehung, der Beziehungsgestaltung durch den Therapeuten, der Steuerung, des Verstehens durch den Therapeuten, die Qualität der Bearbeitung, die Vermeidung, Aspekte der Manipulation beim Klienten erfasst (siehe Sachse, 1999a; Sachse et al., 2006).

## 8.7 Fazit

Aus unserer Sicht können natürlich DSM und ICD, können natürlich SCID-5-PD und Fragebögen eingesetzt werden: Man sollte sich jedoch der Beschränkungen dieser Instrumente sehr bewusst sein und man sollte sich auf keinen Fall auf diese Instrumente allein verlassen. Wir plädieren stark dafür, dass

- Therapeuten sehr gut geschult und zu Experten gemacht werden und
- Therapeuten aufgrund ihrer Expertise Modelle bilden sollten, die stark an die Tiefenmerkmalen orientiert sein sollten und die eine wesentliche Grundlage diagnostischer Entscheidungen sein sollten.

Diese Modell-Diagnosen können dann geprüft und ergänzt werden

- durch die Ergebnisse von Standardverfahren,
- durch die angeführten speziellen Ratings,
- durch Einschätzungen von Supervisoren.

Dann sollte im Einzelfall sehr genau abgewogen werden, welche Informationen wie gewichtet werden und ob die Informationen ein konsistentes Bild ergeben. Dies sind komplexe Prozesse, die aber der Komplexität der Fälle weit eher gerecht werden als eine Vereinfachung auf DSM-Kriterien.

# 9 Die Effekte klärungsorientierter Psychotherapie von Persönlichkeitsstörungen

Hier wird ein kurzer Überblick über die bisherigen Forschungsergebnisse zur Effektivität Klärungsorientierter Psychotherapie (KOP) bei Persönlichkeitsstörungen (PD) gegeben. Dadurch soll verdeutlicht werden, dass KOP bei PD eine effektive Therapiemethode ist.

## 9.1 Einleitung

Einige Studien zur Effektivität Klärungsorientierter Psychotherapie (KOP) wurden bereits durchgeführt; einige Studien sind derzeit in Arbeit. Eine Studie zur allgemeinen Effektivität von KOP wurde durchgeführt von Sachse, Schülken, Leisch und Sachse (2011). Studien zu KOP bei Persönlichkeitsstörungen wurden durchgeführt von Freudenberg et al., 2018; Lewis et al., 2018; Sachse, Müller, Diermann und Sachse, 2019; Sachse und Sachse, 2016a, 2016b, 2016c, 2016d, 2016e, 2016f. Hier sollen nun einige der wichtigsten Ergebnisse im Überblick dargestellt werden.

## 9.2 Erhebungsinstrumente

Zur Messung der Effektivität von KOP wurden folgende Fragebogenmaße verwendet:

- Beck-Depressions-Inventar (BDI; Hautzinger et al., 1995)
- Inventar zur Erfassung interpersoneller Probleme (Horowitz et al., 1994) mit den Skalen
  - ausnutzbar (AUS)
  - unterwürfig (UNT)
  - fürsorglich (FUR)
- Brief-Symptom-Inventory (BSI; Derogatis, 1992; Franke, 2000) mit den Skalen
  - Somatisierung (SOM)
  - Zwanghaftigkeit (ZWA)
  - Ängstlichkeit (ÄNG)
  - Phobische Angst (PA)

  - Paranoides Denken (PAR)
  - Depressivität (DE)
  - Unsicherheit in Sozialkontakten (US)
- NEO-Fünf-Faktoren-Inventar (NEO-FFI; Borkenau & Ostendorf, 1993) mit der Skala Neurotizismus (NEU)
- Skala zur Erfassung der Selbstakzeptierung (SESA; Sorembe & Westhoff, 1985)
- Skala zur Allgemeinen Selbstwirksamkeitserwartung (SWE; Schwarzer & Jerusalem, 1999)
- Skala zur Handlungsorientierung (HAKEMP; Kuhl, 1990) mit den Skalen
  - Handlungsorientierung nach Misserfolg (HOM)
  - Handlungsorientierung bei der Handlungsplanung (HOP)
- Persönlichkeitsstil und -störungs-Inventar (PSSI; Kuhl & Kazén, 1997) mit den Skalen
  - narzisstisch (NAR)
  - histrionisch (HIS)
  - dependent (DEP)
  - selbstunsicher (SU)
  - schizoid (SCH)
  - passiv-aggressiv (PAS)

Die Fragebögen wurden den Klienten zu Beginn der Psychotherapie und nach Ende der Psychotherapie vorgegeben. Es wurden die Signifikanzen der Veränderungen geprüft und Effektstärken ermittelt.

## 9.3 Ergebnisse

Tabelle 1 stellt Beispiele für die Effektstärken dar, die in der Studie von Sachse, Müller, Diermann und Sachse (2019) gefunden wurden. Die Erfolgsmaße sind nach der Analyse von Sachse und Sachse (2016e) in Untergruppen gegliedert:
- Selbst-Regulation
- Durchsetzung
- Soziale Unsicherheit
- Depressivität
- Symptom-Belastung
- Persönlichkeitsstörungen

In der Studie wurden Klienten mit narzisstischer (NAR), erfolglos narzisstischer (ELNAR), gescheitert narzisstischer (GENAR), histrionischer (HIS), erfolglos histrionischer (ELHIS) und dependenter (DEP) Persönlichkeitsstörung untersucht.

**Tabelle 1:** Effektstärken für Klienten mit narzisstischer (NAR), erfolglos narzisstischer (ELNAR), gescheitert narzisstischer (GENAR), histrionischer (HIS), erfolglos histrionischer (ELHIS) und dependenter (DEP) Persönlichkeitsstörung (grau unterlegt: Effektstärken von ≤ .80)

| Variablen | NAR | GENAR | ELNAR | HIS | ELHIS | DEP |
|---|---|---|---|---|---|---|
| **SESA** | −1,3090 | −1,1687 | −0,5048 | −1,5775 | −0,7626 | −0,9260 |
| **SWE** | −2,0054 | −0,8794 | −0,3907 | −1,4750 | −1,1736 | −1,3005 |
| **HOM** | −1,2704 | −1,2295 | −0,7046 | −1,1543 | −0,8259 | −1,2866 |
| **HOP** | −0,8333 | −2,0045 | −0,3887 | −1,2812 | −0,8815 | −1,0611 |
| **IIPD ausnutzbar** | −0,7154 | −1,4786 | −0,2693 | −0,8060 | −0,2739 | −1,3815 |
| **IIPD unterwürfig** | −0,4992 | −0,2867 | −0,0617 | −0,4514 | −0,3057 | −0,5079 |
| **IIPD fürsorglich** | −0,6259 | −0,4416 | −0,0795 | −0,7370 | −0,3133 | −1,1279 |
| **PSSI selbstlos** | −0,5143 | −0,7736 | −0,1787 | −0,5742 | −0,4616 | −1,0550 |
| **BSI Unsicherheit** | −1,4516 | −0,8603 | −0,3886 | −1,1255 | −0,7576 | −1,2375 |

*Anmerkung:* Alle Effekte stellen Reduktionen des Merkmals dar.

**Tabelle 1:** Fortsetzung

| Variablen | NAR | GENAR | ELNAR | HIS | ELHIS | DEP |
|---|---|---|---|---|---|---|
| PSSI selbstunsicher | −1,8957 | −1,6068 | −0,2848 | −1,5872 | −0,6785 | −1,0695 |
| BSI Depressivität | −1,2387 | −1,1840 | −0,4820 | −0,8608 | −0,8670 | −1,3118 |
| PSSI still–depressiv, Depressivität | −1,2225 | −1,0882 | −0,6329 | −1,1554 | −0,7583 | −1,4125 |
| BDI Depression | −0,9714 | −1,5085 | −0,7731 | −0,8421 | −0,8145 | −1,1469 |
| BSI Somatisierung | −0,8196 | −0,6829 | −0,3823 | −1,3596 | −0,5520 | −0,5860 |
| BSI Zwanghaftigkeit | −0,8358 | −0,8507 | −0,4612 | −0,7125 | −0,5165 | −0,9135 |
| BSI Ängstlichkeit | −0,9582 | −0,6090 | −0,4772 | −1,0093 | −0,6102 | −0,9335 |
| BSI Phobische Angst | −0,5938 | −0,3132 | −0,1184 | −0,6024 | −0,2838 | −0,5888 |
| BSI Paranoides Denken | −0,6231 | −0,4423 | −0,2547 | −0,4765 | −0,4278 | −0,7530 |

**Tabelle 1:** Fortsetzung

| Variablen | NAR | GENAR | ELNAR | HIS | ELHIS | DEP |
|---|---|---|---|---|---|---|
| **PSSI paranoid** | −0,9988 | −0,6502 | −0,2687 | −0,7285 | −0,3854 | −0,7159 |
| **Neo Neurotizismus** | −2,1586 | −1,1321 | −0,5758 | −2,0641 | −0,9664 | −1,1717 |
| **PSSI dependent** | −0,6503 | −0,7618 | −0,2168 | −1,0694 | −0,5776 | −0,9306 |
| **PSSI narzisstisch** | −1,0604 | −0,7620 | −0,1354 | −0,7368 | −0,2629 | −0,4606 |
| **PSSI histrionisch** | −0,2394 | −0,5302 | −0,1158 | −0,9777 | −0,5079 | −0,2109 |
| **PSSI schizoid** | −0,9328 | −0,7241 | −0,1210 | −0,4764 | −0,1436 | −0,6185 |
| **PSSI passiv–aggressiv, negativistisch** | −0,9782 | −0,6093 | −0,2570 | −0,8062 | −0,5599 | −0,6170 |

Wie deutlich wird,
- weisen Klienten mit NAR und HIS gute Therapieeffekte auf;
- weisen Klienten mit DEP ebenfalls gute Effekte auf;
- weisen Klienten mit ELHIS deutlich geringere, aber noch akzeptable Ergebnisse auf;
- profitieren Klienten mit ELNAR dagegen recht wenig von Klärungsorientierter Psychotherapie, was nach der theoretischen Analyse auch zu erwarten war.

Insgesamt lässt sich zeigen, dass die Effektivität der Therapie durchweg recht hoch ist. Die deutlichsten Effekte finden sich bei
- Selbstakzeptierung
- Selbstwirksamkeitserwartung
- Handlungsorientierung
- Soziale Unsicherheit
- Depressivität
- Neurotizismus

Interessant ist hier, dass eine gar nicht speziell auf Bewältigung ausgelegte Psychotherapie zu einer deutlichen Erhöhung der Handlungsorientierung führt: Auch Klienten mit NAR weisen hier sehr gute Therapieerfolge auf.

# 10 Prozessforschung in der Klärungsorientierten Psychotherapie

Eine relevante Forschungsfrage ist nicht nur, ob und in welchem Ausmaß eine Therapieform wirkt, sondern auch (und vor allem), *durch welche Prozesse sie wirkt*. In diesem Fall ist die zentrale Frage, ob die von der KOP angenommenen Wirkmechanismen (wie z. B. Steuerung des Klienten-Prozesses durch den Therapeuten) tatsächlich für die Vermittlung von Effekten relevant sind.

## 10.1 Zu der klinischen Relevanz von Psychotherapieforschung

Resultatsorientierte Psychotherapieforschung hat zum Ziel, wirksame Psychotherapiemodelle zu identifizieren und empirisch zu validieren. Dieser Prozess der Validierung eines Therapieansatzes ist ein mehrstufiger. Nach Pilotstudien und Einzelfallstudien werden häufig Effektivitätsstudien durchgeführt. Diese sollen prä-post-Effekte eines Ansatzes in einem bestimmten Setting demonstrieren und haben den Vorteil, dass sie die klinische Praxis optimal darstellen, und den Nachteil, ohne kontrolliertes Design (i.e., ohne Kontrollgruppe) keine abschließenden Empfehlungen zu der Wirksamkeit des Ansatzes ergeben zu können. Der formale Vergleich der Effektstärken auf a priori definierten Outcome-Maßen zwischen dem Therapieansatz und einer Kontrollbedingung kann dies optimal ergänzen und ist häufig der nächste Schritt.

Ein Beispiel einer Studie, in der die Klärungorientierte Psychotherapie gegen die Schematherapie bei den Persönlichkeitsstörungen (gegen eine Kontrollbedingung) verglichen wurde, ist die Studie von Bamelis et al. (2014). In dieser in den Niederlanden durchgeführten Studie wurde keine Therapeutenadhärenz gemessen – gemäß Autoren, um Therapie in der klinischen Realität am nächsten zu kommen – und die mangelhafte Beschreibung der Klärungsorientierten Psychotherapie zeigen u.E. die zentralen Mängel dieser Studie auf. Wir denken auch, dass nur das systematische Erheben der Therapeutenadhärenz der KOP, mit einschlägigen Beobachtungssystemen, erlaubt schlusszufolgern, dass es sich in der Bamelis-Studie tatsächlich um die KOP gehandelt hat. Siehe hierzu auch die Kritik bei Sachse und Pauly (2018).

Auf Grund dieser erfreulicher Datenlage empfehlen wir, dass der nächste Schritt der empirischen Validierung der KOP eine gut durchgeführte kontrollierte Studie sein sollte, inbesondere der Vergleich mit einer Kontrollgruppe (Treatment as Usual). Eine Kontrollbedingung könnte klassischerweise Therapie darstellen, welche nicht die spezifischen Probleme und Prozesse der Persönlichkeitsstörungen konzeptualisiert oder angeht, oder eine Therapieform, welche in einem bestimmten Kontext (z.B. in einer bestimmten Klinik oder Region) leicht erhältlich ist und die Therapie darstellt, die Klienten in diesem Kontext in den allermeisten Fällen erhalten.

Resultatsorientierte Psychotherapieforschung weist aber auch viele Probleme auf. Um Kramer und Stiles (2015) zu paraphrasieren, handelt es sich bei dieser Forschung um das Testen eines „Produktes". Diese Logik ist auf mehreren Ebenen problematisch. Erstens ist es diskutabel, ob Psychotherapie jemals ein Produkt sein kann, insbesondere wenn betrachtet wird, dass die Person des Therapeuten in responsiver Art und Weise die therapeutische Interaktion gestaltet, individuell auf den Einzelnen ausgerichtet. Zweitens bleibt das wissenschaftliche Verständnis, um was es sich bei psychotherapeutischer Veränderung wirklich handelt, bei resultatsorientierter Forschung weitgehend auf der Strecke. Nur Prozessforschung kann informieren, wie und warum Veränderung produziert wird.

Prozessforschung in der Psychotherapie, und insbesondere in der Klärungsorientierten Psychotherapie, ist nicht neu (Greenberg, 1986; Kiesler, 1973; Sachse & Takens, 2004). Prozessforschung wird seit Jahrzehnten, seit Carl Rogers' prozessorientierten Fragestellungen, durchgeführt und von Forschenden in allen Psychotherapieansätzen genutzt (Kramer, 2019). Inzwischen ist das Interesse an Prozessforschung wieder gewachsen, insbesondere als Teil der Debatte um die Wirkfaktoren in der Psychotherapie und im Rahmen einer integrativen Psychotherapieforschung, die die schulenspezifischen Konzepte zu überwinden sucht (Kramer, 2019). Ein Psychotherapieprozess wird als Schritt für Schritt Veränderung während der Psychotherapie verstanden.

Psychotherapieprozessforschung hat sich zum Ziel gesetzt, effektive Prozesse in Behandlungen spezifischer psychischer Störungen zu identifizieren und zu beschreiben. Verschiedene Fragen können mit immer präziserer und komplexerer Methodik beantwortet werden:

- Welche Klientenprozesse verändern sich in einer bestimmten Therapieform, und welche erklären die Symptomreduktion?
- Welche Therapeutenprozesse verändern sich in einer bestimmten Therapieform, und welche erklären die Symptomreduktion?
- Wann in der Behandlung findet die zentrale Prozessveränderung statt?
- Beeinflusst der Klient seine Evolution, der Therapeut, oder die Klient-Therapeut-Interaktion?
- Welche Intervention des Therapeuten ist wann effektiv?
- Welches sind psychologische Charakteristika von effektivem Prozess, was sind neurobiologische Charakteristika von effektivem Prozess?
- Wieviel emotionale Aktivierung („Arousal") unterstützt den so zentralen Klärungsprozess in der Psychotherapie?

Diese Fragen, wie viele weitere, können nur beantwortet werden, wenn die Psychotherapieforschung die zentralen Konzepte effektiver Psychotherapie wirksam operationalisiert und systematische Beobachtungen des Prozesses anstellt. Schließlich soll

Psychotherapieprozessforschung ja dazu beitragen, dass der Psychotherapeut/die Psychotherapeutin evidenz-basierte Entscheidungen treffen kann, was wann bei welchem Klienten effektiv ist, was eine via regia zur Personalisierung der Psychotherapie ist.

Prozessforschung spielte in der KOP von Beginn der Konzeptentwicklung an eine zentrale Rolle. KOP entwickelte sich in enger Wechselwirkung zwischen Konzeptentwicklung, der praktischen Erprobung der Konzepte in der Praxis und einer ausführlichen Prozessforschung.

# 11 Neuere Prozessforschung in der KOP

Die ursprünglich sehr ausführliche Prozessforschung in der KOP befasste sich vor allem mit dem Einfluss therapeutischer Interventionen auf Klienten-Prozesse. Dazu wurden spezifische Analyse-Methoden benutzt (vgl. Sachse, 1992a, 2016e; Sachse & Sachse, 2009). Diese Forschung war noch nicht störungsspezifisch. Daher stellen wir hier die neuere, störungsspezifische Prozessforschung dar, die wir mit einem Prozess-Analyse-System durchgeführt haben.

## 11.1 Das Analyse-System BIBS

Zur Erfassung von Prozessvariablen, die in der Klärungsorientierten Psychotherapie von besonderer Bedeutung sind, wurde ein spezielles Ratingsystem entwickelt: Die Skalen zur Bearbeitung, Inhalt und Beziehung, abgekürzt BIBS.

Die BIBS wurde in aufwändigen Voranalysen entwickelt (vgl. Sachse, Schülken & Leisch, 2006; Sachse, Schülken et al., 2011a, 2011b), wurde auf Reliabilität und Validität geprüft und bewährte sich sehr gut (vgl. Sachse, 2015; Sachse & Schirm, 2015b; Schirm, Sachse & Kramer, 2015).

## 11.2 Die Skalen der BIBS

Die BIBS enthalten fünf Skalen zur Erfassung von Klienten-Prozessen und fünf Skalen zur Einschätzung des therapeutischen Handelns.

Folgende *Klienten-Skalen* sind Bestandteile der BIB:

1. *KJN (Qualität der inhaltlichen Arbeit):* Diese Skala schätzt ein, wie gut der Klient auf der *Inhaltsebene* arbeitet: Zum Beispiel wird eingeschätzt, ob der Klient relevante Themen bearbeitet, ob er einen Arbeitsauftrag erkennen lässt, eine internale Perspektive einnimmt etc.
   Die Skala variiert von 0 bis 42.
2. *KVE (Ausmaß an Vermeidung):* Diese Skala schätzt global das Ausmaß an *Vermeidung* ein, das ein Klient realisiert.
   Die Skala variiert von 0 bis 6.
3. *KVE2 (Vermeidungsstrategien):* Diese Skala erfasst, ob der Klient besonders häufige Vermeidungsstrategien (also „Standard“-Strategien) anwendet. Dabei wird das Ausmaß, in dem der Klient die Strategien verwendet, addiert.
   Die Skala variiert von 0 bis 36.

4. *KBF (Funktionale Beziehungsgestaltung):* Die Skala schätzt ein, in welchem Ausmaß der Klient eine *funktionale Beziehungsgestaltung* realisiert.
   Die Skala variiert von 0 bis 18.
5. *KBI (Interaktionsspiele):* Die Skala schätzt ein, in welchem Ausmaß der Klient dysfunktionale Beziehungsgestaltung, also *Interaktionsspiele* realisiert.
   Die Skala variiert von 0 bis 18.

Die BIBS enthalten folgende fünf *Therapeuten-Skalen:*

1. *TBE (Beziehungsgestaltung durch den Therapeuten):* Diese erfasst die Beziehungsgestaltung durch den Klienten: Sie erfasst, ob der Therapeut den Klienten akzeptiert, authentisch und kompetent wirkt und Vertrauen in die Änderungskompetenz des Klienten signalisiert.
   Die Skala variiert von 0 bis 36.
2. *TVE (Verstehen):* Erfasst, in welchem Ausmaß der Therapeut den Klienten versteht: Signalisiert der Therapeut ein Verstehen, greift der Therapeut zentrale Aspekte auf, sind die Aussagen des Therapeuten belegbar?
   Die Skala variiert von 0 bis 36.
3. *TST (Steuerung):* Erfasst, in welchem Ausmaß der Therapeut die Klienten-Prozesse konstruktiv steuert: Arbeitet der Therapeut „an der Kante des Möglichen“, hilft er dem Klienten bei der Zentralisierung und Präzisierung von Aussagen?
   Die Skala variiert von 0 bis 48.
4. *TBV (Bearbeitung der Vermeidung):* Erfasst, in welchem Ausmaß der Therapeut die Vermeidung des Klienten konstruktiv bearbeitet.
   Die Skala variiert von 0 bis 12.
5. *TUS (Umgang mit Spielen):* Erfasst, in welchem Ausmaß der Therapeut konstruktiv mit Interaktionsspielen des Klienten umgeht.
   Die Skala variiert von 0 bis 36.

Die Items sind jeweils gepolt von 0 bis 6, *wobei 6 immer einen guten Prozess bedeutet:* Das heißt hohe Werte auf der Skala signalisieren immer konstruktive Prozessaspekte.

## 11.3 Resümee

Die BIBS erweisen sich bisher sowohl von den Reliabilitäten als auch von den Validitäten her als ein gutes Rating-System. Sie sind, nach ausgiebigen Trainings der Rater, sehr gut anwendbar und können auch in der Praxis zur Kontrolle von Therapieverläufen, zur Beurteilung von Therapeuten, in der Supervision und in der Ausbildung von Psychotherapeuten eingesetzt werden.

Sie eignen sich auch sehr gut zur Kontrolle, ob Therapeuten eine Klärungsorientierte Psychotherapie (KOP) „lege artis“ angewandt haben und wie gut sie die Komponenten einer KOP umgesetzt haben.

# 12 Ergebnisse der neuen Prozessforschungsstudien

In neuerer Zeit wurden einige größere Studien mit den BIBS durchgeführt und es wurden Zusammenhänge analysiert zwischen Prozessdaten der BIBS und den Erfolgsmaßen bei verschiedenen Persönlichkeitsstörungen.

## 12.1 Tabellarische Übersicht

Tabelle 2 gibt einen Überblick über die relevanten Ergebnisse, zunächst für die Klienten- und anschließend die Therapeutenvariablen.

**Tabelle 2:** Übersicht über die untersuchten Prozessvariablen des BIBS, die untersuchten Gruppen, die Studien, das N der Studien und die Ergebnisse

| **Klientenvariablen** | | | | | | |
|---|---|---|---|---|---|---|
| **Variable** | **Skala** | **Pers.-Störung** | **Behandlung** | **Autor, Jahr** | **N** | **Resultate** |
| **Beziehung (KBF, KBI)** | BIBS | NPS | KOP | Maillard et al., 2020 | 161 | Beziehung sagt Reduktion der Depression und interpersonaler Probleme voraus |
| | BIPS | NPS | KOP | n/publiziert | 14 | Je stärker die NPS, desto tiefer das Vertrauen; je stärker die Spielstruktur, desto besser das Outcome |
| | BIBS | HPS | KOP | Babl et al., in press | 159 | Beziehung sagt Outcome voraus |
| | BIBS | DPS | KOP | Maccaferri et al., 2020 | 74 | Beziehung verbessert sich, sagt aber Outcome nicht voraus |
| | BIBS | BPS | psychodyn | Kramer & Sachse, 2013 | 30 | Je schwächer die Spielstruktur, desto besser das Outcome |
| | BIPS | BPS | psychodyn | Signer et al., 2020 | 50 | Je stärker die Spielstruktur, desto besser das Outcome (aber nur bei MOBG) |
| **Inhalte (KJN)** | BIBS | NPS | KOP | Maillard et al., 2020 | 161 | Je zentraler die Inhalte, desto besser das Outcome |
| | BIBS | HPS | KOP | Babl et al., in press | 159 | Je zentraler die Inhalte, desto besser das Outcome |
| | BIBS | DPS | KOP | Maccaferri et al., 2020 | 74 | Inhalte werden zentraler, aber sagen Outcome nicht voraus |
| | BIBS | BPS | psychodyn | Kramer & Sachse, 2013 | 30 | Kein Zusammenhang |

**Tabelle 2:** Fortsetzung

| **Klientenvariablen** | | | | | | |
|---|---|---|---|---|---|---|
| **Variable** | **Skala** | **Pers.-Störung** | **Behandlung** | **Autor, Jahr** | **N** | **Resultate** |
| **Prozesse (KVE, KVE2)** | BIBS | NPS | KOP | Maillard et al., 2020 | 161 | Je weniger Vermeidung, desto besser der Outcome |
| | BIBS | HPS | KOP | Babl et al., in press | 159 | Prozesse verbessern sich, aber kein Zusammenhang mit Outcome |
| | BIBS | DPS | KOP | Maccaferri et al., 2020 | 74 | Prozesse verbessern sich, aber kein Zusammenhang mit Outcome |
| | BIBS | BPS | psychodyn | Kramer & Sachse, 2013 | 30 | Kein Zusammenhang |
| **Emotionen** | CAMS | NPS | KOP | Kramer et al., 2018 | 17 | Scham geht zurück, Selbstmitgefühl steht mit Therapeutenintervention in Zusammenhang |
| | CAMS | HPS/DPS | KOP | Kramer, Pascual-Leone, Rohde et al., 2016 | 39 | Zurückweisende Wut und Selbstmitgefühl hängen mit gutem Outcome zusammen |
| | CAMS | BPS | DBT | Kramer, Pascual-Leone, Berthoud et al., 2016 | 42 | Assertive Wut mediiert Rehabilitation |
| | CAMS | BPS | psychodyn | Berthoud et al., 2017 | 50 | Globaler Disstress sagt interpersonales Outcome voraus (aber nur bei MOBG) |
| | Selbstverachtung | BPS | psychodyn | Sallin et al., 2021 | 50 | Selbstverachtung mit BPS-Symptomatik verlinkt und sagt therapeutische Allianz voraus |

**Tabelle 2:** Fortsetzung

| **Therapeutenvariablen** | | | | | | |
|---|---|---|---|---|---|---|
| **Variable** | **Skala** | **Pers.-Störung** | **Behandlung** | **Autor, Jahr** | **N** | **Resultate** |
| **Allg. Beziehung (TBE)** | BIBS | NPS | KOP | Maillard et al, 2020 | 161 | Beziehung sagt Depressionsreduktion voraus |
| | BIBS | HPS | KOP | Babl et al., in press | 159 | Beziehung sagt Reduktion in Histrionischen Traits voraus |
| | BIBS | DPS | KOP | Maccaferri et al., 2020 | 74 | Beziehung sagt Reduktion in Dependenten Traits voraus |
| | BIBS | BPS | psychodyn | Kramer & Sachse, 2013 | 30 | Kein Zusammenhang mit Outcome |
| **MOBG (TUS)** | BIBS | NPS | KOP | Babl et al., 2022 | 161 | MOBG sagt Outcome voraus |
| | BIBS | HPS | KOP | Babl et al., 2022 | 159 | MOBG sagt Outcome voraus |
| | BIBS | DPS | KOP | Babl et al., 2022 | 74 | MOBG sagt Reduktion in interpersonalen Probleme-men voraus |
| | MOBG | BPS | psychodyn | Kramer, 2021 | 60 | MOBG sagt Outcome voraus |
| **Klärung** | BIBS | NPS | KOP | Maillard et al., 2020 | 161 | Kein (oder schwacher) Zusammenhang mit Outcome |
| | BIBS | HPS | KOP | Babl et al., in press | 159 | Kein (oder schwacher) Zusammenhang mit Outcome |

**Tabelle 2:** Fortsetzung

| Therapeutenvariablen | | | | | | |
|---|---|---|---|---|---|---|
| **Variable** | **Skala** | **Pers.-Störung** | **Behandlung** | **Autor, Jahr** | **N** | **Resultate** |
| | BIBS | DPS | KOP | Maccaferri et al., 2020 | 74 | Je mehr Klärung, desto weniger dependent am Schluss der Therapie |
| | BIBS | BPS | psychodyn | Kramer & Sachse, 2013 | 30 | Kein Zusammenhang mit Outcome |
| **Steuerung (TST)** | BIBS | NPS | KOP | Maillard et al., 2020 | 161 | Je mehr Steuerung, desto besser der Outcome |
| | BIBS | NPS | KOP | Kramer et al., 2018 | 17 | Je mehr Steuerung, desto mehr Selbstmitgefühl des Klienten |
| | BIBS | HPS | KOP | Babl et al., in press | 159 | Je mehr Steuerung, desto besser das Outcome |
| | BIBS | HPS/NPS | KOP | Kramer, Pascual-Leone, Rohde et al., 2016 | 39 | Je mehr Steuerung, desto mehr Schamgefühl aktiviert in Klient |
| | BIBS | DPS | KOP | Maccaferri et al., 2020 | 74 | Je mehr Steuerung, desto weniger dependent am Schluss der Therapie |
| | BIBS | BPS | psychodyn | Kramer & Sachse, 2013 | 30 | Kein Zusammenhang mit Outcome |

## 12.2 Darstellung der Ergebnisse im Detail

Gemäß Konzeption der KOP kann jedes klinische Phänomen und jede Therapeutenintervention auf drei Ebenen stattfinden oder von drei Perspektiven gelesen werden:
1. Inhalt
2. Prozess
3. Beziehung

Wir diskutieren die Qualität und Veränderung der Beziehung in der Therapie, Qualität und Veränderung der Inhalte, die Qualität und Veränderung der Klientenprozesse und die emotionale Verarbeitung der Klienten in der Psychotherapie.

### 12.2.1 Qualität der Beziehung

Unter der Qualität der Beziehung verstehen wir zwei Aspekte: Erstens die Präsenz funktionaler Aspekte der therapeutischen Beziehung aus der Klientenperspektive (KBF; der Klient nimmt die Klientenrolle ein und die Qualität der Zusammenarbeit) und die Absenz dysfunktionaler Aspekte der therapeutischen Beziehung aus der Klientenperspektive (KBI; der Klient nutzt wenig oder keine Images oder Appelle, der Klient testet den Therapeuten nicht, der Klient kontrolliert den Prozess nicht). Wir erwarten, dass diese Qualität der Beziehung sich im Therapieprozess der KOP verbessert und dass diese Veränderung ein effektiver Prozess ist (und mit Symptomveränderung verlinkt ist).

#### 12.2.1.1 Klientenperspektive zur Beziehungsgestaltung bei der narzisstischen Persönlichkeitsstörung

Diese Hypothesen haben wir bei 161 Klienten mit einer narzisstischen Persönlichkeitsstörung getestet.

*Wir konnten nachweisen (*Maillard et al., 2020*), dass sich die Qualität der Klientenbeziehung in der KOP während der Therapie tatsächlich verbessert (auf beiden oben genannten Subskalen).*

Diese Veränderung erklärt die Reduktion auf mehreren Symptommaßen am Schluss der Psychotherapie, insbesondere im Bereich der allgemeinen Symptomatik, der spezifischen depressiven Symptomatik und den interpersonalen Problemen.

Klienten mit einer narzissistischen Persönlichkeitsstörung, die während der KOP eine verbesserte Beziehung erlernen und sich von Interaktionsspielen graduell distanzieren, schließen die Psychotherapie auch erfolgreich ab. Umgekehrt ist bei denjenigen Klienten, die diese Beziehungsprobleme in den studierten Sitzungen nicht bewältigen, der Erfolg kleiner.

In einer zweiten, viel kleineren Studie, haben wir die Interaktionsstörungen, die wir normalerweise bei der Borderline Persönlichkeitsstörung erwarten (Signer et al., 2020) in einem Sample von 14 Klienten mit narzissistischer Persönlichkeitsstörung geratet, wobei jeweils die 5. Sitzung der KOP eingeschlossen wurde.

Diese Studie zeigte akzeptable Inter-Rater Reliabilitäten für die BIPS (Borderline Interaction Problems Scale; Kramer & Sachse, 2016).

Diese Skala differenzierte zwischen den klassischen Schemata und Motiven der KOP-Theorie und den Borderline-spezifischen Schemata in Bezug auf Vertrauen (in die eigene Person, in die eigene Effektivität und in andere Personen).

Zudem hatte diese Skala noch Subskalen zu Images, Appellen, Interaktionsspielen und Tests. Interessanterweise korrelierten die Annahmen in Bezug auf Vertrauen zur eigenen Effektivität ($r$=.80) und Vertrauen in andere ($r$=.83) hoch mit der Ausprägung der narzisstischen Persönlichkeitsstörung zu Beginn der KOP.

*Je intensiver die narzisstische Symptomatik, desto mehr Probleme in diesen beiden Bereichen des Vertrauens.*

Zudem war die Intensität der Interaktionsspiele (in der Sitzung 5 geratet) mit der allgemeinen Symptomveränderung am Schluss der KOP positiv verlinkt ($r$=.70). Je intensiver die Spielstruktur in diesen sehr frühen Sitzungen aktiviert war, desto mehr verbesserte sich die Symptomatik am Schluss der Therapie.

#### 12.2.1.2 Klientenperspektive zur Beziehungsgestaltung bei der histrionischen Persönlichkeitsstörung

Ähnliche Hypothesen haben wir auch bei einer Stichprobe von 159 Klienten mit histrionischer Persönlichkeitsstörung untersucht.

Wir konnten nachweisen (Babl et al., in press), dass sich die Qualität der Klientenbeziehung in der KOP tatsächlich verbessert (auf beiden oben genannten Subskalen).

Diese Veränderung erklärt die Reduktion auf mehreren Symptommaßen am Schluss der Psychotherapie, insbesondere bei den allgemeinen Symptomen und den spezifischen Traits der Histrionik.

Das kann bedeuten, dass die Verbesserung der Klientenbeziehung im Prozess verantwortlich ist für die systematische Verbesserung derjenigen Symptome, welche häufig Anlass für Psychotherapie geben (Probleme mit Dramatisieren des Affekts und allgemeine Funktionstüchtigkeit).

#### 12.2.1.3 Klientenperspektive zur Beziehungsgestaltung bei der dependenten Persönlichkeitsstörung

Diese Hypothesen haben wir auch bei 74 Klienten mit einer dependenten Persönlichkeitsstörung getestet.

Wir konnten nachweisen (Maccaferri et al., 2020), dass sich die Qualität der Klientenbeziehung in der KOP tatsächlich verbessert (auf beiden oben genannten Subskalen).

Interessanterweise war diese Veränderung in keiner Weise mit den Symptomveränderungsmaßen verlinkt. Die Frage stellt sich hier, wo der effektive Prozess in der

Therapie der dependenten PS wirklich stattfinden könnte, wenn er nicht von den Klienten im Prozess mitdeterminiert wird.

#### 12.2.1.4 Klientenperspektive zur Beziehungsgestaltung bei der Borderline Persönlichkeitsstörung

In einer Stichprobe von 30 Klienten haben wir in psychodynamischen Therapien (keine KOP, diesmal) Erstsitzungen der Behandlungen der Borderline Persönlichkeitsstörung studiert.

Wir haben in dieser Studie ebenfalls die Klientenbeziehung geratet und konnten zeigen, dass die Intensität der Interaktionsspiele mit der Symptomveränderung 4 Monate nach Behandlung positiv korreliert ($r$=.50, p<.05; Teilkorrelation $r$=.46, p<.05; Kramer & Sachse, 2013).

Je weniger intensiv die Spielstrukturen in der Erstsitzung ausfallen, desto besser das Therapieresultat in diesen psychodynamischen Therapien der Borderline Persönlichkeitsstörung. Die wenig ausgeprägte Spielstruktur kann hier als Ressource angesehen werden und macht Therapie wahrscheinlich relativ „einfacher" für den Therapeuten. Es ist unklar, wie dies in Therapien mit KOP-Interventionen bei der BPS aussieht.

Dieser Frage ist die Studie von Signer et al. (2020) nachgegangen, wo eine psychodynamische Standardtherapie (von 4 Monaten) mit einer responsiven und motivorientierten Beziehungsgestaltung verglichen wurde.

Diese Studie repräsentiert eine Sekundäranalyse der Kramer, Kolly et al. (2014) Studie zu der Effektivität der Motivorientierten Beziehungsgestaltung unter Einbezug der Plananalyse nach Caspar (2019) bei der Borderline Persönlichkeitsstörung.

Signer et al. (2020) haben hier die interaktionsrelevanten Probleme der Borderline Persönlichkeitsstörungen über drei Sitzungen der 4 Monate Behandlungen geratet (bei 50 Klienten).

Diese Autoren fanden, dass die Klientenbeziehung in den Standardtherapien der BPS nicht mit den Outcomemaßen liiert war, dass dies aber ganz anders im Rahmen einer beziehungsorientierten Beziehungsgestaltung war. In diesem Rahmen stand die Aktivierung der Interaktionsspiele über die ersten zehn Wochen Therapie in positivem Zusammenhang mit den Symptomveränderungen.

Dieses erstmals überraschende Resultat wurde als Anzeichen der Zentralität der Prozessaktivierung (Grawe, 1998) interpretiert. Das Aktivieren von zentralen Interaktionsproblemen im Rahmen einer individualisierten Therapiebeziehung scheint gerade in den ersten Sitzungen in der BPS wichtig zu sein und scheint zu erster Symptomreduktion zu führen.

### 12.2.2 Qualität der Inhalte

Analog zu den Studien zu der Klientenbeziehung haben wir die Qualität der Inhalte, wie sie von den Klienten ausgedrückt werden, systematisch beforscht (KJN).

#### 12.2.2.1 Qualität der Inhalte bei der narzisstischen Persönlichkeitsstörung

Wir haben uns die Frage gestellt, ob die Zentralität oder allgemeiner die Qualität der Inhalte sich verbessert zwischen den Sitzungen 15 und 25 der KOP der narzisstischen Persönlichkeitsstörung (Maillard et al., 2020).

Wir konnten zeigen, dass dies tatsächlich der Fall war und dass diese Veränderung die Symptomveränderung am Schluss der Therapie voraussagte (die Reduktion der allgemeinen, der spezifischen depressiven Symptomatik und der interpersonalen Probleme).

Wir können daraus schließen, dass die Inhalte im Laufe der Psychotherapie immer zentraler werden sollten, damit die KOP der narzisstischen Persönlichkeitsstörung effektiv ist.

#### 12.2.2.2 Qualität der Inhalte bei der histrionischen Persönlichkeitsstörung

Eine ähnliche Fragestellung haben wir an die Stichprobe der Klienten mit histrionischer Persönlichkeitsstörung formuliert und wir konnten wiederum zeigen, dass die Inhalte im Laufe der Therapie immer zentraler werden und diese Veränderung in Richtung erhöhter Zentralität die Symptomveränderung am Schluss der KOP voraussagt (Babl et al., in press).

Wie angenommen ist die Qualität der Inhalte auch für Klienten mit einer HPS von Relevanz: Therapeuten kann empfohlen werden, die Zentralität der Inhalte gut zu beobachten und im Laufe der Arbeitsphase der KOP zu fördern.

#### 12.2.2.3 Qualität der Inhalte bei der dependenten Persönlichkeitsstörung

Es hat uns weiter besonders interessiert, die Qualität der Inhalte im Rahmen der KOP für die dependente Persönlichkeitsstörung zu untersuchen (Maccaferri et al., 2020).

Wir konnten zeigen, dass die Zentralität der Inhalte sich über den Zeitraum von Sitzung 15 und 25 stetig verbessert.

Diese Verbesserung der Qualität der Inhalte ist aber in keiner Weise mit den Symptomveränderungen liiert. Man kann spekulieren, dass das Erklärungsmodell der Veränderung in der KOP der dependenten Persönlichkeitsstörung komplexer ist als angenommen. Therapeuteninterventionen und Klientenvariablen und deren Veränderung über die Arbeitsphase der Psychotherapie greifen ineinander in dem Voraussagen von Veränderung. Die Qualität der Inhalte der Klienten alleine scheint nicht ausschlaggebend zu sein, auch wenn sie sich bei guter Therapie verbessert.

#### 12.2.2.4 Qualität der Inhalte bei der Borderline Persönlichkeitsstörung

Wiederum ist es für uns von Interesse, die Zentralität der Inhalte bei einer Stichprobe von Klienten mit BPS zu untersuchen (Kramer & Sachse, 2013).

Diese Klienten waren in einer Kurzversion psychodynamischer Psychotherapie und wir konnten jeweils die Qualität/Zentralität der Inhalte der Erstsitzung raten.

Die Qualität der Inhalte war komplett unabhängig von den Symptomund Outcomemaßen. Auch wenn die Klienten mit BPS zentrale Inhalte bearbeiten, scheint dies wenig den Symptomverlauf dieser Störung unter Behandlung zu beeinflussen.

*Auch im Fall der Borderline Persönlichkeitsstörung sind die Klienteninhalte alleine nicht ausschlaggebend.* Ein Modell, das die Klientenund Therapeuten-Interaktion berücksichtigt, scheint vielversprechend zu sein.

### 12.2.3 Qualität der Prozesse

In diesem Abschnitt soll die Prozessperspektive angeschaut und Veränderungen in den Prozessen, *im Besonderen der Vermeidungsprozesse,* studiert werden (KVE; KVE2).

#### 12.2.3.1 Qualität der Prozesse bei der narzisstischen Persönlichkeitsstörung

Die Qualität der Prozesse wurde wiederum in Sitzungen 15, 20 und 25, im Laufe der Arbeitsphase der KOP, geratet und diese Veränderung in Zusammenhang mit der Symptomveränderung am Schluss der Therapie bei der narzisstischen Persönlichkeitsstörung gebracht (Maillard et al., 2020).

Wir fanden, dass die Qualität der Prozesse über die Therapie immer besser wird, das heißt, dass die Klienten im Klärungsprozess immer weniger vermeiden. Dies kann in Anbetracht der verbesserten Zentralität der Inhalte erwartet werden (ist aber nicht zwingend mit der Qualität der Inhalte verlinkt).

Diese Veränderungen sind mit Symptomveränderungen am Schluss der Psychotherapie bei der narzisstischen PS verlinkt. Das heißt, dass die Klienten mit einer NPD, die immer weniger vermeiden im Laufe der KOP, auch diejenigen sind, die die Psychotherapie mit einer hohen Symptomreduktion (in allgemeiner Symptomatik und bei interpersonalen Problemen) abschließen.

Diese beobachtete Prozessveränderung war aber nicht mit der Veränderung der Depression verlinkt. Therapeuten sollten somit ein waches Auge auf die Prozesse in der KOP werfen, um sicherzustellen, ihren Klienten die Chance zu ermöglichen, die Therapie mit weniger interpersonalen und allgemeinen Problemen abzuschließen.

#### 12.2.3.2 Qualität der Prozesse bei der histrionischen Persönlichkeitsstörung

Wir wollten bei den Prozessen wiederum wissen, wie es sich bei der histrionischen PS verhält (Babl et al., eingereicht). Verändert sich die Qualität der Prozesse und steht diese Veränderung in Zusammenhang mit den Symptomreduktionen?

Analysen der Sitzungen 15, 20 und 25 ergaben, dass sich die Qualität der Prozesse im Laufe der Therapie verbessert: Die Klienten vermeiden immer weniger über die Zeit, was mit der KOP-Theorie übereinstimmt und auch die Resultate der zunehmend erhöhten Zentralität widerspiegelt.

Jedoch standen diese Veränderungen nicht in Zusammenhang mit den Symptomreduktionen am Schluss der Psychotherapie der histrionischen PS. Diese Datenlage ist interessant, da es nicht die Qualität der Klienten-Prozesse ist, die zentral für Veränderung in HPS ist, sondern womöglich andere Aspekte der Klientenpräsentationen.

#### 12.2.3.3 Qualität der Prozesse bei der dependenten Persönlichkeitsstörung

Wir wollten in dieser systematischen Untersuchung der Prozesse wiederum wissen, wie es sich bei der dependenten PS verhält (Maccaferri et al., 2020). Verändert sich die Qualität der Prozesse und steht diese Veränderung in Zusammenhang mit den Symptomreduktionen?

Analysen der Sitzungen 15, 20 und 25 ergaben, dass die Qualität der Prozesse sich verbessert: Die Klienten vermeiden immer weniger im Laufe der Zeit, was mit der KOP-Theorie übereinstimmt und auch die Resultate der erhöhten Zentralität widerspiegelt.

Jedoch standen diese Veränderungen nicht in Zusammenhang mit den Symptomreduktionen am Schluss der Psychotherapie der dependenten PS, ähnlich wie bei der HPS.

Diese Datenlage ist interessant, da es nicht die Qualität der Klienten-Prozesse alleine ist, die zentral für Veränderung in DPS ist, sondern womöglich die komplexe Verzahnung der Klientenpräsentationen und Therapeuteninterventionen.

#### 12.2.3.4 Qualität der Prozesse bei der Borderline Persönlichkeitsstörung

Die Qualität der Prozesse wurde wiederum in einer Stichprobe von psychodynamischen Kurztherapien studiert, wo erstere in der Erstsitzung geratet wurde und versucht wurde, diese mit Symptomveränderung am Schluss der Therapie zu verlinken (Kramer & Sachse, 2013).

Die Resultate zeigen Korrelationen zwischen $r$=.33 und .45 mit der Qualität des Prozesses, die aber nicht statistisch signifikant sind. Hier sehen wir wiederum, dass die Qualität des Klienten-Prozesses nicht absolut zentral sein könnte bei der Aufklärung der Symptomreduktions-Varianz, aber womöglich ein Epiphänomen von guter Behandlung der BPS darstellt.

## 12.3 Untergruppenbildung bei der narzissistischen PS aufgrund aller Klientenvariablen

Für die Stichprobe der narzisstischen PS (Maillard et al., 2020) haben wir eine Reanalyse der Daten vorgestellt, wo Untergruppen aufgrund der Prozessresultate definiert wurden (Kramer et al., 2021).

In dieser Analyse haben wir alle (oben diskutierten) vier Klientenskalen inkludiert (funktionale Beziehung, dysfunktionale Beziehung, Inhalt und Prozess; KJN; KVE; KBF; KBI) und eine spezifische Langzeitanalyse durchgeführt. Diese Analyse hatte zum Ziel, in der Stichprobe von N=161 Untergruppen empirische Regelmäßigkeiten zu identifizieren, wenn alle drei Prozessmesszeitpunkte (Sitzung 15, 20 und 25) zusammen berücksichtigt werden.

Diese Analyse ergab ein best-angepasstes statistisches Modell mit zwei Faktoren (i.e., zwei Untergruppen von Prozessen), die als 1) „optimaler Prozess“ und 2) „weniger optimaler Prozess“ beschrieben werden können. Diese Charakterisierung machte insofern Sinn, als im Mittelwert alle Prozesse sich über die Zeit zwar verbessern, aber bei 1) auf einer höheren Ebene auf der Skala als bei 2).

In einem zweiten Schritt haben wir Prädiktoren zu Beginn der Therapie analysiert, welche reliabel voraussagen, welcher Klient in welcher Untergruppe zu finden ist. Es stellte sich heraus, dass Klienten mit einer starken Ausprägung in narzisstischer Symptomatik und mit einer starken Ausprägung in Gedankenkreisen um vergangene Misserfolge signifikant größere Chancen haben, sich in der „optimalen“ Psychotherapieprozess-Untergruppe zu befinden.

Klienten mit einer starken Ausprägung in einer Serie psychopathologischer Charakteristika (Depression, Somatisierung, Zwangssymptomatik, Angstsymptomatik und psychotische Symptomatik) und Persönlichkeitsmerkmalen (Persönlichkeitsanteile in den Bereichen paranoide, zwangshafte, schizotype und dependente Persönlichkeitsstörungen) haben signifikant größere Chancen, sich in der „weniger guten“ Prozess-Untergruppe zu befinden.

In einem weiteren Schritt konnten wir zeigen, dass *erfolgreiche* Narzissten (wie sie zu Beginn durch die Therapeuten eingeschätzt wurden) 96 % Chancen haben, sich im empirisch definierten „guten“ Prozess zu befinden, während *erfolglose und gescheiterte* Narzissten (wie sie ebenfalls zu Beginn durch die Therapeuten eingeschätzt wurden) 92 % Chancen haben, sich im empirisch definierten „weniger guten“ Prozess zu befinden.

*Diese hochinteressanten Resultate könnten Hinweise darauf sein, dass die klinisch hilfreiche Aufteilung zwischen erfolgreich und erfolglos sich auch empirisch nachweisen lassen kann und differenziell mit der Qualität des Therapieprozesses einhergeht.*

Auch wenn die Chancen für die erfolglosen und gescheiterten Narzissten geringer sind, einen „guten“ Prozess im Laufe der KOP zu entwickeln, muss unterstrichen werden, dass der „weniger gute“ Prozess keinesfalls heißt, dass er schlecht wäre. Was wir tatsächlich beobachten, wie oben festgehalten und diskutiert, ist, dass im Mittelwert alle Klienten mit NPD einen progressiv positiveren Prozess entwickeln.

Es bleibt eine offene Frage, was der Therapeut genau tun kann, um den „weniger guten“ Prozess in einen guten umzuwandeln.

In einer weiteren Analyse dieses Samples der erfolglosen oder gescheiterten Narzissten sind wir dieser Frage explorativ nachgegangen und haben schwache, aber signifikante Ansatzpunkte gefunden, dass das Beziehungsangebot der Therapeuten früh im Prozess (nur in der Sitzung 15) die einzige Variable sein könnte, welche die Symptomveränderung beeinflussen kann. Die Effektstärken der Korrelationen sind jedoch klein (*r* zwischen .24 und .26) und mehr Forschung wird nötig sein, um definitive Antworten zu liefern.

## 12.4 Emotionale Verarbeitung

Die emotionale Verarbeitung ist die Qualität der Integration der emotionalen Aktivierung und der Konstruktion von Bedeutung ausgehend aus dieser Aktivierung. Mit dieser Definition, welche breit abgestützt auch in emotionsfokussierten Ansätzen benutzt wird, haben wir wiederum Klienten in Psychotherapie geratet und verschiedene Aspekte der emotionalen Verarbeitung untersucht. Dabei kam insbesondere die Classification of Affective Meaning States (CAMS) zum Einsatz, eine validierte Ratingskala, welche von Pascual-Leone und Greenberg (2005) entwickelt wurde. Diese Skala unterscheidet zwischen verschiedenen Arten von Emotionen, basierend auf emotionsfokussierter Theorie (Greenberg & Paivio, 1997). Zum Beispiel wird zwischen adaptiver Wut (*assertive anger*, wo das Ziel der Wut dem Individuum klar ist und eine Art Wut, welche grundsätzlich dazu dient, wichtige identitätsbezogene Grenzen aufrechtzuerhalten) und zurückweisender Wut (*rejecting anger*, wo das Ziel der Wut verloren gegangen ist und wo häufig eine starke Aktivierung den Bedeutungsfindungsprozess überschattet oder verunmöglicht) unterschieden. Eine ähnliche Differenzierung wird für Traurigkeit konzeptualisiert.

### 12.4.1 Emotionale Verarbeitung bei der narzisstischen Persönlichkeitsstörung

Wir wollten wissen, welche Emotionskategorien sich besonders bei der narzisstischen PS im Laufe der KOP verändern und wie diese Veränderungen mit Symptomveränderung liiert sind.

In einer kleinen Studie von 17 Klienten haben wir die Sitzungen 25 und 36 in der KOP für emotionale Verarbeitung geratet und beobachtet, dass die Frequenz der Scham, welche die Klienten in der Psychotherapiesitzung empfinden, in diesem Zeitraum leicht zurückgeht ($d = .30$).

Diese Veränderung sagte den Rückgang der allgemeinen und der depressiven Symptomatik am Ende der Therapie voraus.

Zudem konnten wir beobachten, dass Selbstmitgefühl *(self-compassion)* in der Sitzung 36 zentral war und in Zusammenhang mit den Therapeuteninterventionen stand. Insbesondere fühlte der Klient in dieser späteren Sitzung mehr Selbstmitgefühl, wenn der Therapeut den Prozess adäquat steuert und eine Schemabearbeitung (z. B. mit dem Ein-Personen-Rollenspiel) anbietet.

### 12.4.2 Emotionale Verarbeitung bei der histrionischen und dependenten Persönlichkeitsstörung

Wir wollten ebenfalls wissen, wie sich die emotionale Verarbeitung in einer breiteren Stichprobe von Persönlichkeitsstörungen verhält und haben 39 Klienten in einer Studie eingeschlossen, die KOP erhielten und bei welchen wir jeweils die Sitzung 25 für emotionale Veränderung geratet haben (Kramer, Pascual-Leone, Rohde et al., 2016). Ein Teil dieses Samples war auch in der Studie von Kramer et al. (2018): Hier handelt es sich um eine gemischte Gruppe von Klienten, welche entweder eine histrionische, narzisstische oder dependente PS (mit wenigen anderen PS-Diagnosen) präsentierten (Kramer, Pascual-Leone, Rohde et al., 2016).

Wir konnten zeigen, dass für diejenigen Klienten, die die KOP erfolgreich (mit signifikanter Symptomveränderung) abschlossen, das emotionale Prozessprofil der Sitzung 25 anders war als für diejenigen Klienten, die die KOP ohne signifikante Symptomveränderung abschlossen. Die ersteren fühlten mehr zurückweisende Wut und mehr Selbstmitgefühl als die letzteren.

Während das zweite Resultat mit der Konzeption der emotionalen Veränderung übereinstimmt und bedeutet, dass produktive emotionale Zustände verantwortlich sein könnten für den Erfolg der Psychotherapie, war das erste Resultat zur zurückweisenden Wut weniger einfach zu verstehen. Wir denken, dass die erhöhte Frequenz der zurückweisenden Wut zeigen könnte, dass im Rahmen der KOP eine wohlwollende Therapiebeziehung den Ausdruck dieser symptomnahen Wut wohl fördert, prozessual aktiviert und hilft, in einen spezifischeren und „tieferen“ emotionalen Zustand zu transformieren. Somit handelt es sich hier womöglich um einen ersten Veränderungsschritt im Verlauf der Therapie. Kompetenten KOP-Therapeuten kann angeraten werden, diese emotionalen Zustände möglichst willkommend aufzunehmen, im Prozess willkommen zu heißen und zu klären.

### 12.4.3 Emotionale Verarbeitung bei der Borderline-Persönlichkeitsstörung

Wir wollten auch die emotionale Verarbeitung und deren Veränderung bei den BPS-Klienten studieren. Gerade die BPS ist ja als Störung des emotionalen Systems bekannt und somit haben wir uns intensiv mit dieser Fragestellung beschäftigt.

Ausgehend von der Differenzierung zwischen produktiverer Wut und weniger produktiver Wut haben wir im Rahmen einer kleinen randomisierten kontrollierten Studie zur Emotionsregulation bei der BPS die Dialektisch-Behaviorale Therapie (DBT), insbesondere die Gruppenkomponente des Skillstrainings, untersuchen wollen (Kramer, Pascual-Leone, Berthoud et al., 2016). In einem kontrollierten Design haben wir 42 Klienten zu dieser aktiven Therapie oder Warteliste randomisiert und mit allen klinische Interviews präund post-Therapie durchgeführt. Diese Interviews wurden für die beiden Wutzustände geratet und ein Mediationsmodell wurde mit intra- und inter-interindividuellen Varianzkomponenten gerechnet.

Wir konnten zeigen, dass die Frequenz der assertiven Wut sich bei der DBT-Gruppe erhöht (was bei der Wartelistegruppe nicht der Fall war) und dass diese Veränderung Symptomveränderung im Rahmen der sozialen Rehabilitation der Klienten mediiert.

Interessanterweise fanden wir keine Veränderung bei der zurückweisenden Wut in beiden Gruppen. Dies zeigt auf, dass die bedeutungsschwere Form der Wut, die assertive Wut, in Realität adaptiv sein kann und durch adäquate Therapie bei der BPS gefördert werden kann. Sich adaptiv ärgern und sich assertiv fühlen und Grenzen aufrechterhalten trägt zu der Wiedereingliederung der Klienten in die soziale und berufliche Umwelt bei.

Wenn BPS-Klienten in eine Therapie kommen, präsentieren sie sich nicht nur mit Anteilen der Wut, aber auch häufig mit undifferenziertem Distress und diffusen Ängsten und Depressivität, was wir als sekundären Zustand des globalen Distresses *(global distress)* verstehen würden.

In einer weiteren Studie wollten wir genau diese sekundäre Emotion zu Beginn der Therapie studieren und wissen, wie sie sich verändert und unter welchen Bedingungen eine solche Veränderung mit Symptomveränderung einhergeht (Berthoud et al., 2017). Diese Studie analysierte Daten der Kramer et al. (2014) randomisierten kontrollierten Studie zu der motivorientierten Beziehungsgestaltung bei der Borderline Persönlichkeitsstörung (bei einer psychodynamischen Kurztherapie über vier Monate).

Wir beobachteten, dass die Frequenz des globalen Distresses über die Kurzzeittherapie abnahm und gleichzeitig die Variabilität der emotionalen Erfahrung im Gesamtbild zunahm. Nur bei Klienten, bei welchen der Therapeut explizit auf die zugrundeliegenden Motive eingeht, sind diese Veränderungen voraussagend der Symptomveränderung nach vier Monaten.

Kompetenten KOP-Therapeuten kann empfohlen werden, bei der BPS stringent motivorientiert vorzugehen, um die vitale Beziehungsgestaltung zu fördern und gleichzeitig aufmerksam die Abnahme des globalen Distresses zu beobachten und beim Klienten aktiv zu unterstützen, da diese Aspekte zusammen gute Chancen haben, eine positive Entwicklung zu unterstützen.

Ein weiterer zentraler emotionaler Zustand, den wir bei Klienten mit einer BPS zu Beginn der Therapie beobachten, ist die Selbstverachtung. In neueren Arbeiten (Kramer et al., 2021) wenden wir uns diesem sekundären und besonders negativen Emotionszustand zu und wollten insbesondere verstehen, ob sich dieser Zustand in einer Kurztherapie bereits verändert und ob dieser Zustand mit der therapeutischen Beziehung und der Symptomveränderung in Verbindung steht (Sallin et al., 2021).

Selbstverachtung geht viel weiter als die kognitiv geprägte Selbstkritik: Es handelt sich um eine grundsätzliche Selbstorganisation, die auf mehreren Ebenen aktiv das Selbst zu zerstören sucht (mit physiologischen, neurofunktionellen und affektiven Korrelaten).

Wir haben beobachtet, dass die Frequenz der Selbstverachtung grundsätzlich stabil ist über die Zeit der Kurztherapie und dass sie insbesondere mit der Intensität der Borderline-Symptomatik stark korreliert. Wir konnten zeigen, dass ein Klient, der besonders selbstverachtend ist, im Prozess eine schlechtere prozessuale Entwicklung der therapeutischen Allianz hat (aus der Sicht der Klienten geratet).

Wenn wir dieses Modell aber mit der prozessualen Entwicklung der therapeutischen Allianz geratet aus der Perspektive des Therapeuten rechnen, ist das Resultat umgekehrt: Je mehr ein Klient Selbstverachtung ausdrückt, desto besser ratet der Therapeut die therapeutische Allianz über die Therapie. Es kann sein, dass der Therapeut besonders empathisch auf den Ausdruck von Selbstverachtung reagiert und wissentlich, dass es sich hier um ein zentrales klinisches Phänomen handelt, das hier nun prozessual aktiviert ist, diesen Ausdruck als Teil einer guten Klientenmitarbeit einschätzt und somit auch die Beziehung eher positiv einschätzt. Der Therapeut könnte womöglich den Ausdruck von selbstverachtenden Prozessen im Klienten als ein Merkmal eines Commitments des Klienten für die Psychotherapie verstehen, was den Therapeuten hoffnungsvoller werden lässt. Mehr Forschung zu dieser zentralen Emotionsvariable bei der BPS ist nötig, um KOP-Therapeuten effektiv zu beraten, wie sie mit diesem Phänomen am besten umgehen können.

## 12.5 Beiträge der Therapeutenperspektive zum Prozess

In diesem Kapitel werden wir die Therapeutenvariablen zusammenfassen. Gemäß Konzeption der KOP kann jede Therapeutenintervention auf drei Ebenen stattfinden oder von drei Perspektiven gelesen werden:

- Inhalt
- Prozess
- Beziehung

Wir diskutieren die Beziehungsgestaltung in der Therapie, klärende und vermeidungsbearbeitende Interventionen und die Steuerung in der Psychotherapie.

## 12.5.1 Allgemeine Beziehungsgestaltung bei Persönlichkeitsstörungen

Wir haben die allgemeine Beziehungsgestaltung bei verschiedenen Persönlichkeitsstörungen untersucht, so wie sie vom Therapeuten angeboten wird (TBE).

### 12.5.1.1 Beziehungsgestaltung bei der narzisstischen Persönlichkeitsstörung

Die therapeutischen Grundvariablen und das aktive Nutzen der Therapeutenkompetenz im Prozess wurde in einer Stichprobe von N=161 Klienten mit einer NPS studiert, wobei wiederum die Sitzungen 15, 20 und 25 geratet wurden.

Es wurde untersucht, ob die Frequenz dieser Interventionen sich erhöht mit der Zeit und ob diese Veränderung mit der Symptomveränderung am Ende der KOP verlinkt ist (Maillard et al., 2020).

Wir konnten zeigen, dass sich in dieser Stichprobe von NPS-Klienten die allgemeine Beziehungsgestaltung im Mittelwert über die Psychotherapie verbesserte, was mit der KOP-Theorie übereinstimmt.

Zudem konnten wir zeigen, dass diese Veränderung in der Therapeutenvariable der Beziehungsgestaltung mit der Reduktion der Depression liiert war. Je mehr die Therapeuten über die Zeit die Basisvariablen einsetzten, desto größer war die Verminderung der Depression.

Der Nutzen der Grundvariablen hatte keinen Einfluss auf die Verminderung der allgemeinen und interpersonalen Symptomatik. Dies könnte ein Hinweis darauf sein, wie wichtig die Grundvariablen in der KOP sind: Therapeutische Empathie, Transparenz und Authentizität helfen dem Klienten, sich neu zu mobilisieren und somit die depressive Symptomatik zu bewältigen.

### 12.5.1.2 Beziehungsgestaltung bei der histrionischen Persönlichkeitsstörung

Die therapeutischen Grundvariablen und das aktive Nutzen der Therapeutenkompetenz im Prozess wurde in einer Stichprobe von N=159 Klienten mit einer histrionischen Persönlichkeitsstörung studiert (Babl et al., in press), wobei wiederum die Sitzungen 15, 20 und 25 geratet wurden.

Es wurde untersucht, ob die Frequenz dieser Interventionen sich mit der Zeit erhöht und ob diese Veränderung mit der Symptomveränderung am Ende der KOP verlinkt ist (Babl et al., in press).

Wir konnten zeigen, dass sich in dieser Stichprobe von HPS-Klienten die allgemeine Beziehungsgestaltung im Mittelwert verbesserte über die Psychotherapie, was mit der KOP-Theorie übereinstimmt.

Zudem konnten wir zeigen, dass diese Veränderung in der Therapeutenvariable der Beziehungsgestaltung mit der Reduktion der spezifischen histrionischen Symptomatik liiert war. Je mehr die Therapeuten über die Zeit die Basisvariablen einsetzten, desto größer war die Verminderung der histrionischen Traits und Symptome.

Der Nutzen der Grundvariablen hatte keinen Einfluss auf die Verminderung der allgemeinen, depressiven und interpersonalen Symptomatik. Dies könnte ein Hinweis darauf sein, wie wichtig die Grundvariablen in der KOP sind: Therapeutische Empathie, Transparenz und Authentizität tragen zu einer spezifischen Verbesserung des Klienten bei, im Sinne einer Reduktion der histrionischen Symptomatik.

#### 12.5.1.3 Beziehungsgestaltung bei der dependenten Persönlichkeitsstörung

Die therapeutischen Grundvariablen und das aktive Nutzen der Therapeutenkompetenz im Prozess wurde in einer Stichprobe von N=74 Klienten mit einer dependenten Persönlichkeitsstörung studiert, wobei wiederum die Sitzungen 15, 20 und 25 geratet wurden.

Es wurde untersucht, ob die Frequenz dieser Interventionen sich mit der Zeit erhöht und ob diese Veränderung mit der Symptomveränderung am Ende der KOP verlinkt ist (Maccaferri et al., 2020).

Wir konnten zeigen, dass in dieser Stichprobe von DPS-Klienten sich die allgemeine Beziehungsgestaltung im Mittelwert über die Psychotherapie erhöhte, was konsistent mit der KOP-Theorie ist.

Zudem konnten wir zeigen, dass diese Veränderung der Therapeutenvariable der Beziehungsgestaltung mit der Reduktion der spezifischen dependenten Symptomatik liiert war. Je mehr die Therapeuten über die Zeit die Basisvariablen einsetzten, desto größer war die Verminderung der dependenten Traits.

Interessanterweise hatte der Nutzen der Grundvariablen keinen Einfluss auf die Verminderung der allgemeinen, depressiven und interpersonalen Symptomatik in dieser Stichprobe. Dies könnte ein Hinweis darauf sein, für welche Aspekte der DPS die Grundvariablen für die Behandlung dieser Störung sind: Therapeutische Empathie, Transparenz und Authentizität tragen zur Re-Mobilisierung des Klienten via Reduktion der dependenten Traits bei.

#### 12.5.1.4 Beziehungsgestaltung bei der Borderline Persönlichkeitsstörung

Die Therapeutenvariablen im Rahmen der allgemeinen Beziehungsgestaltung wurden in einer Stichprobe von Klienten mit einer BPS studiert, die eine Kurzzeit psychodynamisch orientierte Psychotherapie unternahmen (Kramer et al., 2013).

Wir haben die allgemeine Beziehungsgestaltung dieser Therapeuten in der Erstsitzung geratet und versucht, diesen Wert mit der Symptomreduktion am Ende der Intervention zu verlinken. Diese Hypothese eines signifikanten Links konnte nicht bestätigt werden (Korrelation von maximal $r=.30$, non-signifikant). Auch wenn die allgemeinen Beziehungsvariablen im Rahmen der klientenzentrierten Psychotherapie diskutiert werden, konnte anderswo gezeigt werden, dass sie in der Behandlung der Borderline Persönlichkeitsstörung nicht ausreichten (Cottraux et al., 2009). Sie können zwar einen positiven Rahmen schaffen, sind aber offensichtlich nicht ausreichend, um Symptomveränderungen hervorzubringen.

## 12.5.2 Motivorientierte Beziehungsgestaltung bei Persönlichkeitsstörungen

Die motivorientierte Beziehungsgestaltung (MOBG) oder auch komplementäre Beziehungsgestaltung weisen auf zwei überlappende und weitgehend miteinander konsistente Definitionen und Methoden hin: Erstens kann der Therapeut nach Caspar (2019) eine detaillierte Fallkonzeption mittels der Plananalyse erstellen und daraus die zentralen Motive und Pläne ableiten, zu welchen er sich besonders komplementär oder motivorientiert verhalten kann. Zweitens kann der Therapeut das Modell der Doppelten Handlungsregulation nach Sachse (1999a, 1999b) nutzen, um dem Interaktionsverhalten zugrundeliegende Motive zu erschließen, zu welchen der Therapeut sich dann komplementär im Prozess verhalten kann. Auch wenn Unterschiede zwischen beiden Konzepten und Vorgehensweisen bestehen, gibt es eine grundsätzliche Kompatibilität und an dieser Stelle soll eher darauf bestanden werden und weniger auf die Unterschiede.

Um die motivorientierte Beziehungsgestaltung zu messen, haben wir in den KOP-Studien die BIBS-Subskala der „Behandlung der Interaktionsspiele“ gewählt. Auch wenn damit das Konzept der MOBG nicht vollständig abgedeckt ist, scheint es uns eine genügend gute Operationalisierung im bestehenden Rahmen zu sein. Feinere Studien sollten zu einem späteren Zeitpunkt die MOBG mit Hilfe der von Caspar entwickelten Ratingskala auch im Rahmen der KOP erfassen.

Eine neuere Studie zu der relevanten BIBS-Skala (TUS) hat alle Klienten mit einer Persönlichkeitsstörung gemeinssam analysiert, welche KOP gemacht haben. Diese Studie konnte zeigen, dass das motivorientierte Vorgehen den Zusammenhang zwischen den problematischen Interaktionsspiele und der Symptomveränderung mediiert (Babl et al., 2022). In den folgenden Absätzen folgen die detaillierten Analysen pro Störungsbild.

### 12.5.2.1 Motivorientierte Beziehungsgestaltung bei der narzisstischen Persönlichkeitsstörung

Wir wollten wissen, wie wichtig die MOBG in der KOP der narzissistischen PS ist. Dazu haben wir das Sample von Maillard et al. (2020; N=161) reanalysiert und Korrelationen zwischen der MOBG und Symptomveränderung gerechnet. Interessanterweise haben wir für die Outcome-Maße der Depression und allgemeinen Symptomatik keine signifikanten Korrelationen gefunden, jedoch bewegen sich die Korrelation zwischen MOBG und der Reduktion von interpersonalen Problemen zwischen $r$=.19 und .24 (alle signifikant).

Die motivorientierte Beziehungsgestaltung ist gerade bei den Klienten mit narzisstischer PS über die ganze KOP determinierend für die Veränderung der interpersonalen Probleme. Deshalb ist dieser Teil des Trainings und Re-Trainings der KOP-Therapeuten, insbesondere im Rahmen der *Supervision, unabdingbar, um effektiv mit dieser Klientel arbeiten zu können.*

#### 12.5.2.2 Motivorientierte Beziehungsgestaltung bei der histrionischen Persönlichkeitsstörung

Wir wollten wissen, wie wichtig die MOBG in der KOP der histrionischen PS ist. Dazu haben wir das Sample von Babl et al. (in press, N=114) reanalysiert und Korrelationen zwischen der MOBG und Symptomveränderung gerechnet. Interessanterweise haben wir für die Outcome-Maße der Depression und allgemeinen Symptomatik keine signifikanten Korrelationen gefunden, jedoch bewegen sich die Korrelation zwischen MOBG und der Reduktion von interpersonalen Problemen zwischen $r$=.16 und .30 (alle signifikant).

Die motivorientierte Beziehungsgestaltung ist gerade bei den Klienten mit histrionischer PS über die ganze KOP determinierend für die Veränderung der interpersonalen Probleme. Deshalb ist dieser Teil des Trainings der KOP-Therapeuten, insbesondere im Rahmen der Supervision, unabdingbar, um effektiv mit dieser Klientel arbeiten zu können.

#### 12.5.2.3 Motivorientierte Beziehungsgestaltung bei der dependenten Persönlichkeitsstörung

Wir wollten wissen, wie wichtig die MOBG in der KOP der dependenten PS ist. Dazu haben wir das Sample von Maccaferri et al. (2020; N=74) reanalysiert und Korrelationen zwischen der MOBG und Symptomveränderung gerechnet. Interessanterweise haben wir für die Outcome-Maße der Depression und allgemeinen Symptomatik keine signifikanten Korrelationen gefunden, jedoch bewegen sich die Korrelation zwischen MOBG und der Reduktion von interpersonalen Problemen zwischen $r$=.24 und .27 (alle signifikant).

Die motivorientierte Beziehungsgestaltung ist gerade bei den Klienten mit dependenter PS über die ganze KOP determinierend für die Veränderung der interpersonalen Probleme. Deshalb ist dieser Teil des Trainings und Re-Trainings der KOP-Therapeuten, insbesondere im Rahmen der Supervision, unabdingbar, um effektiv mit dieser Klientel arbeiten zu können.

#### 12.5.2.4 Motivorientierte Beziehungsgestaltung bei der Borderline Persönlichkeitsstörung

Motivorientiertes Vorgehen war nicht unbestritten in der Behandlung der BPS. Während die deutschen S2-Leitlinien der Behandlung der Persönlichkeitsstörungen unter der Federführung von Sabine Herpertz und anderen im 2009 komplementäre Beziehungsgestaltung empfahl (Gaebel & Falkai, 2009), gab es auch kritische Stimmen, dass ein zu beziehungsbetontes Vorgehen diese Klientel auch überfordern könnte (Diskussion in Breil und Sachse, 2016).

Unsere randomisierte kontrollierte Studie zur Effektivität der MOBG (Kramer, Kolly et al., 2014), zusammen mit anderen Studien, konnte Licht in diese Fragestellung bringen. Wir konnten darstellen, dass die MOGB in den ersten vier Monaten der leitliniengemäßen Behandlung der BPS einen zusätzlichen Effekt produzierte, insbesondere im Bereich der Reduktion der allgemeinen Symptomatik und einer verbesserten therapeutischen Allianz (Kramer, Kolly et al., 2014; Kramer, Flückiger et al., 2014).

Wir konnten auch zeigen, dass es sich dabei um eine mögliche Operationalisierung des Responsiveness-Konzeptes handelt, wie es bei Stiles und Mitarbeitern (1998; Kramer & Stiles, 2015) diskutiert wird. Insbesondere konnten wir in vergleichenden Reanalysen zeigen, dass das individualisierte Vorgehen des MOBG besonders gut die Symptomveränderung voraussagt (Kramer, 2021). Dazu haben wir eine allgemeine Definition von Responsiveness (der Therapeut realisiert die Basisvariablen in genügend guter Art und Weise), mit einer störungsspezifischen Definition von Responsiveness (der Therapeut antwortet mit störungsspezifischen Interventionen auf Prozesse, die spezifisch für die BPS verstanden werden) mit einer individualisierten Definition von Responsiveness (der Therapeut realisiert eine plananalytische Fallkonzeption und respondiert in individualisierter Art und Weise auf die verhaltenszugrundeliegenden Motive) verglichen.

Wir fanden, dass nur die individualisierte Herangehensweise die Symptomverbesserung hervorsagt und dies konsequent. Es fiel vor allem auf, dass die non-verbalen und para-verbalen Aspekte des motivorientierten Therapeuten einen positiven Effekt auf die Reduktion der allgemeinen Symptomatik der BPS hatten. Auch bei der BPS ist es zentral, effektive KOP-Therapeuten insofern auszubilden und zu trainieren, dass diese adäquat motivorientiert vorgehen können, da dies die Chancen für einen Therapieerfolg maßgeblich erhöht.

## 12.6 Klärende und vermeidungsbearbeitende Interventionen bei Persönlichkeitsstörungen

Wir wollten wissen, was die Rolle von verstehend klärenden Interventionen des Therapeuten sind und auch, was die Rolle von Therapeuteninterventionen ist, die zum Ziel haben, Vermeidung in der Klientenerfahrung abzubauen. Dazu haben wir wieder die beiden Therapeutenskalen der BIBS analysiert (TVE; TBV) und dies getrennt für die vier Diagnosegruppen der Persönlichkeitsstörungen.

### 12.6.1 Klärung und Bearbeitung der Vermeidung bei der narzissistischen Persönlichkeitsstörung

Wir wollten wissen, wie zentral das Verstehen des Therapeuten für die Symptomveränderung bei der narzissistischen PS ist. Die Studie von Maillard et al. (2020) hat keinen Zusammenhang zwischen der signifikanten Verbesserung über den Verlauf der KOP des therapeutischen Verstehens einerseits und allen Outcomemaßen andererseits gefunden. Hingegen korrelierte die therapeutische Bearbeitung der Vermeidung bei NPS-Klienten schwach, aber signifikant, mit der Reduktion von interpersonalen Problemen am Schluss der Psychotherapie ($r$=.16).

### 12.6.2 Klärung und Bearbeitung der Vermeidung bei der histrionischen Persönlichkeitsstörung

Wir wollten wissen, wie zentral das Verstehen des Therapeuten für die Symptomveränderung bei der histrionischen PS ist. Die Studie von Babl et al. (in press) hat keinen Zusammenhang zwischen der signifikanten Verbesserung über den Verlauf der KOP des therapeutischen Verstehens einerseits und allen Outcomemaßen andererseits gefunden. Hingegen korrelierte die therapeutische Bearbeitung der Vermeidung bei HPS-Klienten schwach, aber signifikant, mit der Reduktion von interpersonalen Problemen am Schluss der Psychotherapie ($r$ zwischen .16 und .21).

### 12.6.3 Klärung und Bearbeitung der Vermeidung bei der dependenten Persönlichkeitsstörung

Wir wollten auch wissen, wie zentral das Verstehen des Therapeuten für die Symptomveränderung bei der dependenten PS ist. Die Studie von Maccaferri et al. (2020) hat einen signifikanten Zusammenhang zwischen der signifikanten Verbesserung über den Verlauf der KOP des therapeutischen Verstehens einerseits und der Reduktion der dependenten Traits andererseits gefunden. Je mehr der Therapeut Verstehen im Prozess ausdrückt, desto weniger dependent präsentieren sich die Klienten am Schluss der Therapie. Zudem korrelierte die therapeutische Bearbeitung der Vermeidung bei NPS-Klienten mit der Reduktion von interpersonalen Problemen am Schluss der Psychotherapie ($r$ zwischen .24 und .27).

### 12.6.4 Klärung und Bearbeitung der Vermeidung bei der Borderline Persönlichkeitsstörung

Wir wollten wissen, wie zentral das Verstehen des Therapeuten für die Symptomveränderung bei der Borderline-PS ist. Die Studie von Kramer et al. (2013) hat keinen Zusammenhang zwischen der signifikanten Verbesserung über den Verlauf der KOP des therapeutischen Verstehens einerseits und allen Outcomemaßen andererseits gefunden. Die gleiche Studie konnte auch keinen Zusammenhang zwischen der therapeutischen Bearbeitung der Vermeidung bei BPS-Klienten mit der Reduktion von interpersonalen Problemen am Schluss der Psychotherapie finden.

Kritisch muss angemerkt werden, dass in dieser Studie keine KOP-Prozesse angeschaut wurden, sondern das Geschehen zu Beginn der Kurztherapie bei einem psychodynamisch orientierten Ansatz. Somit war zu erwarten, dass die Mittelwerte KOP-bezogener Therapeutenvariablen im Bereich Klärung suboptimal sind (was in der Stichprobe der Fall war; Kramer et al., 2013) und kaum Zusammenhänge mit der Symptomveränderung zu finden sind. Prozessstudien zu den klärungsfördernden Interventionen in KOP-Prozessen der Borderline Persönlichkeitsstörung wären von Nöten, um diese Frage abschließend zu beantworten.

## 12.7 Steuerung des Prozesses bei Persönlichkeitsstörungen

Da Steuerung des Prozesses für die Klärungsorientierte Psychotherapie besonders zentral ist, ist sie in eine Skala der BIBS eingeflossen (TST). Die Resultate werden hier wiederum detailliert vorgestellt.

### 12.7.1 Steuerung des Prozesses bei der narzisstischen Persönlichkeitsstörung

Wir wollten wissen, wie zentral die Steuerung des Therapeuten für die Symptomveränderung bei der narzissistischen Persönlichkeitsstörung ist. Die Studie von Maillard et al. (2020) konnte zeigen, dass die Qualität der Steuerung sich über die Sitzungen 15, 20 und 25 verbessert und teilweise die Symptomveränderung am Ende der Therapie voraussagt, insbesondere die Reduktion der allgemeinen Symptomatik (aber nicht die depressive oder interpersonale Symptomatik).

In einer kleineren Studie zu der narzisstischen PS konnten wir weiterhin zeigen, dass die Steuerung, zusammen mit anderen klärenden Interventionen, die zu Beginn der Sitzung 36 implementiert wurden, signifikant die Frequenz des adaptiven Selbstmitgefühls (gemessen später in derselben Sitzung) vorhersagte. Ein klinisches Beispiel kann bei Kramer et al. (2018) nachgelesen werden.

Man könnte sagen, klärungsorientiertes Steuern im richtigen Moment hat zentrale Prozessvorteile und auch einige Outcomevorteile. Dies sollte auch im Training zum KOP-Therapeuten vermehrt Eingang finden.

### 12.7.2 Steuerung bei der histrionischen Persönlichkeitsstörung

Wir wollten wissen, wie zentral die Steuerung durch den Therapeuten für die Symptomveränderung bei der histrionischen Persönlichkeitsstörung ist. Die Studie von Babl et al. (in press) konnte zeigen, dass die Qualität der Steuerung sich über die Sitzungen 15, 20 und 25 verbessert und teilweise die Symptomveränderung am Ende der Therapie voraussagt, insbesondere die Reduktion der spezifischen histrionischen Traits (aber nicht die allgemeine oder depressive Symptomatik).

In einer kleineren Studie zu einem gemischten Sample (v.a. histrionische und narzisstische PS; Kramer, Pascual-Leone, Rohde et al., 2016) konnten wir zeigen, dass die Steuerung, zusammen mit anderen klärenden Interventionen, die zu Beginn der Sitzung 25 implementiert wurden, signifikant die Frequenz der zentralen Scham (gemessen später in derselben Sitzung) vorhersagte. Man könnte sagen, klärungssorientiertes Steuern im richtigen Moment hat zentrale Prozessvorteile und auch einige Outcomevorteile auch bei der histrionischen PS. Dies sollte auch im Training zum KOP-Therapeuten vermehrt Eingang finden.

### 12.7.3 Steuerung bei der dependenten Persönlichkeitsstörung

Wir wollten wissen, wie zentral die Steuerung durch den Therapeuten für die Symptomveränderung bei der dependenten Persönlichkeitsstörung ist. Die Studie von Maccaferri et al. (2020) konnte zeigen, dass die Qualität der Steuerung sich über die Sitzungen 15, 20 und 25 verbessert und die Symptomveränderung am Ende der Therapie voraussagte, insbesondere die Reduktion der spezifischen dependenten Traits (aber nicht die depressive oder interpersonale Symptomatik).

Der Therapeut kann durch die Prozesssteueruung den dependenten Klienten idealerweise an der Kante des Möglichen halten, was einen direkten Einfluss auf die Reduktion seiner zentralen Problematik hat.

### 12.7.4 Steuerung bei der Borderline Persönlichkeitsstörung

Wir wollten wissen, wie zentral die Steuerung durch den Therapeuten für die Symptomveränderung bei der Borderline Persönlichkeitsstörung ist. Die Studie von Kramer et al. (2013) hat Prozesssteuerung in einem kleinen Sample von BPS-Klienten in der Erstsitzung geratet: Diese Klienten erhielten psychodynamische Therapie (und keine KOP). In diesem Kontext konnten wir keinen Zusammenhang mit der Symptomveränderung beobachten. Wenn wir die mittlere Frequenz der Steuerung dieser psychodynamisch orientierten Kollegen anschauen, sieht man, dass sie im Sinne des KOP-Modells suboptimal steuern, was dieses Resultat teilweise erklären kann.

Prozesssteuerung setzt eine klare KOP-orientierte Fallkonzeption voraus, die nach dem Modell der Doppelten Handlungsregulation erstellt wird (Sachse, 2019f), oder alternativ mittels der Plananalyse (Caspar, 2019). Nur damit werden die möglichst zentralen Inhalte und Prozesse genügend klar und Steuerung kann wirksam implementiert werden. Mehr Forschung ist nötig, um diese Hypothesen in einer KOP bei der BPS zu studieren, um den Therapeuten noch relevantere Prozesshilfestellungen bei der Behandlung dieser Störung geben zu können.

## 12.8 Beste Prozessprädiktoren der Verbesserung der Selbstwirksamkeit der Klienten mit Persönlichkeitsstörungen

In zusätzlichen Analysen wollten wir wissen, für die Stichprobe der N=342 Klienten mit einer (oder mehreren) Persönlichkeitsstörungen, die KOP erhielten, welches die besten Prozessprädiktoren der Verbesserung der Selbstwirksamkeit sind. Diese Analysen haben wir diesmal nicht aufgrund der Veränderung der Prozesse über die drei Messzeitpunkte gerechnet, aber wir haben pro Messzeitpunkt im Prozess (entweder Sitzung 15, 20 oder 25) das beste Modell erarbeiten wollen. Als Outcome-Kriterien wurden diesmal drei besonders KOP-relevante Konstrukte ausgewählt: a) Selbsteffizienz, b) Handlungsorientierung nach Misserfolg und c) Lageorientierung (die Outcome-Maße wurden alle gleich orientiert codiert, in dem Sinn, dass mehr (negative) Veränderung immer ein besseres Resultat darstellt). Um diese Modelle zu rechnen, haben wir jeweils alle 10 BIBS-Variablen (Klientenund Therapeutenvariablen zusammen) als mögliche Prädiktoren ins Modell genommen. Jeweils stellen wir nur das beste Modell pro Messzeitpunkt (und für jedes Outcome-Maß) vor (falls so eines überhaupt signifikant war).

### 12.8.1 Beste Prozessprädiktoren in Sitzung 15

Für Sitzung 15 war ein Modell statistisch signifikant: Die funktionale Beziehung der Klienten, zusammen mit dem therapeutischen Beziehungsangebot und dem therapeutischen Verstehen, erklären die Varianz der Selbstwirksamkeitsverbesserung optimal auf. Gemäß KOP-Modell sind Beziehungsvariablen früh in der Behandlung von Klienten mit einer Persönlichkeitsstörung besonders zentral, was sich hier in diesem Resultat niederschlägt. Zudem sollte der KOP-Therapeut in diesen früheren Sitzungen auch

Verstehen ausdrücken, was zentral ist für die klärende Wirkung der Psychotherapie, insbesondere der Wahrnehmung des Selbst als (interpersonal) wirksam.

### 12.8.2 Beste Prozessprädiktoren in Sitzung 20

Für Sitzung 20 waren zwei Modelle statistisch signifikant: Erstens fanden wir, dass der therapeutische Umgang mit Spielen die Varianz der Selbstwirksamkeitsverbesserung optimal aufklärt. Zweitens fanden wir, dass das therapeutische Verstehen die Verbesserung in der Handlungsorientierung optimal aufklärt.

Die Resultate dieser mittleren Sitzung sind besonders interessant. Einerseits kommt dem Umgang mit den Interaktionsspielen der Klienten eine zentrale Rolle zu. Viele Klienten mit Persönlichkeitsstörungen präsentieren noch in Sitzung 20 zum Teil gravierende Interaktionsspiele (z. B. in Form von Appellen, komplexen Interaktionsspielen oder Beziehungstests). Diese interpersonalen Schwierigkeiten konzeptualisieren gewisse andere Therapiemodelle in ungenügender Weise und wenn der Therapeut nicht besonders behutsam mit diesen Spielen umgeht, insbesondere mit dem Nutzen der motivorientierten Beziehungsgestaltung, dann drohen häufig Therapieabbrüche oder therapeutische Krisen. Um diesen vorzubeugen, zeigt unsere Forschung bei über 200 Klienten mit einer Persönlichkeitsstörung, dass der therapeutische Umgang mit Spielen weit in die zentrale Phase der Therapie nötig ist (bis und mit Sitzung 20).

Dass diese Interventionen gerade mit der Selbstwirksamkeit verbunden sind, ist zentral, da die letztere als ein KOP-spezifisches Outcome-Maß verstanden werden muss. Schließlich ist hochinteressant zu unterstreichen, dass therapeutisches Verstehen nicht nur in den frühen Sitzungen wichtig scheint, aber auch in diesen mittleren Sitzungen (nach etwa sechs Monaten Psychotherapie). Therapeutisches Verstehen unterstützt ganz besonders die Handlungsorientierung, die die Klienten mit Persönlichkeitsstörungen nutzen, um sich in ihrem Leben aktiv zu engagieren, um ihre beruflichen und persönlichen Ziele proaktiv zu verfolgen und um sich auf ihre Ressourcen zu berufen.

Es ergibt großen Sinn, dass all diese Aspekte mit therapeutischem Verstehen zusammenhangen, da dieses Verstehen die der Handlung zugrundeliegenden Schemata und Erfahrungen (und andere Determinanten) zu klären sucht. Interessanterweise ist das therapeutische Verstehen (und nicht die Zentralität der Inhalte (der Klienten)) was in diesem strengen statistischen Modell als bester Prädiktor herauskam. Dies ist insofern eine wichtige Nachricht für Therapeuten, die nun noch aktiver ihre Verstehenskompetenzen schärfen und diese Kompetenzen bis Sitzung 20 stringent in der Therapie einsetzen sollten.

### 12.8.3 Beste Prozessprädiktoren in Sitzung 25

Für Sitzung 25 war kein Modell statistisch signifikant. Auch wenn dies überraschend scheint, spricht dies doch für die Strenge und mathematische Stringenz dieser Modelle. Den ersten sechs Monaten der KOP der Persönlichkeitsstörungen kommt deshalb ein noch stärkeres Gewicht als angenommen zu, um das Outcome am Schluss der Therapie zu erklären. Da wir die viel späteren Sitzungen (nach Sitzung 25) in dieser Forschung nicht geratet haben, bleibt die Frage offen, wie wichtig diese Sitzungen sind. Bei dieser unsicheren Datenlage empfehlen wir weiterführende klinische Supervision aufgrund der Modellbildung, die der KOP-Therapeut ganz früh in der Therapie erstellt und um der besonderen Tiefe des späteren Therapieprozesses gerecht zu werden.

## 12.9 Allgemeines Modell zur Vorhersage von gutem Outcome in der Klärungsorientierten Psychotherapie

Um diese hochkomplexen Resultate auf den Punkt zu bringen, wollten wir alle Messzeitpunkte, alle Outcomemasse, und die drei erst erwähnten Diagnosekategorien (NAR, HIS und DEP) zusammenfassen und einem allgemeinen Modell der Klärungsorientierten Psychotherapie unterbringen. Dabei stellten wir die Frage, für alle symptomatischen und psychologischen Outcomes (Intensität der Depression, Interpersonale Problematik, Selbstwirksamkeit, Handlungsorientierung und Persönlichkeitsausprägung), welche BIBS-Skala die robusteste Vorsage für Veränderung am Ende der Klärungsorientierten Psychotherapie darstellt.

*In diesem mathematisch besonders stringenten Modell zeigte sich, dass die Qualität der Klientenbeziehungsgestaltung (TBF) der einzige Prädiktor ist, der alle Outcomes signifikant voraussagt.*

Dies könnte bedeuten, dass der Beziehung, die die Klienten während ihrer ganzen KOP mit ihrem Therapeuten haben, noch wichtiger ist als angenommen. Zum Beispiel die Tatsache, dass Klienten dem Therapeuten Vertrauen schenken, oder dass Klienten in der Klientenrolle aktiv mitarbeiten, sollte vom Therapeuten immer wieder im Prozess geprüft werden und allfällige Störaspekte angesprochen und angegangen werden.

# 13 Schlussfolgerungen aus der Forschung und Relevanz für die Praxis

Die Ausführungen in den letzten Kapiteln dieses Buchs legen die Schlussfolgerung nahe, dass es sich bei der Klärungsorientierten Psychotherapie um eine empirisch gut untersuchte Behandlungsform für Persönlichkeitsstörung handelt. Dabei fällt auf, dass der Prozessforschung eine ganz besonders starke Rolle zukommt, jedoch die kontrolliert-experimentelle Demonstration der Wirksamkeit im Rahmen der Behandlung der Persönlichkeitsstörungen noch ausbleibt.

Prozessforschung hat zum Ziel, die genauen Veränderungsabläufe beim Klienten und Therapeuten zu beobachten und diese zu nutzen, um mit relevanten Variablen in Verbindung zu bringen. Diese letzteren könnten a) Outcome-Variablen, und b) andere Prädiktorenvariablen sein. In beiden Fällen öffnet der Forscher die „Black Box" der Psychotherapie, der Psychotherapeut stellt sich der stringenten und systematischen Verhaltensbeobachtung und der Statistiker analysiert die Resultate aufgrund der Hypothesen, die aus der KOP direkt abgeleitet werden. Insofern handelt es sich hier um eine systematisch angelegte Forschung, die hypothesengeleitet und theorieverankert vorgeht, um grundsätzlich neues Wissen zu erarbeiten und Annahmen zu widerlegen mit der Fragestellung, wie am besten mit Klienten mit einer Persönlichkeitsstörung zu arbeiten ist.

Die Konzeption der Persönlichkeitsstörungen geht im Moment eine radikale Veränderung durch, und Tatsache ist, dass die bekannten Kategorien von Persönlichkeitsstörungen, die auch in unserem Buch benutzt wurden, immer weniger relevant in den einschlägigen Diagnostiksystemen werden. Auch wenn diese Veränderung hochkomplex ist und verschiedene Aspekte einschließt, auf die wir hier nicht eingehen können (vgl. Bach et al., 2018), ist es doch erfreulich, dass eine dimensionale Konzeption, welche empirisch erhärtet ist, sich durchzusetzen scheint und nach und nach approximative Konzepte der Psychopathologie ersetzen wird. Auch wenn wir hier die bekannten Kategorien nutzen, möchten wir klarstellen, dass Prozessforschung in der Art, wie sie hier vorgestellt wird, als mögliche Informationsquelle dienen kann, welche Konzeption der Persönlichkeitsstörungen welche funktionale (während der Sitzung und außerhalb der Sitzung) psychologische Veränderung hervorbringt. Messung der Veränderung in funktionalen Aspekten der Persönlichkeit ist genau die Intention der Klientenskalen. Die BIBS (und andere Prozessskalen, die hier präsentiert wurden) sind somit absolut kompatibel mit den neueren dimensionalen Konstrukten der Persönlichkeitsstörungen.

Die Ergebnisse sind, wie deutlich geworden ist, sehr heterogen. Damit sind sie jedoch leider auch relativ unübersichtlich. In diesem Abschnitt sollen Ergebnisse zusammengefasst und Schlussfolgerungen für die praktisch-therapeutische Arbeit abgeleitet werden.

## 13.1 Steuerung

In der KOP wird angenommen, dass eine aktive Steuerung des Klienten-Prozesses durch den Therapeuten von entscheidender Bedeutung ist. Das konnte durch die „ältere“ Prozessforschung schon bestätigt werden.

Auch die aktuelle Prozessforschung zeigt, dass eine gezielte, konstruktive Prozesssteuerung durch den Therapeuten für den Erfolg hoch relevant ist. Die Steuerung durch den Therapeuten wird im Therapieprozess intensiver und korreliert hoch mit dem Therapieerfolg. Damit wird eine zentrale Hypothese der KOP erneut bestätigt. Die praktische Konsequenz daraus ist, Therapeuten gut in Prozesssteuerung zu trainieren: Sie müssen dazu den Klienten gut verstehen, gute Klienten-Modelle bilden und die Steuerung in Form guter Interventionen realisieren.

Gute Prozesssteuerung ist für Therapeuten ein komplexer und sehr anspruchsvoller Prozess. Sie erfordert eine hohe therapeutische Expertise, die nur durch gezielte, spezifische Trainings erreicht werden kann, die allerdings auch durch bestimmte Ausbildungsangebote *faktisch* erreicht werden kann!

## 13.2 Beziehungsgestaltung

Die Qualität der therapeutischen Beziehungsgestaltung, vor allem der komplementären Beziehungsgestaltung, nimmt im Verlauf der Therapie zu. Das ist kompatibel mit den Annahmen der KOP, dass komplementäre Beziehungsgestaltung von der Qualität des Klienten-Modells abhängt und dass dieses Modell im Prozessverlauf valider, präziser und elaborierter wird.

Beziehungsgestaltung ist jedoch auch von großer Bedeutung für den Therapieerfolg. Nach der Theorie der KOP ist Beziehungsgestaltung wesentlich, da sie weitere, wesentliche Prozesse ermöglicht bzw. erleichtert, z. B.

- die Verbesserung des Vertrauens des Klienten in den Therapeuten und in sich selbst,
- die Selbstöffnung des Klienten,
- das Ausmaß, in dem sich ein Klient vom Therapeuten „steuern lässt“ etc.

Daher sollte Beziehungsgestaltung insbesondere durch die Vermittlung anderer konstruktiver Prozesse wirksam werden. Offenbar hat Beziehungsgestaltung jedoch bei Klienten mit Persönlichkeitsstörungen auch eine deutlich *direkte* Wirkung auf Therapieerfolg. Damit erweist sich Beziehungsgestaltung als noch wichtiger, als bisher angenommen. Daraus ergibt sich sowohl, dass Therapeuten in Beziehungsgestaltung gut ausgebildet sein sollten, als auch, dass Prozesse der Beziehungsgestaltung in Supervisionen von großer Bedeutung sind.

Therapeuten sollten auch bei der Therapie von Klienten mit Persönlichkeitsstörungen, vor allem zu Therapiebeginn, großen Wert auf eine komplementäre Beziehungsgestaltung legen.

## 13.3 Therapeutischer Umgang mit Interaktionsspielen

Die therapeutische Bearbeitung von Interaktionsspielen ist ebenfalls bei Klienten mit Persönlichkeitsstörungen von sehr großer Bedeutung. Auch das bestätigt zentrale Annahmen der KOP.

Eine solche Bearbeitung von Spielen wirkt sich insbesondere auf eine Veränderung von Interaktionsvariablen aus und auf die Symptomreduktion. Interaktionelle Spiele stellen besonders hohe Anforderungen an die Kompetenz des Therapeuten. Damit sind auch hier spezifische Trainings erforderlich. Therapeuten sollten sowohl in der Lage sein, interaktionelle Spiele der Klienten schnell zu erkennen und zu analysieren, als auch schnell konstruktiv darauf reagieren können.

## 13.4 Therapeutischer Umgang mit Vermeidung

Auch die therapeutische Bearbeitung von Vermeidung ist relevant, allerdings weit weniger als die Bearbeitung der Interaktionsspiele. Das ist kompatibel mit dem Konzept der KOP. Dennoch macht es zweifellos Sinn, Therapeuten in einer systematischen Bearbeitung der Klienten-Vermeidung zu trainieren.

## 13.5 Therapeutisches Verstehen

Ein gutes therapeutisches Verstehen ist direkt nur wenig relevant für das Therapieergebnis. Auch das ist jedoch kompatibel mit der Theorie der KOP.

Nach dieser sollte ein gutes therapeutisches Verstehen einerseits ein Aspekt der Beziehungsgestaltung sein, andererseits sollte das aber andere Prozesse fördern, z. B.

- ist es entscheidend für die Bildung eines validen Klienten-Modells, was wiederum entscheidend ist für therapeutische Entscheidungen,
- sollte Verstehen eine wesentliche Grundlage dafür sein, gute therapeutische Interventionen zu bilden,
- sollte Verstehen es dem Therapeuten erlauben, zentrale Aspekte des vom Klienten Gemeinten in den Interventionen aufzugreifen.

Die „ältere“ Prozessforschung konnte sehr klar zeigen, dass die beiden letzten Variablen entscheidend dafür sind, wie hoch die Steuerungswirkung therapeutischer Interventionen ist. Daher ist es wesentlich, Therapeuten in gutem empathischen Verstehen und guter Modellbildung zu trainieren.

## 13.6 Therapeutische Arbeit des Klienten

Auf der Klienten-Seite verbessert sich die Qualität der therapeutischen Arbeit im Prozess, und diese hat Einfluss auf den Therapieerfolg. Diese Resultate sind von zentraler klinischer Relevanz, da sie aufzeigen, wie wichtig es für den Therapeuten ist, die hohe Qualität der therapeutischen Arbeit des Klienten zu fördern und zu unterstützen. Falls diese Prozessindikatoren suboptimal ausfallen, kann dies für den Therapeuten heißen, dass dieser Klient zusätzliche oder besonders intensive Klärung benötigt.

## 13.7 Beziehungsgestaltung durch den Klienten

Der Klient realisiert im Therapieprozess zunehmend eine konstruktive Beziehungsgestaltung. Auch nimmt das Ausmaß des Spielverhaltens ab.

Beide Aspekte haben Einfluss auf den Therapieerfolg.

## 13.8 Vermeidung durch den Klienten

Ein eher geringes Ausmaß an Vermeidung ist wichtig für einen guten Therapieerfolg: Tatsächlich nimmt das Ausmaß an Vermeidung im Therapieprozess ab.

## 13.9 Zentralität der Klienten-Inhalte

Die Zentralität der Klienten-Inhalte verbessert sich im Prozess: Die Inhalte werden immer relevanter, belastender und liefern zunehmend gute therapeutische Ansatzpunkte. Dennoch ist diese Zentralität nicht immer mit Outcome verbunden: Offenbar spielen bei Klienten mit Persönlichkeitsstörungen, insbesondere bei Borderline-Klienten, andere Prozesse eine größere Rolle.

Alle diese Variablen auf Klienten-Seite sollten trotzdem

- vom Therapeuten sorgfältig überwacht werden und im Klienten-Modell berücksichtigt werden,
- vom Therapeuten durch Interventionen systematisch gefördert werden.

## 13.10 Wirkung der Therapie auf Depressionen

In einigen Studien gab es keinen Zusammenhang zwischen den erhobenen Prozessmaßen und einer Reduktion der Depression. Es mag erstaunlich sein, aber auch das ist mit dem Modell der KOP kompatibel.

So kann man die Tatsache, dass die Prozessvariablen wenig Einfluss auf die Ausprägung von Depressionen zu haben scheinen, darauf zurückführen, dass wir theoretisch davon ausgehen, dass erst eine systematische Disputation relevanter Schemata im Ein-Personen-Rollenspiel diesbezüglich hoch wirksam sein sollte. Unser Analyse-System enthält bedauerlicherweise keine Möglichkeit, solche Prozesse auf Therapeuten oder Klienten-Seite zu erfassen: Daher ist auch nicht damit zu rechnen, dass die erfassten Variablen Veränderungen der Depressionsmaße signifikant vorhersagen.

## 13.11 Bedeutung von Ausbildung und Expertise

An unterschiedlichen Stellen ist die besondere Bedeutung hoher therapeutischer Expertise deutlich geworden. Dies kann nur durch eine Ausbildung geschaffen werden, die Wert auf eine Entwicklung genau dieser Kompetenzen legt und die hochgradig trainingszentriert ist. In unserer gegenwärtigen Ausbildung realisieren wir diese Merkmale bereits in hohem Maße.

# Literatur


Anderson, N.R. (1991). Decision making in the graduate selection interview: An experimental investigation. *Human Relations, 44,* 403–417. https://doi.org/10.1177/001872679104400407

Arkin, R.M. (1980). Self-presentation. In D.M. Wegner & R.R. Vallacher (Eds.), *The self in social psychology,* 158–182. New York: Oxford University Press.

Arkin, R.M. (1981). Self-presentation styles. In J.T. Tedeschi (Ed.), *Impression-management theory and social psychological research,* 311–333. New York: Academic Press. https://doi.org/10.1016/B978-0-12-685180-9.50020-8

Arkin, R.M. (1988). Self-presentation strategies and sequelae. In S.L. Zelen (Ed.), *Self-representation,* 5–29. New York: Springer. https://doi.org/10.1007/978-1-4612-3932-1_3

Arkin, R.M. & Baumgardner, A.H. (1986). Self-presentation and self-evaluation: Processes of self-control and social control. In R.F. Baumeister (Ed.), *Public self and private self,* 75–97. New York: Springer. https://doi.org/10.1007/978-1-4613-9564-5_4

Babl, A., Berger, T., Gomez Penedo, J.M., Eubanks, C.F., Caspar, F., Sachse, R. & Kramer, U. (2022). Addressing interaction patterns in patients with personality disorders explains psychotherapy outcome: A mediation analysis. *Psychotherapy Research, 32*(8), 984–994. https://doi.org/10.1080/10503307.2022.2036383

Babl, A., Gomez Penedo, J.M., Berger, T., Schneider, N., Sachse, R. & Kramer, U. (in press). Change processes in psychotherapy for patients presenting with histrionic personality disorder. *Clinical Psychology and Psychotherapy.* https://doi.org/10.1002/cpp.2769

Bach, B., Kramer, U., Doering, S., di Giacomo, E., Hutsebaut, J., Kaera, A. et al. (2022). The ICD-11 classification of personality disorders: A European perspective on challenges and opportunities. *Borderline Personality Disorder and Emotion Dysregulation, 9*(12). https://doi.org/10.1186/s40479-022-00182-0

Bach, B., Sellbom, M., Skernov, M. & Simonsen, E. (2018). ICD-11 and DSM-5 personality trait capture categorical personality disorders. *Australian and New Zealand Journal of Psychiatry, 52*(5), 425–434. https://doi.org/10.1177/0004867417727867

Bamelis, L.L.N., Evers, S.M.A.A., Spinhoven, P. & Arntz, A. (2014). Results of a multicenter randomized controlled trial oft he clinical effectiveness of schema therapy for personality disorders. *American Journal of Psychiatry, 171,* 305–322. https://doi.org/10.1176/appi.ajp.2013.12040518

Bandura, A. (1977). Self-efficacy: Toward a unifying theory of behavioral change. *Psychological Review, 84,* 191–215. https://doi.org/10.1037/0033-295X.84.2.191

Bandura, A. (1978). Reflections on self-efficacy. *Advances in Behavior Research and Therapy, 1,* 237–269. https://doi.org/10.1016/0146-6402(78)90012-7

Barnow, S. (2008). *Persönlichkeitsstörungen: Ursachen und Behandlung.* Bern: Huber.

Baumeister, R.F., Cooper, J. & Skib, B.A. (1979). Inferior performance as a selective response to expectancy: Taking a dive to make a point. *Journal of Personality and Social Psychology, 37,* 424–432. https://doi.org/10.1037/0022-3514.37.3.424

Baumeister, R.F. & Jones, E.E. (1978). When self-presentation is constrained by the target's knowledge: consistency and compensation. *Journal of Personality and Social Psychology, 36,* 608–618. https://doi.org/10.1037/0022-3514.36.6.608

Baumgardner, A.H. (1991). Claiming depressive symptoms as a self-handicap: A protective self-presentation strategy. *Basic and Applied Social Psychology, 12,* 97–113. https://doi.org/10.1207/s15324834basp1201_7

Beck, A.T. (1979). *Wahrnehmung der Wirklichkeit und Neurose.* München: Pfeiffer.

Beck, A.T. & Freeman, A. (1993). *Kognitive Therapie der Persönlichkeitsstörungen.* Weinheim: Psychologie Verlags Union.

Beck, A.T., Freeman, A. & Associates (1990). *Cognitive therapy of personality disorders.* New York: Guilford Press. [dt. (1993). Kognitive Therapie der Persönlichkeitsstörungen. Weinheim: Beltz PVU].

Beck, A.T., Freeman, A. & Pretzer, J. (1993). *Kognitive Therapie der Persönlichkeitsstörungen.* Weinheim: Beltz PVU.

Beck, A.T., Rush, A.J., Shaw, B.F. & Emery, G. (1981). *Kognitive Therapie der Depression.* München: Urban & Schwarzenberg.

Becker, K. & Sachse, R. (1998). *Therapeutisches Verstehen.* Göttingen: Hogrefe.

Beesdo-Baum, K., Zaudig, M. & Wittchen, H.-U. (Hrsg) (2019). *Strukturiertes Klinisches Interview für DSM-5 - Persönlichkeitsstörungen* (SCID-5-PD). Göttingen: Hogrefe.

Benjamin, L.S. (1987). Use of the SASB dimensional model to develop treatment plans for personality disorders: Narcissism. *Journal of Personality Disorders, 1,* 43–70. https://doi.org/10.1521/pedi.1987.1.1.43

Benjamin, L.S. (1992). An interpersonal approach to the diagnosis of borderline personality disorders. In J.F. Clarkin, E. Marziali & H. Munroe-Blum (Eds.), *Borderline personality disorder: Clinical and empirical perspectives,* 161–198. New York: Guilford.

Benjamin, L.S. (1993). *Interpersonal diagnosis and treatment of DSM personality disorders.* New York: Guilford.

Benjamin, L.S. (1995). *Interpersonal diagnosis and treatment of personality disorders* (2nd Edition). New York: Guilford.

Benjamin, L.S. (1996). Ein interpersonaler Behandlungsansatz für Persönlichkeitsstörungen. In B. Schmitz, T. Fydrich & K. Limbacher (Hrsg.), *Persönlichkeitsstörungen: Diagnostik und Psychotherapie,* 136–148. Weinheim: Beltz PVU.

Berglas, S. (1988). The three faces of self-handicapping: Protective self-presentation, a strategy for self-esteem enhancement, and a character disorder. In S.L. Zelen (Ed.), *Self-representation,* 133–169. New York: Springer. https://doi.org/10.1007/978-1-4612-3932-1_6

Berglas, S. & Jones, E.E. (1978). Drug choice as a self-handicapping strategy in response to noncontigent success. *Journal of Personality and Social Psychology, 36,* 405–417. https://doi.org/10.1037/0022-3514.36.4.405

Berne, E. (1961). *Transactional analysis of psychotherapy.* New York: Ballantine Books.

Berne, E. (1970). *Spiele der Erwachsenen.* Hamburg: Rororo.

Berthoud, L., Pascual-Leone, A., Caspar, F., Tissot, H., Keller, S., Rohde, K.B. et al. (2017). Leaving distress behind: a randomized controlled study on change in emotional processing in borderline personality disorder. *Psychiatry: Interpersonal and Biological Processes, 80,* 139–154. https://doi.org/10.1080/00332747.2016.1220230

Borkenau, P. & Ostendorf, F. (1993). *NEO-Fünf-Faktoren Inventar (NEO-FFI) nach Costa und McCrae.* Göttingen: Hogrefe.

Breil, J. & Sachse, R. (2009). Ein-Personen-Rollenspiel (EPR). In S. Fliegel & A. Kämmerer (Hrsg.), *Psychotherapeutische Schätze II,* 49–53. Tübingen: dgvt.

Breil, J. & Sachse, R. (2016). *Klärungsorientierte Psychotherapie der Borderline-Persönlichkeitsstörung.* Göttingen: Hogrefe.

Brunstein, J.C. (1993). Personal goals and subjective well-being: A longitudinal study. *Journal of Personality and Social Psychology, 65,* 1061–1070. https://doi.org/10.1037/0022-3514.65.5.1061

Brunstein, J.C. (1995). *Motivation nach Mißerfolg*. Göttingen: Hogrefe.
Brunstein, J.C. (2001). Persönliche Ziele und Handlungsversus Lageorientierung: Wer bindet sich an realistische und bedürfniskongruente Ziele? *Zeitschrift für Differentielle und Diagnostische Psychologie, 22,* 1–12. https://doi.org/10.1024//0170-1789.22.1.1
Brunstein, J.C., Dangelmayer, G. & Schultheiß, O.C. (1996). Personal goals and social support in close relationships: Effect on relationship mood and marital satisfaction. *Journal of Personality and Social Psychology, 71,* 1006–1019. https://doi.org/10.1037/0022-3514.71.5.1006
Brunstein, J.C., Lautenschlager, U., Nawroth, B., Pöhlmann, K. & Schultheiß, O. (1995). Persönliches Anliegen, soziale Motive und emotionales Wohlbefinden. *Zeitschrift für Differentielle und Diagnostische Psychologie, 16,* 1–10.
Brunstein, J.C. & Maier, G.W. (2002). Das Streben nach persönlichen Zielen: Emotionales Wohlbefinden und proaktive Entwicklung über die Lebensspanne. In H. Thomae (Hrsg.), *Persönlichkeit und Entwicklung,* 157–189. Weinheim: Beltz.
Brunstein, J.C. & Schultheiß, O.C. (1996). Persönliche Ziele, soziale Motive und Dimensionen des affektiven Erlebens. *Abschlußbericht zum DFG-Projekt. BR 1056/2–1,* Universität Erlangen-Nürnberg.
Brunstein, J.C., Schultheiß, O.C. & Grässmann, R. (1998). Personal goals and emotional well-being: the moderating role of motive dispositions. *Journal of Personality and Social Psychology, 75,* 494–508. https://doi.org/10.1037/0022-3514.75.2.494
Caspar, F. (1996). *Beziehungen und Probleme verstehen. Eine Einführung in die psychotherapeutische Plananalyse* (2., überarb. Aufl.). Bern: Huber.
Caspar, F. (2007). Plan Analysis. In T.D. Eells (Ed.), *Handbook of Psychotherapy Case Formulations* (2nd ed.), 221–289. New York: Guilford Press.
Caspar, F. (2018). *Beziehungen und Probleme verstehen. Eine Einführung in die psychotherapeutische Plananalyse* (4., überarb. Aufl.). Bern: Hogrefe. https://doi.org/10.1024/85625-000
Caspar, F. (2019). Plan Analysis and the motive-oriented therapeutic relationship. In U. Kramer (Ed.), *Case formulation for personality disorders: Tailoring psychotherapy to the individual client,* 265–290. Academic Press. https://doi.org/10.1016/B978-0-12-813521-1.00014-X
Caspar, F. (2022). Optimizing Psychotherapy with Plan Analysis. In T.D. Eells (Ed.), *Handbook of Psychotherapy Case Formulation.* Third Edition. New York: Guilford Press.
Caspar, F. & Grawe, K. (1982). *Vertikale Verhaltensanalyse.* Forschungsbericht 5–1982, Psychologisches Institut, Universität Bern.
Cialdini, R.B. & Richardson, K.D. (1980). Two indirect tactics of image management: Basking and blasting. *Journal of Personality and Social Psychology, 39,* 406–415. https://doi.org/10.1037/0022-3514.39.3.406
Cottraux, J., Note, I.D., Boutitie, F., Milliery, M., Genouihlac, V., Yao, S.N. et al. (2009). Cognitive therapy versus Rogerian supportive therapy in borderline personality disorder. Two-year follow-up of a controlled pilot study. *Psychotherapy and Psychosomatics, 78*(5), 307–316. https://doi.org/10.1159/000229769
Darby, B.W. & Schlenker, B.R. (1982). Children's reactions to apologies. *Journal of Personality and Social Psychology, 43,* 742–753. https://doi.org/10.1037/0022-3514.43.4.742
De Charms, R. (1968). *Personal causation.* New York: Academic Press.
Derksen, J. (1995). *Personality disorders: Clinical & social perspectives.* New York: John Wiley & Sons Inc.
Derogatis, L.R. (1992). *BSI: Administration, scoring, and procedures manual-II.* Rowson: Clinical Psychometric Research.
Donohue, W., Fowler, K.A. & Lilienfeld, S.O. (2007). *Personality Disorders.* Los Angeles: Sage.
Döring, S., Sachse, R., Habermeyer, V., Rudolph, G., Herpertz, S. & Reenneberg, B. (2008). Psychotherapie bei Persönlichkeitsstörungen. In S. Herpertz, F. Caspar & C. Mandt (Hrsg.),

*Störungsorientierte Psychotherapie,* 445–499. München: Urban & Fischer. https://doi.org/10.1016/B978-343723730-0.50024-0

Ebner, M.C. & Freund, A.M. (2009). Annäherungs- und Vermeidungsmotivation. In V. Brandstätter & J. Otto (Hrsg.), *Handbuch der Allgemeinen Psychologie – Motivation und Emotion,* 22–28. Göttingen: Hogrefe.

Elliot, A.J. & Covington, M.V. (2001). Approach and avoidance motivation. *Educational Psychology Review, 13,* 73–92. https://doi.org/10.1023/A:1009009018235

Emmelkamp, P.M.G. & Kamphuis, J.H. (2007). *Personality Disorders.* Hove: Psychology Press.

Fiedler, P.A. (1981). Psychotherapieziel Selbstbehandlung. In P.A. Fiedler (Hrsg.), *Psychotherapieziel Selbstbehandlung: Grundlagen kooperativer Psychotherapie,* 25–76. Weinheim: Edition Psychologie.

Fiedler, P. (1998). *Persönlichkeitsstörungen.* Weinheim: Psychologie Verlags Union.

Fiedler, P. (2000). *Integrative Psychotherapie bei Persönlichkeitsstörungen.* Göttingen: Hogrefe.

Fiedler, P. (2007). *Persönlichkeitsstörungen* (6. Aufl.). Weinheim: Beltz.

Fodor, J.A. (1978). Propositional attitudes. *Monist, 61,* 501–523. https://doi.org/10.5840/monist197861444

Forrest, M.S. & Hokanson, J.E. (1975). Depression and automatic arousal reduction accompanying self-punitive behavior. *Journal of Abnormal Psychology, 84,* 346–357. https://doi.org/10.1037/0021-843X.84.4.346

Förstl, H. (2007). *Theory of Mind – Neurobiologie und Psychologie sozialen Verhaltens.* Heidelberg: Springer.

Franke, G. (2000). *Brief Symptom Inventory (BSI) von L.R. Derogatis* (Kurzform der SCL-90-R). Göttingen: Hogrefe.

Freudenberg, D., Weiland-Heil, K. & Sachse, R. (2018). Effekte Klärungsorientierter Psychotherapie bei Klienten und Klienten mit Persönlichkeitsstörungen. In R. Sachse & M. Sachse (Hrsg.), *Forschung in der Klärungsorientierten Psychotherapie II,* 98–115. Lengerich: Pabst.

Gaebel, W. & Falkai, P. (2009). *Behandlungsleitlinie Persönlichkeitsstörungen.* Berlin: Steinkopff.

Gilbert, D.T. & Jones, E.E. (1986). Exemplification: The self-presentation of moral character. *Journal of Personality, 54,* 593–615. https://doi.org/10.1111/j.1467-6494.1986.tb00414.x

Gollwitzer, P.M. (1987). Suchen, Finden und Festigen der eigenen Identität: Unstillbare Zielintentionen. In H. Heckhausen, P. Gollwitzer & F. Weinert (Hrsg.), *Jenseits des Rubikon: Der Wille in den Humanwissenschaften,* 176–190. Berlin: Springer. https://doi.org/10.1007/978-3-642-71763-5_11

Gollwitzer, P.M. (1999). Implementation intentions: Strong effects of simple plans. *American Psychologist, 54,* 493–503. https://doi.org/10.1037/0003-066X.54.7.493

Gove, W.R., Hughes, M. & Geerken, M.R. (1980). Playing dumb: Aform of impression management with undesirable side effects. *Social Psychology Quarterly, 43,* 89–102. https://doi.org/10.2307/3033751

Grammer, K. (1990). Strangers meet: Laughter and nonverbal signs of interest in opposite-sex encounters. *Journal of Nonverbal Behavior, 14,* 209–236. https://doi.org/10.1007/BF00989317

Grawe, K. (1998). *Psychologische Therapie.* Göttingen: Hogrefe.

Grawe, K. & Caspar, F.M. (1984). Die Plananalyse als Konzept und Instrument für die Psychotherapieforschung. In U. Baumann (Hrsg.), *Psychotherapieforschung. Makround Mikroperspektive,* 177–197. Göttingen: Hogrefe.

Greenberg, L.S. (1986). Change process research. *Journal of Consulting and Clinical Psychology, 54,* 49. https://doi.org/10.1037/0022-006X.54.1.4

Greenberg, L.S. & Paivio, S.C. (1997). *Working with emotions in psychotherapy.* New York: Guilford.

Haltenhof, H., Schmid-Ott, G. & Schneider, U. (2009). *Persönlichkeitsstörungen im Alltag.* Lengerich: Pabst.

Hautzinger, M., Bailer, M., Worall, H. & Keller, F. (1995). *Beck-Depressions-Inventar (BDI)* (2. überarb. Aufl.). Göttingen: Beltz Test.

Hill, M.G., Weary, G. & Williams, J. (1986). Depression: A self-presentational formulation. In R.F. Baumeister (Ed.), *Private self and public self*, 213–239. New York: Springer. https://doi.org/10.1007/978-1-4613-9564-5_11

Hirt, E.R., Deppe, R.K. & Gordon, L.J. (1991). Self-reported versus behavioral self-handicapping: Empirical evidence for a theoretical distinction. *Journal of Personality and Social Psychology, 61,* 981–991. https://doi.org/10.1037/0022-3514.61.6.981

Horowitz, L.M., Strauß, B. & Kordy, H. (1994). *Inventar zur Erfassung Interpersonaler Probleme. Deutsche Version. Manual.* Weinheim: Beltz Test.

Jellison, J.M. & Gentry, K.A. (1978). Self-presentation interpretation of the seeking of social approval. *Personylity and Social Psychology Bulletin, 4,* 227–230. https://doi.org/10.1177/0146 16727800400210

Jones, E.E. & Berglas, S. (1978). Control of attributions about the self through self-handicapping strategies: The appeal of alcohol and the role of underachievement. *Personality and Social Psychological Bulletin, 4,* 200–206. https://doi.org/10.1177/014616727800400205

Jones, E.E. & Pittman, T.S. (1982). Toward a general theory of strategic self-presentation. In J. Suls (Ed.), *Psychological Perspectives on the Self, 1,* 231–262. Hillsdale, NJ: Erlbaum.

Jones, E.E. & Wortman, C. (1973). *Ingratiation: An attributional approach.* Morristown, NJ: General Learning Press.

Kelly, A.E., McKillop, K.J. & Neimeyer, G.J. (1991). Effects of counselor as audience on internalization of depressed and nondepressed self-presentations. *Journal of Counseling Psychology, 38,* 126–132. https://doi.org/10.1037/0022-0167.38.2.126

Kiesler, D.J. (1973). *The process of psychotherapy: Empirical foundations and systems of analysis.* Chicago: Aldine Publishing Company.

Kolditz, T.A. & Arkin, R.M. (1982). An impression management interpretation of the self-handicapping strategy. *Journal of Personality and Social Psychology, 43,* 492–502. https://doi.org/10.1037/0022-3514.43.3.492

Kowalski, R.M. & Leary, M.R. (1990). Strategic self-presentation and the avoidance of aversive events. *Journal of Experimental Social Psychology, 26,* 322–336. https://doi.org/10.1016/0022-1031(90)90042-K

Kramer, U. (2019). Personality, personality disorders, and the process of change. *Psychotherapy Research, 29*(3), 324–336. https://doi.org/10.1080/10503307.2017.1377358

Kramer, U. (2021). Therapist responsiveness in treatments for personality disorders. In J.C. Watson & H. Wiseman (Eds.), *The responsive psychotherapist: Attuning to clients in the moment,* 237–256. Washington, D.C.: American Psychological Association.

Kramer, U., Berthoud, L., Keller, S. & Caspar, F. (2014). Motive-oriented psychotherapeutic relationship facing a patient presenting with narcissistic personality disorder: A case study. *Journal of Contemporary Psychotherapy, 44*(2), 71–82. https://doi.org/10.1007/s10879-013-9249-5

Kramer, U., Flückiger, C., Kolly, S., Caspar, F., Marquet, P., Despland, J.-N. et al. (2014). Unpacking the effects of therapist responsiveness in borderline personality disorder: motive-oriented therapeutic relationship, patient in-session experience and the therapeutic alliance. *Psychotherapy and Psychosomatics, 83,* 386–387. https://doi.org/10.1159/000365400

Kramer, U., Gholam, M., Maillard, P., Kolly, S., Püschel, O. & Sachse, R. (2021). Subtypes of narcissistic personality disorder based on psychotherapy process: A longitudinal non-parametric analysis. *Personality Disorders: Theory, Research and Treatment, 12*(5), 400–410.

Kramer, U., Kolly, S., Berthoud, L., Keller, S., Preisig, M., Caspar, F. et al. (2014). Effects of motive-oriented therapeutic relationship in a ten-session general psychiatric treatment of borderline personality disorder: a randomized controlled trial. *Psychotherapy and Psychosomatics, 83,* 176–186. https://doi.org/10.1159/000358528

Kramer, U., Pascual-Leone, A., Berthoud, L., de Roten, Y., Marquet, P., Kolly, S. et al. (2016). Assertive anger mediates effects of dialectical behavior-informed skills training for borderline personality disorder: a randomized controlled trial. *Clinical Psychology and Psychotherapy, 23*(3), 189–202. https://doi.org/10.1002/cpp.1956

Kramer, U., Pascual-Leone, A., Rohde, K. B. & Sachse, R. (2016). Emotional processing, interaction process, and outcome in clarification-oriented psychotherapy for personality disorders: A process-outcome analysis. *Journal of Personality Disorders, 30*(3), 373–394. https://doi.org/10.1521/pedi_2015_29_204

Kramer, U., Pascual-Leone, A., Rohde, K. B. & Sachse, R. (2018). The role of shame and self-compassion in psychotherapy for narcissistic personality disorder: An exploratory study. *Clinical psychology & psychotherapy, 25*(2), 272–282. https://doi.org/10.1002/cpp.2160

Kramer, U. & Sachse, R. (2013). Early clarification processes in client presenting with Borderline Personality Disorder: Relations with symptom level and change. *Person-centered & Experiential Psychotherapies, 12*(2), 157–175. https://doi.org/10.1080/14779757.2013.804647

Kramer, U. & Sachse, R. (2016). *Schema-Borderline Störung (BIPS).* Unpubliziertes Manual. Universität Lausanne.

Kramer, U. & Stiles, W. B. (2015). The responsiveness problem in psychotherapy: A review of proposed solutions. *Clinical Psychology: Science and Practice, 22*(3), 277–295. https://doi.org/10.1111/cpsp.12107

Kuhl, J. (1983). *Motivation, Konflikt und Handlungskontrolle.* Berlin: Springer. https://doi.org/10.1007/978-3-642-69098-3

Kuhl, J. (1990). *Handlungskontrolle nach Erfolg, Misserfolg und prospektiv (HAKEMP).* Universität Osnabrück.

Kuhl, J. (1994a). A theory of action and state orientation. In J. Kuhl & J. Beckmann (Eds.), *Volition and Personality. Action versus state orientation,* 9–46. Seattle: Hogrefe & Huber Publishers.

Kuhl, J. (1994b). Action versus state orientation: Psychometric properties of the Action Control Scale (ACS-90). In K. Kuhl & J. Beckmann (Eds.), *Volition and Personality. Action versus state orientation,* 47–59. Seattle: Hogrefe & Huber Publishers.

Kuhl, J. (1994c). Handlungs- und Lageorientierung. In W. Sarges (Hrsg.), *Managementdiagnostik* (2. Aufl.). Göttingen: Hogrefe.

Kuhl, J. (2001). *Motivation und Persönlichkeit: Interaktionen psychischer Systeme.* Göttingen: Hogrefe.

Kuhl, J. & Beckmann, J. (1994). Alienation: Ignoring one's preferences. In J. Kuhl & J. Beckmann (Eds.), *Volition and Personality: Action versus state orientation,* 375–390. Seattle: Hogrefe & Huber Publishers.

Kuhl, J. & Kazén, M. (1997). *Das Persönlichkeits-Stilund Störungs-Inventar (PSSI): Manual.* Göttingen: Hogrefe.

Kuhl, J. & Koole, S. (2005). Wie gesund sind Ziele? Intrinsische Motivation, Affektregulation und das Selbst. In R. Vollmeyer & J. Brunstein (Hrsg.), *Motivationspsychologie und ihre Anwendung,* 109–127. Stuttgart: Kohlhammer.

Langens, T. (2009). Das Motivkonzept: Ein Vergleich zwischen Klärungsorientierter Psychotherapie und allgemeiner Motivationspsychologie. In R. Sachse, J. Fasbender, J. Breil & O. Püschel, *Grundlagen und Konzepte Klärungsorientierter Psychotherapie,* 117–141. Göttingen: Hogrefe.

LeLord, F. & André, C. (2009). *Der ganz normale Wahnsinn.* Berlin: Aufbau.

Lewis, G. & Appleby, L. (1988). Personality disorders: The patients psychiatrists dislike. *British Journal of Psychiatry, 153,* 44–49. https://doi.org/10.1192/bjp.153.1.44

Lewis, K., Weiland-Heil, K. & Sachse, R. (2018). Veränderung des Klienten und Therapeutenverhaltens im Verlauf Klärungsorientierter Psychotherapie bei Klienten mit Persönlichkeitsstörungen. In R. Sachse & M. Sachse (Hrsg.), *Forschung in der Klärungsorientierten Psychotherapie II,* 168–200. Lengerich: Pabst.

Livesley, W.J. (1998). Suggestions for a framework for an empirically based classification of personality disorder. *Canadian Journal of Psychiatry, 43,* 137–147. https://doi.org/10.1177/070674379804300202

Livesley, W.J. & Jackson, D. (1992). Guidelines for developing, evaluating, and revising the classification of personality disorders. *The Journal of Nervous and Mental Disease, 180,* 609–618. https://doi.org/10.1097/00005053-199210000-00001

Livesley, W.J. & Jackson, D. (2009). *Dimensional Assessment of Personality Pathology - Basic Questionnaire (DAPP.BQ) - Technical manual.* Port Huron, MI: Sigma Assessment Systems.

Livesley, W.J. & Jang, K.L. (2005). Differentiating normal, abnormal, and disordered personality. *European Journal of Personality, 19,* 257–268. https://doi.org/10.1002/per.559

Maccaferri, G.E., Dunker-Scheuner, D., de Roten, Y., Despland, J.-N., Sachse, R. & Kramer, U. (2020). Psychotherapy for dependent personality disorder: The relationship of patient-therapist interaction to outcome. *Psychiatry: Interpersonal and Biological Processes, 83*(2), 179–194. https://doi.org/10.1080/00332747.2019.1675376

Magnavita, J.J. (2004). *Handbook of Personality Disorders.* New York: Wiley.

Maillard, P., Berthoud, L., Kolly, S., Sachse, R. & Kramer, U. (2020). Processes of change in psychotherapy for narcissistic personality disorder. *Journal of Personality Disorders, 34,* 67–79. https://doi.org/10.1521/pedi.2020.34.supp.63

Millon, Th. (1996). Disorders of Personality. *DSM-IV and Beyond.* New York: Wiley.

Mummendey, H.D. (1995). *Psychologie der Selbstdarstellung.* Göttingen: Hogrefe.

Mummendey, H.D. (2000). *Psychologie der Selbstschädigung.* Göttingen: Hogrefe.

Nowacki, K. (2009). Klärungsorientierte Psychotherapie aus bindungstheoretischer Sicht: Entwicklungspsychologische Erklärungsansätze für die Entstehung von Schemata. In R. Sachse, J. Fasbender, J. Breil & O. Püschel, *Grundlagen und Konzepte Klärungsorientierter Psychotherapie,* 165–183. Göttingen: Hogrefe.

Oldham, J.M., Skodol, A.E. & Bender, D.S. (2005). *Textbook of Personality Disorders.* Washington: American Psychiatric Publishing.

Pascual-Leone, A., Gillis, S., Singh, T. & Andreescu, C. (2013). Problem anger in psychotherapy: An emotion-focused perspective on hate, rage and rejecting anger. *Journal of Contemporary Psychotherapy, 43*(2), 83–92. https://doi.org/10.1007/s10879-012-9214-8

Pascual-Leone, A. & Greenberg, L.S. (2005). Classification of Affective-Meaning States (CAMS). In A. Pascual-Leone, *Emotional processing in the therapeutic hour: Why "The only way out is through",* 289–366. Unpublished doctoral thesis. Toronto: York University.

Paulhus, D.L. & Reid, D.B. (1991). Enhancement and denial in social desirable responding. *Journal of Personality and Social Psychology, 60,* 307–317. https://doi.org/10.1037/0022-3514.60.2.307

Premack, D. & Woodruff, G. (1978). Does the chimpanzee have a theory of mind? *Behavioral Brain Sciences, 1,* 515–526. https://doi.org/10.1017/S0140525X00076512

Püschel, O. & Sachse, R. (2009). Eine motivationstheoretische Fundierung Klärungsorientierter Psychotherapie. In R. Sachse, J. Fasbender, J. Breil & O. Püschel (Hrsg.), *Grundlagen und Konzepte Klärungsorientierter Psychotherapie,* 89–116.

Rhodewalt, F., Morf, C., Hazlett, S. & Fairfield, M. (1991). Self-handicapping: The role of discounting and augmentation in the preservation of self-esteem. *Journal of Personality and Social Psychology, 61,* 122–131. https://doi.org/10.1037/0022-3514.61.1.122

Richardson, K. D. & Cialdini, R. B. (1981). Basking and blasting: Tactics of indirect self-presentation. In J. T. Tedeschi (Ed.), *Impression-management theory and social psychological research,* 41–53. New York: Academic Press. https://doi.org/10.1016/B978-0-12-685180-9.50008-7

Sachse, R. (1983). Das Ein-Personen-Rollenspiel: Ein integratives Therapieverfahren. *Partnerberatung, 4,* 187–200.

Sachse, R. (1988). Das Konzept des empathischen Verstehens: Versuch einer sprachpsychologischen Klärung und Konsequenzen für das therapeutische Handeln. In GwG (Hrsg.), *Orientierung an der Person: Diesseits und Jenseits von Psychotherapie,* Bd. 2, 162–174. Köln: GwG.

Sachse, R. (1989). Zur allgemeinpsychologischen Fundierung von Klientenzentrierter Therapie: Die Theorien zur „Konzeptgesteuerten Informationsverarbeitung" und ihre Bedeutung für den Verstehensprozeß. In R. Sachse & J. Howe (Hrsg.), *Zur Zukunft der Klientenzentrierten Psychotherapie,* 76–101. Heidelberg: Asanger.

Sachse, R. (1990). Ein sprach- und textpsychologisch fundiertes Verfahren zur Mikro-Prozeßanalyse der Therapeut-Klient-Interaktion: Manual für formale, inhaltliche und Bearbeitungs-Analyse von Klientenund Therapeutenäußerungen (Finbe-System). *Berichte aus der Arbeitseinheit Klinische Psychologie, Fakultät für Psychologie, Ruhr-Universität Bochum,* 65, 2. Fassung.

Sachse, R. (1992a). *Zielorientierte Gesprächspsychotherapie – Eine grundlegende Neukonzeption.* Göttingen: Hogrefe.

Sachse, R. (1992b). Informationsverarbeitungs- und Handlungsplanungsprozesse bei Psychotherapeuten. In L. Montada (Hrsg.), *Bericht über den 38. Kongress der Deutschen Gesellschaft für Psychologie in Trier, 2,* 942–946. Göttingen: Hogrefe.

Sachse, R. (1993). Empathie. In A. Schorr (Hrsg.), *Handwörterbuch der Angewandten Psychologie,* 170–173. Bonn: Deutscher Psychologen-Verlag.

Sachse, R. (1995a). *Der psychosomatische Klient in der Praxis: Grundlagen einer effektiven Therapie mit „schwierigen" Klienten.* Stuttgart: Kohlhammer.

Sachse, R. (1995b). Psychosomatische Störungen als Beeinträchtigung der Selbstregulation. In S. Schmidtchen, G.-W. Speierer & H. Linster (Hrsg.), *Die Entwicklung der Person und ihre Störung, 2,* 83–116. Köln: GwG.

Sachse, R. (1995c). Zielorientierte Gesprächspsychotherapie: Effektive psychotherapeutische Strategien bei Klienten und Klienten mit psychosomatischen Magen-Darm-Erkrankungen. In J. Eckert (Hrsg.), *Forschung zur Klientenzentrierten Psychotherapie: Aktuelle Ansätze und Ergebnisse,* 27–49. Köln: GwG.

Sachse, R. (1996a). *Praxis der Zielorientierten Gesprächspsychotherapie.* Göttingen: Hogrefe.

Sachse, R. (1996b). Goal-oriented client-centered psychotherapy: A process-oriented form of client-centered psychotherapy. In U. Esser, H. Papst & G.-W. Speierer (Eds.), *The power of the person-centered approach.* Köln: GwG.

Sachse, R. (1996c). Empathisches Verstehen. In M. Linden & M. Hautzinger (Hrsg.), *Verhaltenstherapie: Techniken, Einzelverfahren und Behandlungsanleitungen,* 24–30. Berlin: Springer.

Sachse, R. (1997a). *Persönlichkeitsstörungen.* Göttingen: Hogrefe.

Sachse, R. (1997b). Clientgerichte Psychotherapie bij psychosomatische stoornissen. *Tijdschrift voor Clientgerichte Psychotherapie, 35,* 5–32.

Sachse, R. (1997c). Zielorientierte Gesprächspsychotherapie bei Klienten mit psychosomatischen Störungen. Therapiekonzepte und Ergebnisse. *Gesprächspsychotherapie und Personenzentrierte Beratung, 28,* 90–107.

Sachse, R. (1998). Goal-oriented Client-centered Psychotherapy of Psychosomatic Disorders. In L. Greenberg, J. Watson & G. Lietaer (Eds.), *Handbook of experiential Psychotherapy,* 295–327. New York: Guilford.

Sachse, R. (1999a). *Persönlichkeitsstörungen. Psychotherapie dysfunktionaler Interaktionsstile* (2. Aufl.). Göttingen: Hogrefe.

Sachse, R. (1999b). *Lehrbuch der Gesprächspsychotherapie*. Göttingen: Hogrefe. https://doi.org/10.1007/978-3-211-99131-2_2156

Sachse, R. (2000a). Perspektiven der therapeutischen Beziehungsgestaltung. In M. Hermer (Hrsg.), *Psychotherapeutische Perspektiven am Beginn des 21. Jahrhunderts*, 157–176. Tübingen: dgvt.

Sachse, R. (2000b). Klärungsorientierte Psychotherapie bei depressiven Störungen. In M. Lasar & U. Trenkmann (Hrsg.), *Depressionen – Neue Befunde aus Klinik und Wissenschaft*, 21–36. Lengerich: Pabst.

Sachse, R. (2000c). Der Einfluss von Persönlichkeitsstörungen auf den Therapieprozess. In E. Parfy, H. Rethenbacher, R. Sigmund, R. Schoberger & C. Butschek (Hrsg.), *Bindung und Interaktion. Dimensionen der professionellen Beziehungsgestaltung*, 85–111. Wien: Facultas.

Sachse, R. (2001a). *Psychologische Psychotherapie der Persönlichkeitsstörungen*. Göttingen: Hogrefe.

Sachse, R. (2001b). Persönlichkeitsstörung als Interaktionsstörung: Der Beitrag der Gesprächspsychotherapie zur Modellbildung und Intervention. *Psychotherapie, 5, 2*, 282–292.

Sachse, R. (2002). *Histrionische und narzisstische Persönlichkeitsstörungen*. Göttingen: Hogrefe.

Sachse, R. (2003a). *Klärungsorientierte Psychotherapie*. Göttingen: Hogrefe.

Sachse, R. (2003b). *Von der Gesprächspsychotherapie zur Klärungsorientierten Psychotherapie*. Bochum: Institut für Psychologische Psychotherapie.

Sachse, R. (2004a). *Persönlichkeitsstörungen. Leitfaden für eine Psychologische Psychotherapie*. Göttingen: Hogrefe.

Sachse, R. (2004b). Histrionische und narzisstische Persönlichkeitsstörungen. In R. Merod (Hrsg.), *Behandlung von Persönlichkeitsstörungen*, 357–404. Tübingen: dgvt.

Sachse, R. (2004c). *Selbstverliebt – aber richtig*. Klett-Cotta.

Sachse, R. (2004d). From client-centered to clarification-oriented Psychotherapy. *Person-Centered and Experiential Psychotherapies, 3*(1), 19–34. https://doi.org/10.1080/14779757.2004.9688327

Sachse, R. (2005). Was wirkt in der Behandlung von Persönlichkeitsstörungen? In N. Saimeh (Hrsg.), *Was wirkt? Prävention – Behandlung – Rehabilitation*, 222–229. Bonn: Psychiatrie-Verlag.

Sachse, R. (2006a). *Persönlichkeitsstörungen verstehen – Zum Umgang mit schwierigen Klienten*. Bonn: Psychiatrie-Verlag.

Sachse, R. (2006b). Narzisstische Persönlichkeitsstörungen. *Psychotherapie, 11*(2), 241–246.

Sachse, R. (2006c). *Therapeutische Beziehungsgestaltung*. Göttingen: Hogrefe.

Sachse, R. (2006d). Psychotherapie-Ausbildung aus der Sicht der Expertise-Forschung. In R. Sachse & P. Schlebusch (Hrsg.), *Perspektiven Klärungsorientierter Psychotherapie*, 306–324. Lengerich: Pabst.

Sachse, R. (2006e). Indikation von Klientenmodellen: Die Bedeutung von Störungstheorie und Einzelfallanalysen. In R. Sachse & P. Schlebusch (Hrsg.), *Perspektiven Klärungsorientierter Psychotherapie*, 294–305. Lengerich: Pabst.

Sachse, R. (2006f). Die Bearbeitung dysfunktionaler Schemata im Ein-Personen-Rollenspiel. In R. Sachse & P. Schlebusch (Hrsg.), *Perspektiven Klärungsorientierter Psychotherapie*, 255–280. Lengerich: Pabst.

Sachse, R. (2007a). *Wie manipuliere ich meinen Partner – aber richtig*. Stuttgart: Klett-Cotta.

Sachse, R. (2007b). Therapie der narzisstischen und histrionischen Persönlichkeitsstörungen: Zwei Fallberichte. In S. Barnow (Hrsg.), *Persönlichkeitsstörungen: Ursachen und Behandlungen*, 404–410. Bern: Huber.

Sachse, R. (2007c). Klärungsorientierte Psychotherapie. In J. Kriz & Th. Slunecko (Hrsg.), *Gesprächspsychotherapie*, 138–150.

Sachse, R. (2007d). Klärungsorientierte Psychotherapie bei chronisch entzündlichen Darmerkrankungen. In J. Kriz & Th. Slunecko (Hrsg.), *Gesprächspsychotherapie,* 286–294. Wien: Facultas UTB.

Sachse, R. (2008a). Histrionische und narzisstische Persönlichkeitsstörung. In M. Hermer & B. Röhrle (Hrsg.), *Handbuch der therapeutischen Beziehung,* Bd. 2, 1105–1125. Tübingen: dgvt.

Sachse, R. (2008b). Klärungsprozesse in der Psychotherapie. In J. Margraf & S. Schneider (Hrsg.), *Lehrbuch der Verhaltenstherapie* (3. Aufl.), 227–232. Berlin: Springer. https://doi.org/10.1007/978-3-540-79541-4_13

Sachse, R. (2009). Psychotherapeuten als Experten. In R. Sachse, J. Fasbender, J. Breil & O. Püschel (Hrsg.), *Grundlagen und Konzepte Klärungsorientierter Psychotherapie,* 269–298. Göttingen: Hogrefe.

Sachse, R. (2013a). *Persönlichkeitsstörungen: Leitfaden für eine psychologische Psychotherapie* (2. Aufl.). Göttingen: Hogrefe.

Sachse, R. (2013b). Komplementäre Beziehungsgestaltung: Plananalyse und Klärungsorientierte Psychotherapie. In H. Znoj & Th. Berger (Hrsg.), *Die Kunst und Wissenschaft der Psychotherapie,* 57–80. Bern: Huber.

Sachse, R. (2013c). Das Ein-Personen-Rollenspiel: Ein therapeutisches Rahmenmodell. *Psychotherapie im Dialog, 3,* 43–47. https://doi.org/10.1055/s-0033-1357151

Sachse, R. (2014a). Klärungsorientierte Verhaltenstherapie der dependenten Persönlichkeitsstörung. Persönlichkeitsstörungen. Theorie und Therapie. *Dependenz und Dependente Persönlichkeitsstörung, 2,* 119–128.

Sachse, R. (2014b). Klärungsorientierte Verhaltenstherapie der schizoiden Persönlichkeitsstörung. *Psychotherapie im Dialog, 3,* 56–59. https://doi.org/10.1055/s-0034-1388638

Sachse, R. (2014c). Klärungsorientierte Verhaltenstherapie des Narzissmus. In S. Sulz & Th. Bronisch (Hrsg.), *Verständnis und Psychotherapie der narzisstischen Persönlichkeitsstörung,* 43–51. München: CIP-Medien.

Sachse, R. (2014d). *Manipulation und Selbsttäuschung. Wie gestalte ich mir die Welt so, dass sie mir gefällt: Manipulationen nutzen und abwenden.* Berlin: Springer. https://doi.org/10.1007/978-3-642-54823-9

Sachse, R. (2015). Motivationstheoretische Analyse der Handlungstendenzen bei erfolgreichen, gescheiterten und erfolglosen Narzissten. In R. Sachse, S. Schirm & St. Kiszkenow (Hrsg.), *Klärungsorientierte Psychotherapie in der Praxis,* 123–134. Lengerich: Pabst.

Sachse, R. (2016a). Persönlichkeitsstörungen. In T. Schnell (Hrsg.), *Praxisbuch: Moderne Psychotherapie,* 107–122. Berlin: Springer. https://doi.org/10.1007/978-3-662-50315-7_5

Sachse, R. (2016b). Klärungsorientierte Verhaltenstherapie der histrionischen Persönlichkeitsstörung. *PTT-Persönlichkeitsstörungen: Theorie und Therapie, Hysterie, 20.3,* 213–222.

Sachse, R. (2016c). Was macht Schemata änderungsresistent? In R. Sachse & M. Sachse (Hrsg.), *Klärungsprozesse in der Praxis II,* 30–47. Lengerich: Pabst.

Sachse, R. (2016d). Was sind und was sollen Klärungsprozesse? In R. Sachse & M. Sachse (Hrsg.), *Klärungsprozesse in der Praxis II,* 15–29. Lengerich: Pabst.

Sachse, R. (2016e). *Grundlagen Klärungsorientierter Psychotherapie.* Göttingen: Hogrefe. https://doi.org/10.1026/02789-000

Sachse, R. (2017a). Beziehungsgestaltung in der Klärungsorientierten Verhaltenstherapie. *Verhaltenstherapie und Verhaltensmedizin, 38,* 344–359.

Sachse, R. (2017b). *Therapeutische Informationsverarbeitung - Verstehen und Modellbildung im Therapieprozess.* Göttingen: Hogrefe. https://doi.org/10.1026/02829-000

Sachse, R. (2018). Die Beziehungs-, Inhalts- und Bearbeitungsskalen (BIBS). In R. Sachse & M. Sachse (Hrsg.), *Forschung in der Klärungsorientierten Psychotherapie II,* 141–144. Lengerich: Pabst.

Sachse, R. (2019a). *Persönlichkeitsstörungen* (3., aktual. u. erw. Aufl.). Göttingen: Hogrefe.

Sachse, R. (2019b). *Personality Disorders*. Göttingen: Hogrefe.

Sachse, R. (2019c). Bei persönlichkeitsgestörten Menschen müssen wir konfrontieren. In U. Britten (Hrsg.), *Herausforderungen der Psychotherapie,* 33–38. Gießen: Psychosozial-Verlag. https://doi.org/10.30820/9783837976137-33

Sachse, R. (2019d). Selbstregulation und ihre Relevanz für klinische Psychologie und Psychotherapie. In S. Rietmann & P. Deing (Hrsg.), *Psychologie der Selbststeuerung,* 23–44. Wiesbaden: Springer. https://doi.org/10.1007/978-3-658-24211-4_2

Sachse, R. (2019e). *Persönlichkeitsstile*. Paderborn: Junfermann.

Sachse, R. (2019f). Case conceptualization in clarification-oriented psychotherapy. In U. Kramer (Ed.), *Case formulation for personality disorders: Tailoring psychotherapy to the individual client,* 113–135. London: Elsevier-Academic Press. https://doi.org/10.1016/B978-0-12-813521-1.00007-2

Sachse, R. (2020a). *Das Persönlichkeitsstörungs-Rating-System*. Göttingen: Hogrefe. https://doi.org/10.1026/02994-000

Sachse, R. (2020b). Probleme bei der Diagnostik von Persönlichkeitsstörungen. In R. Sachse & S. Kiszkenow-Bäker, *Komorbiditäten bei Persönlichkeitsstörungen,* 8–32. Göttingen: Hogrefe. https://doi.org/10.1026/02995-000

Sachse, R. (2022a). *Psychotherapie von Persönlichkeitsstörungen*. Stuttgart: Kohlhammer.

Sachse, R. (2022b). *Ressourcen erkennen und fördern bei Persönlichkeitsstörungen*. Göttingen: Hogrefe. https://doi.org/10.1026/03155-000

Sachse, R. (2022c). *Komplexität in der Psychotherapie*. Göttingen: Hogrefe. https://doi.org/10.1026/03127-000

Sachse, R. & Breil, J. (2011). Indikation zur Klärungsorientierten Psychotherapie. In R. Sachse, J. Fasbender, J. Breil & M. Sachse (Hrsg.), *Perspektiven Klärungsorientierter Psychotherapie II,* 80–93. Lengerich: Pabst.

Sachse, R., Breil, J. & Fasbender, J. (2009). Beziehungsmotive und Schemata: Eine Heuristik. In R. Sachse, J. Fasbender, J. Breil & O. Püschel, *Grundlagen und Konzepte Klärungsorientierter Psychotherapie,* 66–88. Göttingen: Hogrefe.

Sachse, R., Breil, J., Sachse, M. & Fasbender, J. (2013). *Klärungsorientierte Psychotherapie der dependenten Persönlichkeitsstörung*. Göttingen: Hogrefe.

Sachse, R. & Fasbender, J. (2010). Klärungsprozesse in der Psychotherapie. In W. Lutz (Hrsg.), *Lehrbuch Psychotherapie,* 377–392. Bern: Huber.

Sachse, R., Fasbender, J. & Breil, J. (2009). Klärungsprozesse: Was soll im Therapieprozess geklärt werden? In R. Sachse, J. Fasbender, J. Breil & O. Püschel, *Grundlagen und Konzepte Klärungsorientierter Psychotherapie,* 36–65. Göttingen: Hogrefe.

Sachse, R., Fasbender, J., Breil, J. & Püschel, O. (2009). *Grundlagen und Konzepte Klärungsorientierter Psychotherapie*. Göttingen: Hogrefe.

Sachse, R., Fasbender, J., Breil, J., Püschel, O. & Sachse, M. (2009). Was ist Klärungsorientierte Psychotherapie? In R. Sachse, J. Fasbender, J. Breil & O. Püschel, *Grundlagen und Konzepte Klärungsorientierter Psychotherapie,* 15–35. Göttingen: Hogrefe.

Sachse, R., Fasbender, J., Breil, J. & Sachse, M. (2012). *Klärungsorientierte Psychotherapie der histrionischen Persönlichkeitsstörung*. Göttingen: Hogrefe.

Sachse, R., Fasbender, J., Breil, J. & Sachse, M. (2021). *Klärungsorientierte Psychotherapie der histrionischen Persönlichkeitsstörung* (2. Aufl.). Göttingen: Hogrefe. https://doi.org/10.1026/03119-000

Sachse, R., Fasbender, J. & Sachse, M. (2011). Die Bearbeitung von Vermeidung in der Klärungsorientierten Psychotherapie. In R. Sachse, J. Fasbender, J. Breil & M. Sachse (Hrsg.), *Perspektiven Klärungsorientierter Psychotherapie II,* 156–183. Lengerich: Pabst.

Sachse, R., Fasbender, J. & Sachse, M. (2014). *Klärungsorientierte Psychotherapie der selbstunsicheren Persönlichkeitsstörung.* Göttingen: Hogrefe.

Sachse, R. & Kiszkenow-Bäker, S. (2020a). *Komorbiditäten bei Persönlichkeitsstörungen.* Göttingen: Hogrefe. https://doi.org/10.1026/02995-000

Sachse, R. & Kiszkenow-Bäker, S. (2020b). Das Komorbiditäts-Problem. In R. Sachse & S. Kiszkenow-Bäker, *Komorbiditäten bei Persönlichkeitsstörungen,* 38–43. Göttingen: Hogrefe. https://doi.org/10.1026/02995-000

Sachse, R. & Kiszkenow-Bäker, S. (2020c). Zur Theorie von Komorbiditäten. In R. Sachse & S. Kiszkenow-Bäker, *Komorbiditäten bei Persönlichkeitsstörungen,* 44–51. Göttingen: Hogrefe. https://doi.org/10.1026/02995-000

Sachse, R. & Kiszkenow-Bäker, S. (2020d). Komorbiditäten von Persönlichkeitsstörungen mit Achse-I-Störungen. In R. Sachse & S. Kiszkenow-Bäker, *Komorbiditäten bei Persönlichkeitsstörungen,* 52–65. Göttingen: Hogrefe. https://doi.org/10.1026/02995-000

Sachse, R. & Kiszkenow-Bäker, S. (2020e). Komorbiditäten zwischen Persönlichkeitsstörungen. In R. Sachse & S. Kiszkenow-Bäker, *Komorbiditäten bei Persönlichkeitsstörungen,* 66–78. Göttingen: Hogrefe. https://doi.org/10.1026/02995-000

Sachse, R., Kiszknow-Bäker, S. & Schirm, S. (2015). *Klärungsorientierte Psychotherapie der zwanghaften Persönlichkeitsstörung.* Göttingen: Hogrefe. https://doi.org/10.1026/02713-000

Sachse, R., Kiszknow-Bäker, S. & Schirm, S. (2016). Das Persönlichkeitsstörungs-Rating-System. In R. Sachse & M. Sachse (Hrsg.), *Forschung in der Klärungsorientierten Psychotherapie,* 109–149. Lengerich: Pabst.

Sachse, R. & Maus, C. (1987). Einfluß differentieller Bearbeitungsangebote auf den Explizierungsprozeß von Klienten in der Klientenzentrierten Psychotherapie. *Zeitschrift für Personenzentrierte Psychologie und Psychotherapie, 6,* 75–86.

Sachse, R. & Maus, C. (1991). *Zielorientiertes Handeln in der Gesprächspsychotherapie.* Stuttgart: Kohlhammer.

Sachse, M., Müller, G., Diermann, E. & Sachse, R. (2019). *Effekte Klärungsorientierter Psychotherapie bei Persönlichkeitsstörungen.* Lengerich: Pabst.

Sachse, R. & Pauly, S. (2018). Zur Effektivität Klärungsorientierter Psychotherapie: Kommentar zu den Studien von Bamelis et al. zum Vergleich von Schema-Therapie mit Klärungsorientierter Psychotherapie. In R. Sachse & M. Sachse (Hrsg.), *Forschung in der Klärungsorientierten Psychotherapie II,* 87–97. Lengerich: Pabst.

Sachse, R., Püschel, O., Fasbender, J. & Breil, J. (2008). *Klärungsorientierte Schema-Bearbeitung.* Göttingen: Hogrefe.

Sachse, R. & Sachse, C. (2006). *Wie ruiniere ich meine Beziehung – aber endgültig* (2. Aufl.). Stuttgart: Klett-Cotta.

Sachse, R. & Sachse, M. (2009). Klärungsorientierte Psychotherapie: Empirische Ergebnisse und Schlussfolgerungen für die Praxis. In R. Sachse, J. Fasbender, J. Breil & O. Püschel (Hrsg.), *Grundlagen und Konzepte Klärungsorientierter Psychotherapie,* 232–252. Göttingen: Hogrefe.

Sachse, R. & Sachse, M. (2011). Implikationsstrukturen: Verstehen, Modellbildung und therapeutische Explizierungen. In R. Sachse, J. Fasbender, J. Breil & M. Sachse (Hrsg.), *Perspektiven Klärungsorientierter Psychotherapie II,* 94–127. Lengerich: Pabst.

Sachse, R. & Sachse, M. (2016a). Untersuchung der Effekte Klärungsorientierter Psychotherapie bei Klienten mit Persönlichkeitsstörungen: Erhebungsinstrumente, therapeutische Strategien und Vorgehen bei der Untersuchung. In R. Sachse & M. Sachse (Hrsg.), *Forschung in der Klärungsorientierten Psychotherapie,* 59–75. Lengerich: Pabst. https://doi.org/10.1026/02789-000

Sachse, R. & Sachse, M. (2016b). Effekte Klärungsorientierter Psychotherapie bei Klienten mit narzisstischer Persönlichkeitsstörung. In R. Sachse & M. Sachse (Hrsg.), *Forschung in der*

*Klärungsorientierten Psychotherapie,* 76–80. Lengerich: Pabst. https://doi.org/10.1026/02789-000

Sachse, R. & Sachse, M. (2016c). Wirksamkeit Klärungsorientierter Psychotherapie bei Klienten mit histrionischer Persönlichkeitsstörung. In R. Sachse & M. Sachse (Hrsg.), *Forschung in der Klärungsorientierten Psychotherapie,* 81–84. Lengerich: Pabst. https://doi.org/10.1026/02789-000

Sachse, R. & Sachse, M. (2016d). Effekte Klärungsorientierter Psychotherapie bei Klienten mit dependenter Persönlichkeitsstörung. In R. Sachse & M. Sachse (Hrsg.), *Forschung in der Klärungsorientierten Psychotherapie,* 85–88. Lengerich: Pabst. https://doi.org/10.1026/02789-000

Sachse, R. & Sachse, M. (2016e). Auf welche Erfolgsvariablen wirkt Klärungsorientierte Psychotherapie ein? In R. Sachse & M. Sachse (Hrsg.), *Forschung in der Klärungsorientierten Psychotherapie,* 94–96. Lengerich: Pabst. https://doi.org/10.1026/02726-000

Sachse, R. & Sachse, M. (2016f). Welche Persönlichkeitsstörungen profitieren wie von Klärungsorientierter Psychotherapie? In R. Sachse & M. Sachse (Hrsg.), *Forschung in der Klärungsorientierten Psychotherapie,* 97–98. Lengerich: Pabst. https://doi.org/10.1026/02789-000

Sachse, R. & Sachse, M. (2016g). Zur Klärungsorientierten Psychotherapie der dependenten Persönlichkeitsstörung. In R. Sachse & M. Sachse (Hrsg.), *Klärungsprozesse in der Praxis II,* 241–251. Lengerich: Pabst. https://doi.org/10.1026/02726-000

Sachse, R. & Sachse, M. (2017). *Klärungsorientierte Psychotherapie der schizoiden, passiv-aggressiven und paranoiden Persönlichkeitsstörung.* Göttingen: Hogrefe.

Sachse, R., Sachse, M. & Fasbender, J. (2010). *Klärungsorientierte Psychotherapie von Persönlichkeitsstörungen.* Göttingen: Hogrefe.

Sachse, R., Sachse, M. & Fasbender, J. (2011). *Klärungsorientierte Psychotherapie der narzisstischen Persönlichkeitsstörung.* Göttingen: Hogrefe.

Sachse, R. & Schirm, S. (2015a). Klärungsorientierte Psychotherapie bei narzisstischer Persönlichkeitsstörung. In R. Sachse, S. Schirm & S. Kiszkenow (Hrsg.), *Klärungsorientierte Psychotherapie in der Praxis,* 153–168. Lengerich: Pabst. https://doi.org/10.1026/02713-000

Sachse, R. & Schirm, S. (2015b). Überblick. In R. Sachse, S. Schirm & U. Kramer (Hrsg.), *Klärungsorientierte Psychotherapie.* Systematisch dokumentieren: Die Skala zur Erfassung von Bearbeitung, Inhalt und Beziehung im Therapieprozess, 7–8. Göttingen: Hogrefe. https://doi.org/10.1026/02654-000

Sachse, R., Schülken, T. & Leisch, M. (2006). Die Bochumer Beziehungs- und Bearbeitungsskalen BBBS: Skalen-Prüfung und erste Validierung. In R. Sachse & P. Schlebusch (Hrsg.), *Perspektiven Klärungsorientierter Psychotherapie,* 228–254. Lengerich: Pabst.

Sachse, R., Schülken, T., Leisch, M. & Sachse, M. (2011). Effektivität Klärungsorientierter Psychotherapie: Erste Ergebnisse. In R. Sachse, J. Fasbender, J. Breil & M. Sachse (Hrsg.), *Perspektiven Klärungsorientierter Psychotherapie II,* 239–273. Lengerich: Pabst.

Sachse, R., Schülken, T., Sachse, M. & Leisch, M. (2011a). Die Kurzform der Bochumer Beziehungs- und Bearbeitungsskalen BBBS-K: Skalen-Prüfungen und Reliabilitäten. In R. Sachse, J. Fasbender, J. Breil & M. Sachse (Hrsg.), *Perspektiven Klärungsorientierter Psychotherapie II,* 207–225. Lengerich: Pabst.

Sachse, R., Schülken, T., Sachse, M. & Leisch, M. (2011b). Die Stunden-Nachbefragungsbögen für Klärungsorientierte Psychotherapie: Faktoren-Struktur und innere Konsistenz. In R. Sachse, J. Fasbender, J. Breil & M. Sachse (Hrsg.), *Perspektiven Klärungsorientierter Psychotherapie II,* 226–238. Lengerich: Pabst.

Sachse, R. & Takens, R. J. (2004). *Klärungsprozesse in der Psychotherapie.* Göttingen: Hogrefe.

Sachse, R. & Franqué, F. von (2019). *Interaktionsspiele bei Psychopathie.* Heidelberg: Springer. https://doi.org/10.1007/978-3-662-59279-3

Sallin, L., Geissbühler, I., Grandjean, L., Beuchat, H., Martin-Soelch, C., Pascual-Leone, A. & Kramer, U. (2021). Self-contempt, the working alliance and outcome in treatments for borderline personality disorder: an exploratory study. *Psychotherapy Research, 31*(6), 765–777. https://doi.org/10.1080/10503307.2020.1849848

Schirm, S., Sachse, R. & Kramer, U. (2015). Theoretischer Hintergrund: BIBS und Klärungsorientierte Psychotherapie. In R. Sachse, S. Schirm & U. Kramer, *Klärungsorientierte Psychotherapie systematisch dokumentieren: Die Skalen zur Erfassung von Bearbeitung, Inhalt und Beziehung im Therapieprozess*, 9–20. Göttingen: Hogrefe. https://doi.org/10.1026/02654-000

Schlenker, B. R. (1980). *Impression management: The self-concept, social identity, and interpersonal relations*. Belmont, CA: Brooks/Cole.

Schlenker, B. R. & Darby, B. W. (1981). The use of apologies in social predicaments. *Social Psychology Quarterly, 44*, 271–278. https://doi.org/10.2307/3033840

Schlenker, B. R. & Leary, M. R. (1982). Social anxiety and self-presentation: A conceptualization and model. *Psychological Bulletin, 92*, 641–669. https://doi.org/10.1037/0033-2909.92.3.641

Schmitz, B., Fydrich, T. & Limbacher, K. (1996). *Persönlichkeitsstörungen: Diagnostik und Psychotherapie*. Weinheim: Beltz PVU.

Schönbach, P. (1990). *Account episodes*. Cambridge: University Press.

Schultheiß, O. C. & Brunstein, J. C. (2001). Assessment of implicit motives with a research version of the TAT. *Journal of Personality Assessment, 77*(1), 71–86. https://doi.org/10.1207/S15327752JPA7701_05

Schwarzer, R. & Jerusalem, M. (1999). *Skalen zur Erfassung von Lehrerund Schülermerkmalen. Dokumentation der psychometrischen Verfahren im Rahmen der Wissenschaftlichen Begleitung des Modellversuchs Selbstwirksame Schulen*. Berlin: Freie Universität Berlin.

Shankar, A., Ansari, M. A. & Saxena, S. (1992). Ingratiation in organizations: Abystander's perspective. *Psychological Studies, 37*, 88–94.

Signer, S., Estermann Jansen, R., Sachse, R., Caspar, F. & Kramer, U. (2020). Social interactioin patterns, therapist responsiveness, and outcome in treatments for borderline personality disorder. *Psychology and Psychotherapy: Theory, Research, and Practice, 93*(4), 705–722. https://doi.org/10.1111/papt.12254

Smith, T. W., Snyder, C. R. & Handelsman, M. M. (1982). On the selfserving function of an academic wooden leg: Test anxiety as a self-handicapping strategy. *Journal of Personality and Social Psychology, 42*, 314–321. https://doi.org/10.1037/0022-3514.42.2.314

Snyder, C. R. & Higgins, R. L. (1988). Excuse attributions: Do they work? In S. E. Zelen (Ed.), *Self-representation*, 55–132. New York: Springer. https://doi.org/10.1007/978-1-4612-3932-1_5

Snyder, C. R., Stucky, R. J. & Higgins, R. L. (1983). *Excuses: Masquerades in search of grace*. New York: Wiley.

Sorembe, V. & Westhoff, K. (1985). *Skala zur Erfassung der Selbstakzeptierung (SESA)*. Göttingen: Hogrefe.

Soygüt, G., Nelson, L. & Safran, J. D. (2001). The relationship between patient pretreatment interpersonal schemas and therapeutic alliance in short-term cognitive therapy. *Journal of Cognitive Psychotherapy, 15*(1), 59–66. https://doi.org/10.1891/0889-8391.15.1.59

Stiles, W. B., Honos-Webb, L. & Surko, M. (1998). Responsiveness in psychotherapy. *Clinical Psychology: Science and Practice, 5*(4), 439–458. https://doi.org/10.1111/j.1468-2850.1998.tb00166.x

Stuart, S., Pfohl, B., Battaglia, M., Bellodi, L., Grove, W. & Cadoret, R. (1998). The cooccurrence of DSM-III-R personality disorders. *Journal of Personality Disorders, 12*(4), 302–315. https://doi.org/10.1521/pedi.1998.12.4.302

Tedeschi, J. T., Lindskold, S. & Rosenfeld, P. (1985). *Introduction to social psychology*. St. Paul, MN: West Publishing Company.

Tedeschi, J. T. & Norman, N. (1985). Social power, self-presentation, and the self. In B. R. Schlenker (Ed.), *The self and social life*, 293–322. New York: McGraw-Hill.

Tedeschi, J. T. & Riess, M. (1981). Identities, the phenomenal self, and laboratory research. In J. T. Tedeschi (Ed.), *Impression management theory and social psychological research*, 3–22. New York: Academic Press. https://doi.org/10.1016/B978-0-12-685180-9.50006-3

Tedeschi, J. T., Schlenker, B. R. & Bonoma, T. V. (1973). *Conflict, power and games: The experimental study of interpersonal relations*. Chicago: Aldine.

Trautmann, R. D. (2004). *Verhaltenstherapie bei Persönlichkeitsstörungen und problematischen Persönlichkeitsstilen*. Stuttgart: Pfeiffer.

Watt, J. D. (1993). The impact of frequency of integratiation on the performance evaluation of blank personnel. *Journal of Psychology, 127*, 171–177. https://doi.org/10.1080/00223980.1993.9915552

Weary, G. (1980). Examination of affect and agotism as mediators of bias in causal attributions. *Journal of Personality and Social Psychology, 38*, 348–357. https://doi.org/10.1037/0022-3514.38.2.348

Whitehead, G. I., III & Smith, S. H. (1986). Competence and excuse-making as self-presentational strategies. In R. F. Baumeister (Ed.), *Public self and private self*, 161–177. New York: Springer. https://doi.org/10.1007/978-1-4613-9564-5_8

## Endnoten

1 vgl. Sachse, 1999a, 2000a, 2001a, 2001b, 2002, 2004a, 2004b, 2004c, 2005, 2006a, 2006b, 2007b, 2008a, 2013a, 2016a, 2018, 2019a, 2022a, 2022b
2 vgl. Benjamin, 1987, 1993, 1996; Fiedler, 1998, 2000; Sachse, 2014a, 2014b, 2014c, 2016b; Sachse, Fasbender & Sachse, 2014; Sachse, Kiszkenow-Bäker & Schirm, 2015; Sachse & Sachse, 2016g, 2017; Sachse, Sachse & Fasbender, 2010; Sachse & Schirm, 2015b
3 Sachse, 1992a, 2003a, 2003b, 2004d, 2006b, 2007c; Sachse, 2008b; Sachse, Fasbender & Breil, 2009; Sachse, Fasbender, Breil, Püschel & Sachse, 2009
4 vgl. Caspar, 2019, 2022; Sachse, 2004b, 2006a, 2006c, 2013a, 2013b, 2016a, 2019a
5 vgl. Sachse, 1992a, 2016a, 2016d, 2016e; Sachse, Breil & Fasbender, 2009; Sachse & Fasbender, 2010; Sachse, Fasbender & Breil, 2009; Sachse, Fasbender, Breil & Püschel, 2009